Manipulations des nerfs crâniens

OSTÉOPATHIE

J.-P. Barral, A. Croibier
ISBN : 2-84299-771-9

T. Liévois
ISBN : 2-84299-738-7

A. Croibier
ISBN : 2-84299-655-0

J.-P. Barral
ISBN : 2-84299-654-2

J.-P. Barral, A. Croibier
ISBN : 2-84299-599-6

J.-P. Barral, P. Mercier
ISBN : 2-84299-620-8

J.-P. Barral
ISBN : 2-84299-621-6

J.-P. Barral
ISBN : 2-84299-690-9

Manipulations des nerfs crâniens

Jean-Pierre Barral

Alain Croibier

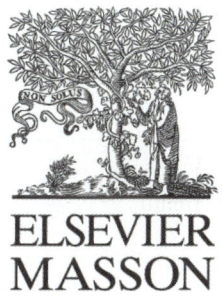

ELSEVIER
MASSON

Jean-Pierre Barral
Ostéopathe DO, diplômé de l'European School of Osteopathy (Maidstone, Royaume-Uni) et de la faculté de médecine Paris-Nord (département ostéopathie et médecine manuelle).

Alain Croibier
Ostéopathe DO, membre du Registre des ostéopathes de France ; diplômé de l'école d'ostéopathie A.T. Still Academy (Lyon, France) ; directeur du département mécanique humaine de l'Académie d'ostéopathie de France.

Manipulations des nerfs crâniens
Responsable éditorial : Marie-José Rouquette
Éditeur : Nathalie Humblot
Chef de projet : Seli Arslan
Conception graphique : Véronique Lentaigne
Illustrations intérieures : Éléonore Lamoglia
Photographies intérieures et illustration de couverture : totemstudio.com

© 2006 Elsevier Masson SAS. Tous droits réservés
62, rue Camille Desmoulins, 92442 Issy-les-Moulineaux
http://france.elsevier.com

L'éditeur ne pourra être tenu pour responsable de tout incident ou accident, tant aux personnes qu'aux biens, qui pourrait résulter soit de sa négligence, soit de l'utilisation de tous produits, méthodes, instructions ou idées décrits dans la publication. En raison de l'évolution rapide de la science médicale, l'éditeur recommande qu'une vérification extérieure intervienne pour les diagnostics et la posologie.

Tous droits de traduction, d'adaptation et de reproduction par tous procédés réservés pour tous pays. En application de la loi du 1er juillet 1992, il est interdit de reproduire, même partiellement, la présente publication sans l'autorisation de l'éditeur ou du Centre français d'exploitation du droit de copie (20, rue des Grands-Augustins, 75006 Paris).
All rights reserved. No part of this publication may be translated, reproduced, stored in a retrieval system or transmitted in any form or by any other electronic means, mechanical, photocopying, recording or otherwise, without prior permission of the publisher.

Photocomposition : MCP, 45774 Saran cedex (France)
Imprimé en Italie par Printer Trento, 38100 Trento
Dépôt légal : novembre 2006

ISBN : 2-84299-771-9
ISSN : 1768-1995

Sommaire

Introduction XV

Première partie
Données théoriques

Chapitre 1
Notions prérequises 3

Anatomie fonctionnelle du nerf 5
Propriétés mécaniques du nerf 7
Unité fonctionnelle du système nerveux 8
Pathologie fonctionnelle du nerf 8
Concept d'unicité et de globalité 9

Chapitre 2
Particularités des nerfs crâniens 11

Rappels 13
Nomenclature 13
Particularités embryologiques 14
Caractéristiques fonctionnelles 17

Chapitre 3
Organisation anatomique des nerfs crâniens — 21

- Origine — 23
- Trajet — 23
- Branches — 25
- Ganglions — 26

Chapitre 4
Émergences orificielles crâniennes — 29

- Compartiment antérieur — 31
- Compartiment moyen — 32
- Compartiment postérieur — 34

Chapitre 5
Innervation de la dure-mère crânienne — 37

- Dure-mère pariétale — 39
- Dure-mère des membranes — 39
- Sensibilité durale — 40

Chapitre 6
Anatomie fonctionnelle des nerfs crâniens — 43

- Racines nerveuses — 45
- Nerfs — 45
- Orifices crâniens — 45
- Émergences des nerfs crâniens — 46

Chapitre 7
Pathologie fonctionnelle des nerfs crâniens — 47

- Fonction mécanique — 49
- Fonction vasculaire — 50
- Fonction neurovégétative — 50
- Fonction informationnelle et proprioceptive — 50
- Fonction électromagnétique — 51
- Fonction chimique et hormonale — 52
- Étiologie des fixations neurales — 52

Chapitre 8
Diagnostic et traitement des nerfs crâniens 55

Terminologie 57
Diagnostic 59
Traitement 65

Deuxième partie
Pratique des manipulations

Chapitre 9
Manœuvres orificielles plurineurales 73

Finalité des manœuvres orificielles plurineurales 75
Fissure orbitaire supérieure 75
Foramen jugulaire 77
Foramen magnum 77

Chapitre 10
Nerf olfactif 83

Rappel anatomique 85
Rappel physiopathologique 89
Manipulations 90

Chapitre 11
Nerf optique 101

Rappel anatomique 103
Rappel physiopathologique 110
Manipulations 115

Chapitre 12
Nerf oculomoteur 123
- Rappel anatomique 125
- Rappel physiopathologique 128
- Manipulations 132

Chapitre 13
Nerf trochléaire 135
- Rappel anatomique 137
- Rappel physiopathologique 138
- Manipulations 142

Chapitre 14
Nerf trijumeau 143
- Rappel anatomique 145
- Rappel physiopathologique 147
- Manipulations 149
- Nerf trijumeau et migraine 151

Chapitre 15
Nerf ophtalmique 153
- Rappel anatomique 155
- Manipulations 161

Chapitre 16
Nerf maxillaire 171
- Rappel anatomique 173
- Manipulations 178

Chapitre 17
Nerf mandibulaire 185
- Rappel anatomique 187
- Manipulations 190

Chapitre 18
Nerf abducens 197

- Rappel anatomique 199
- Rappel physiopathologique 199
- Manipulations 201

Chapitre 19
Nerf facial 205

- Rappel anatomique 207
- Rappel physiopathologique 213
- Manipulations 215

Chapitre 20
Nerf vestibulocochléaire 223

- Rappel anatomique 225
- Rappel physiopathologique 228
- Manipulations 237

Chapitre 21
Nerf glossopharyngien 241

- Rappel anatomique 243
- Rappel physiopathologique 246
- Manipulations 249

Chapitre 22
Nerf vague 253

- Rappel anatomique 255
- Rappel physiopathologique 262
- Manipulations 266

Chapitre 23
Nerf accessoire 273

- Rappel anatomique 275
- Rappel physiopathologique 280
- Manipulations 282

Chapitre 24
Nerf hypoglosse ... 285

- Rappel anatomique ... 287
- Rappel physiopathologique ... 289
- Manipulations ... 290

Chapitre 25
Oreille ... 295

- Oreille externe ... 297
- Oreille moyenne ... 305
- Exploration physique de l'oreille ... 305
- Manipulations ... 306

Chapitre 26
Manipulations de l'encéphale ... 311

- Caractéristiques mécaniques ... 313
- Manipulation viscoélastique cérébrale ... 314

Troisième partie
Données anatomocliniques

Chapitre 27
Pathologies des nerfs crâniens ... 319

- Pathologies nerf par nerf ... 321
- Pathologies combinant plusieurs nerfs crâniens ... 321

Chapitre 28
Adénopathies du cou et de la face ... 325

- Tuméfactions de la face ... 327
- Tuméfactions latérales du cou ... 327

Chapitre 29
Cervicalgies d'origine crânienne **329**

    Hypertension intracrânienne 331
    Syndrome méningé 332

Chapitre 30
Sinusites **335**

    Rôle pneumatique des sinus 337
    Définition 337
    Symptômes 337
    Localisations 337
    Étiologie 338

Chapitre 31
Système nerveux autonome **339**

    Systèmes orthosympathique et parasympathique 341
    Nerfs glossopharyngien et vague 342
    Système sympathique cervicocéphalique 344
    Hypersympathicotonie 350

Chapitre 32
Neuroglie **353**

    Généralités 355
    Les différentes cellules gliales 355
    Motilité gliale 356
    Fonctions gliales 356
    Rôle pathogène 357

Conclusion **359**

Glossaire **361**

Bibliographie **365**

Index **369**

Introduction

Depuis plus de 60 ans, à la suite des travaux de William Garner Sutherland, le crâne fascine toujours et encore notre monde ostéopathique. Ces 22 os tous articulés par des sutures et reliés par des membranes ont de quoi émerveiller et intéresser les mécaniciens que nous sommes. Cette fascination est peut-être une des raisons pour lesquelles presque toutes les manipulations crâniennes s'adressent plus au contenant du crâne qu'à son contenu.

Dans le livre *Manipulations des nerfs périphériques*, nous avons souligné l'importance des sollicitations proprioceptives que nos manipulations mettent en jeu. C'est parce que tous les tissus sont dotés d'un système mécanorécepteur relié au cervelet et au thalamus que nous obtenons des résultats locaux et généraux.

Les nerfs crâniens donnent la sensibilité à l'os, au périoste, aux sutures, aux méninges. Il est donc primordial, pour obtenir un effet sur la dure-mère, sur la faux du cerveau ou sur la tente du cervelet, d'atteindre leur système nerveux.

Les manipulations des nerfs crâniens permettent d'augmenter l'impact de notre action sur le contenu crânien. Elles améliorent et prolongent l'effet des manipulations crâniennes. C'est une ouverture sur la partie la plus précieuse et la plus mystérieuse de l'humain : le cerveau.

Nous étudierons également des techniques plus axées sur les modifications des pressions intracrâniennes. Le cerveau a la consistance d'un flan. Bien que protégé par le liquide cérébrospinal, il est très sensible aux variations de pression.

L'encéphale est parcouru par d'innombrables artérioles et veinules. Les variations de la pression intracrânienne ont un effet vasculaire et cérébral. Pour bien fonctionner, le cerveau a besoin de malléabilité et de plasticité.

En faisant varier manuellement la pression intracrânienne, on obtient des effets intéressants sur les conditions hydromécaniques du cerveau.

Bien que centré sur la pratique des manipulations, ce livre, par la richesse et la nouveauté de ses illustrations, est aussi un bel outil pour visualiser les nerfs crâniens et en comprendre les très nombreuses fonctions.

Première partie

Données théoriques

Chapitre 1. Notions prérequises

Chapitre 2. Particularités des nerfs crâniens

Chapitre 3. Organisation anatomique des nerfs crâniens

Chapitre 4. Émergences orificielles crâniennes

Chapitre 5. Innervation de la dure-mère crânienne

Chapitre 6. Anatomie fonctionnelle des nerfs crâniens

Chapitre 7. Pathologie fonctionnelle des nerfs crâniens

Chapitre 8. Diagnostic et traitement des nerfs crâniens

Chapitre 1
Notions prérequises

Anatomie fonctionnelle du nerf

Propriétés mécaniques du nerf

Unité fonctionnelle du système nerveux

Pathologie fonctionnelle du nerf

Concept d'unicité et de globalité

Chapitre 1
Notions prérequises

Every nerve must be free to act and do its part
Andrew Taylor Still

Nous ne saurions trop conseiller au lecteur de se référer à notre livre *Manipulations des nerfs périphériques* pour étudier les différentes propriétés des nerfs avant d'aborder les manipulations des nerfs crâniens.

Pour les lecteurs qui n'auraient pas ce préalable, nous avons voulu résumer très succinctement certaines données qui nous paraissent incontournables.

Anatomie fonctionnelle du nerf

Les fibres nerveuses se regroupent en unités fonctionnelles histologiques sous la forme de *fascicules* entourés de différentes couches de tissu conjonctif.

Les tissus conjonctifs représentent 50 à 90 % de la masse tissulaire totale du nerf périphérique.

Tissus conjonctifs du nerf

Les tissus conjonctifs des troncs nerveux périphériques se répartissent en endonèvre, périnèvre et épinèvre, selon leur topographie.

Endonèvre

L'endonèvre représente le tissu conjonctif intrafasciculaire. Il groupe un certain nombre de fibres nerveuses, réalisant ainsi un faisceau primaire.

En plus des structures gliales qui lui sont annexées, chaque fibre nerveuse est enveloppée par une gaine de renforcement.

Le tube endoneural représente une structure distensible, élastique, faite d'une matrice dense de tissu collagène qui a une fonction de nutrition et de protection.

L'endonèvre joue un rôle important pour l'espace endoneural et la pression liquidienne. Il garantit un environnement constant pour la fibre nerveuse en maintenant une légère pression positive dans cet espace.

Périnèvre

Le périnèvre représente le tissu conjonctif périfasciculaire. L'ensemble de plusieurs faisceaux primaires entourés par le périnèvre forme un faisceau secondaire.

Le périnèvre présente 7 à 8 couches denses de cellules fibroblastiques.

Le périnèvre sert de :
- protection du contenu que sont les tubes endoneuraux ;
- barrière de diffusion, qui garde certaines substances à l'extérieur de l'environnement intrafasciculaire ;

– barrière mécanique qui résiste aux forces externes.

Le périnèvre est le dernier tissu conjonctif à se rompre quand on soumet le nerf à une très grande force de traction.

Épinèvre

L'épinèvre représente le tissu conjonctif interfasciculaire. Il se dispose entre les fascicules secondaires et autour d'eux, et forme un fourreau conjonctif qui entoure le tronc de tous les nerfs périphériques.

L'épinèvre est le prolongement périphérique de la dure-mère qui se poursuit ainsi jusqu'à l'extrémité des nerfs périphériques.

Fonctionnellement, l'épinèvre a un double rôle :
– d'une part il maintient les fascicules séparés (épinèvre interne) ;
– d'autre part il forme une gaine bien définie autour des fascicules (épinèvre externe).

L'épinèvre est un porte-vaisseaux ; il contient les vasa nervorum, qui constituent la microvascularisation du nerf.

L'épinèvre est un porte-nerfs ; il contient les nervi nervorum. Ce sont des fibres nerveuses sensitives et sympathiques, issues du nerf lui-même et des plexus périvasculaires, qui sont destinées à l'épinèvre, au périnèvre et à l'endonèvre.

L'épinèvre est une structure de mouvement ; il facilite le glissement entre les fascicules.

Vascularisation du nerf (vasa nervorum)

Dans l'épinèvre, le réseau vasculaire est très développé. La plupart des artérioles et des veinules sont disposées de façon longitudinale et sont largement anastomosées.

Dans le périnèvre, il existe un vaste plexus de capillaires ainsi qu'un réseau important d'artérioles et de veinules longitudinales.

Dans l'endonèvre, les vaisseaux capillaires sont également organisés en plexus. Le nombre des veinules est en règle légèrement supérieur à celui des artérioles.

Dans l'espace endoneural, on note fréquemment la présence de capillaires vides, traduisant une exclusion fonctionnelle d'une partie du lit vasculaire.

Ces capillaires recommencent immédiatement à fonctionner dès que le nerf est légèrement mobilisé.

Nos manipulations neurales ont un effet vasculaire immédiat.

Innervation du nerf (nervi nervorum)

Les tissus conjonctifs des nerfs périphériques, des racines nerveuses et du système nerveux autonome possèdent leur propre innervation par les nervi nervorum qui proviennent des branches axonales locales.

Ces nerfs assurent la sensibilité intrinsèque du nerf. Au niveau mécanique, métabolique et trophique, l'état du nerf est en permanence sous contrôle. Les nervi nervorum sont les éléments indispensables à la transmission des informations au niveau médullaire et central.

Les nervi nervorum constituent une voie afférente qui participe à la sensibilité intrinsèque du nerf, souvent impliquée dans les processus pathologiques affectant les nerfs périphériques. En réponse à divers stimulus (chimiques, électriques et mécaniques), ces nervi nervorum se comportent comme des nocicepteurs primaires.

Ils libèrent dans leur environnement des prostaglandines et des neuropeptides impliqués dans les réponses inflammatoires.

Lorsqu'un tissu souffre, il est le point de départ d'une *information nociceptive*. Celle-ci n'est *pas toujours suffisante pour créer une douleur identifiée*, mais elle perturbe la biomécanique régionale en créant une réponse de protection posturale pour ne pas surcharger la zone nerveuse atteinte.

N.B. Les terminaisons nociceptives sont plus sensibles à l'étirement qu'à la compression. *Tout l'art des manipulations neurales consiste à exercer une composante de traction efficace, sans trop de compression.*

Il existe aussi une innervation vasomotrice extrinsèque, pour les vasa nervorum, par des fibres qui pénètrent le nerf au niveau des plexus périvasculaires. Les vaisseaux sanguins du périnèvre et de l'épinèvre sont innervés par le sympathique.

Propriétés mécaniques du nerf

Mobilité

Le tissu nerveux est soumis à de nombreuses sollicitations qui lui sont imposées par les mouvements corporels. Il peut s'adapter aux contraintes qui lui sont imposées de deux façons :
– par un mouvement de glissement dans son environnement anatomique ;
– par une déformation de ses structures propres qui se raccourcissent, se plissent ou se laissent étirer, selon les circonstances.

Viscoélasticité

Certains matériaux soumis à une contrainte répondent par une déformation instantanée suivie d'une déformation différée. C'est ce que l'on appelle la viscoélasticité. Celle-ci diffère de l'élasticité, définie par le retour immédiat d'une structure à sa forme initiale dès que la force de déformation a cessé d'agir.

Le nerf est une structure viscoélastique. De ce fait, il présente en permanence des contraintes internes considérables, en perpétuelle évolution selon les contraintes externes qui lui sont appliquées.

La viscoélasticité est le meilleur atout mécanique du nerf exposé à une traction. Le nerf est ainsi très résistant à ce type de contrainte.

En revanche, le nerf est très vulnérable à toute compression, même légère.

Pour nous, l'utilisation thérapeutique de la viscoélasticité consiste à contrôler le retour différé du tissu en le ralentissant encore.

Contraintes neurales

Pression intraneurale intrinsèque

La pression intraneurale intrinsèque (PINI) pression représente l'intégrale des pressions intracellulaires de chaque axone, augmentée de la pression intravasculaire dans les vasa nervorum. Elle est modulée par la pression intrafasciculaire qu'exercent les différentes couches conjonctives.

La viscoélasticité du nerf l'expose à une tension longitudinale centrifuge ou distale ; toute variation de l'intensité de celle-ci fait varier la PINI.

Pression intraneurale extrinsèque

Le nerf est soumis à la pression des tissus environnants sur ses différentes enveloppes. Si cette pression exogène se fait plus soutenue, la pression intraneurale extrinsèque (PINE) augmente.

Relation tension–compression

Toute contrainte en compression, à type de pincement, peut créer une composante de tension à l'intérieur d'un nerf.

À l'inverse, toute augmentation de la tension longitudinale d'un nerf déjà soumis à une pression ou à un pincement fait augmenter les contraintes en compression dans le nerf.

Tension distale permanente

C'est en palpant, pendant des années, de nombreux nerfs, que nous avons observé le phénomène de tension distale permanente. Tout se passe comme si l'extrémité distale du nerf cherchait à s'éloigner en permanence vers la périphérie.

L'anatomiste Brachet a étudié l'évolution des nerfs, particulièrement le nerf vague, sur le plan embryologique. Il énonce un fait qui nous conforte dans cette théorie :

« Le territoire du nerf vague s'étend à des viscères qui, primitivement cervicocéphaliques, émigrent secondairement vers le tronc.

Ce processus s'intègre dans la tendance générale des nerfs à étendre leur territoire vers le bas. »

Dans le traitement des nerfs, on essaie toujours de les étirer le plus distalement possible pour obtenir un effet sur leur tension intrinsèque.

Unité fonctionnelle du système nerveux

Il est important de souligner que le système nerveux constitue une entité indivisible. Il semble qu'aucune autre structure dans le corps ne possède le même degré de connectivité et de complexité.

Cette unité fonctionnelle repose sur des paramètres :

- électriques. Les neurones sont interconnectés les uns aux autres. Tout influx généré à une extrémité du système peut atteindre en quelques millisecondes l'autre extrémité ;
- mécaniques. Il existe une continuité tissulaire des différentes enveloppes entre le système nerveux central et périphérique ;
- biochimiques. Les mêmes neurotransmetteurs existent aux niveaux central et périphérique. Il existe des flux axonoplasmiques centrifuges et centripètes ;
- électromagnétiques. Le système périneural est un vecteur de courants continus, initiés par les ondes cérébrales, qui se propagent à travers tout le réseau neural à l'intérieur du corps. Ces courants jouent un grand rôle dans le contrôle de la réparation tissulaire après toute lésion. C'est un vecteur important pour le maintien de l'homéostasie et l'organisation des forces de cicatrisation.

Par ailleurs, les nerfs ne sont pas totalement isolés d'un point de vue électrique ou magnétique ; il y a des échanges d'informations avec les tissus avoisinants, et surtout avec le système fascial.

Pathologie fonctionnelle du nerf

Fibrose neurale

Le *mouvement intraneural* se passe entre les éléments tissulaires neuraux et les éléments tissulaires conjonctifs. Il est le témoin de la fluidité grâce à laquelle les différents éléments nerveux peuvent se voir appliquer des contraintes de traction sans être menacés de rupture. Les fibres nerveuses peuvent se plisser et se déplisser par rapport à l'endonèvre. À l'intérieur d'un nerf ou d'une racine, un fascicule peut glisser par rapport à un autre fascicule.

De même, le cerveau peut bouger par rapport à la dure-mère crânienne qui l'entoure, et la moelle épinière par rapport à la dure-mère spinale.

Lorsqu'un tronc nerveux est traumatisé, il se produit presque immédiatement une exsudation d'albumine circulante au site du traumatisme.

L'œdème endoneural augmente la pression intravasculaire, entraînant une diminution du flot sanguin des capillaires. Un œdème de longue durée amène une *fibrose endoneurale* et la *formation d'une cicatrice intrafasciculaire*.

Ainsi, tout phénomène de fibrose ou d'œdème affecte les mécanismes intrinsèques d'adaptation du nerf.

Compression

La physiopathologie des phénomènes de compression est complexe. Ceux-ci allient la compression directe des fibres nerveuses et l'ischémie.

Ils font intervenir un cercle vicieux :
- compression ;
- ischémie primaire ;
- transsudation ;
- augmentation de la pression intraneurale ;
- limitation du drainage veineux et lymphatique ;
- œdème du nerf ;

- augmentation de la pression intraneurale ;
- blocage de l'apport sanguin artériel ;
- ischémie secondaire ;
- lésion du nerf.

En ostéopathie, on a longtemps considéré que seules les contraintes extraneurales étaient responsables de phénomènes compressifs. De nombreuses manœuvres sur l'environnement du nerf sont réalisées dans le but de lever la compression.

La réalité semble plus complexe : la compression est un conflit. Elle fait aussi intervenir les pressions intrinsèques, les phénomènes de fibrose et l'œdème du nerf lui-même.

C'est en jouant directement sur le nerf, son système conjonctif périneural, sa microvascularisation et sa micro-innervation qu'on diminue les contraintes à son niveau.

Concept d'unicité et de globalité

Nous adhérons sans réserve et avec enthousiasme au concept stillien de globalité. Tous les éléments du corps jouent un rôle indispensable pour assurer l'homéostasie. L'organisme est une machine merveilleuse qui a besoin d'avoir l'ensemble de ses constituants en bon état de marche.

La personne est un tout qu'il ne faut pas compartimenter, au risque de voir des ostéopathes spécialistes d'une partie du corps.

Si nous croyons fermement que les manipulations doivent être précises, et nécessitent pour cela l'acquisition de connaissances spécifiques, nous affirmons que l'ostéopathe se doit d'être généraliste. L'ostéopathe, mécanicien général du corps, doit avoir le même intérêt et la même dextérité pour un pied, un organe, la colonne ou le crâne.

Les manipulations des nerfs crâniens sont un outil exceptionnel pour agir sur le cerveau et le reste du corps.

Manipuler les nerfs crâniens permet d'avoir un effet sur les sutures, les méninges et l'encéphale. Toute stimulation locale a comme finalité de générer une réponse globale de l'organisme, ici induite par le cerveau. C'est bien dans l'esprit stillien que nous avons eu le plaisir d'écrire ce livre.

Chapitre 2
Particularités des nerfs crâniens

Rappels

Nomenclature

Particularités embryologiques

Caractéristiques fonctionnelles

Chapitre 2
Particularités des nerfs crâniens

Rappels

Les centres du système nerveux central sont connectés aux organes périphériques (sensitifs ou moteurs) par des nerfs cérébrospinaux, dont l'ensemble constitue le système nerveux périphérique.

Suivant leur émergence, les nerfs périphériques sont dits crâniens s'ils sont issus de l'encéphale ou du tronc cérébral, rachidiens ou spinaux s'ils sont issus de la moelle épinière.

Comme les nerfs rachidiens, les nerfs crâniens sont symétriques par rapport au névraxe. Au nombre de 12 paires, ils traversent les différentes enveloppes méningées pour émerger au niveau des trous de la base du crâne, tandis que les nerfs rachidiens émergent des faces latérales du rachis.

Nomenclature

La nomenclature et la numérotation des nerfs crâniens utilisées actuellement datent de 1778 (Willis). Les 12 paires de nerfs sont distinguées d'après des critères purement descriptifs : elles sont numérotées de I à XII dans le sens antéropostérieur et dénommées en fonction de leur forme (trijumeau), de leur destination (facial, glossopharyngien) ou de leur rôle supposé (olfactif, optique, auditif).

Depuis cette époque, l'embryologie et la neurologie comparée ont mis en évidence certaines imprécisions de cette dénomination.

Par exemple :

- les nerfs accessoire (spinal ou XI) et hypoglosse (XII), bien qu'ayant une émergence crânienne, ont en réalité une origine médullaire et pourraient être considérés comme des nerfs rachidiens ;
- le nerf vague (X) et la partie bulbaire du nerf accessoire (spinal ou XI) ne constituent qu'un seul et même nerf : le vagoaccessoire ;
- le nerf trijumeau (V) des mammifères résulte de la fusion de deux nerfs distincts chez tous les autres vertébrés : le nerf ophtalmique profond et le nerf maxillomandibulaire.

Dans cet ouvrage, nous nous efforcerons d'utiliser la nouvelle nomenclature des nerfs crâniens. Aussi, pour ceux qui, comme nous, ont appris les nerfs crâniens dans leur ancienne dénomination, nous proposons un tableau de correspondance (tableau 2.1). Les classiques moyens mnémotechniques devront aussi être remis à jour !

Certaines branches et certains ganglions des nerfs crâniens ont également changé de dénomination (tableau 2.2).

© 2006 Elsevier Masson SAS. Tous droits réservés.
Manipulations des nerfs crâniens

Tableau 2.1
Correspondances des nerfs crâniens dans les différentes dénominations

Nouvelle nomenclature	Ancienne nomenclature	Nomina anatomica	Anglais
Nerf olfactif (I)		N. olfactorii	Olfactory nerves
Nerf optique (II)		N. opticus	Optic nerve
Nerf oculomoteur (III)	Nerf moteur oculaire commun	N. oculomotorius	Oculomotor nerve
Nerf trochléaire (IV)	Nerf pathétique	N. trochlearis	Trochlear nerve
Nerf trijumeau (V)		N. trigeminus	Trigeminal nerve
Nerf abducens (VI)	Nerf moteur oculaire externe	N. abducens	Abducens nerve
Nerf facial (VII)		N. facialis	Facial nerve
Nerf vestibulocochléaire (VIII)	Nerf acoustique	N. vestibulocochlearis	Vestibulocochlear nerve
Nerf glossopharyngien (IX)		N. glossopharyngeus	Glossopharyngeal nerve
Nerf vague (X)	Nerf pneumogastrique	N. vagus	Vagus nerve
Nerf accessoire (XI)	Nerf spinal	N. accessorius	Accessory nerve
Nerf hypoglosse	Nerf grand hypoglosse	N. hypoglossus	Hypoglossal nerve

Tableau 2.2
Anciennes et nouvelles nomenclatures

Ancienne nomenclature	Nouvelle nomenclature	Origine	Destination
Nerf petit pétreux superficiel	Rameau communicant avec le nerf petit pétreux	VII	Ganglion otique
Nerf grand pétreux superficiel	Nerf grand pétreux	VII	Ganglion ptérygopalatin
Nerf petit pétreux profond	Nerf petit pétreux	Nerf tympanique (IX)	Ganglion otique
Nerf grand pétreux profond	Nerf pétreux profond	Plexus carotidien	Ganglion ptérygopalatin
Nerf de Jacobson	Nerf tympanique	IX	Caisse du tympan

Particularités embryologiques

En principe, les nerfs spinaux ont une disposition métamérique et symétrique : à chaque somite correspondent un nerf dorsal et un nerf ventral. Le nerf ventral est moteur, tandis que le nerf dorsal est sensitif.

Les nerfs crâniens conservent plus ou moins cette disposition en nerfs ventraux et nerfs dorsaux, mais leur métamérie est souvent effacée.

Au niveau du tronc, la distribution segmentaire des nerfs rachidiens est relativement simple à se figurer. L'organisation des nerfs crâniens paraît a priori plus complexe. Quelques éléments d'embryologie vont nous aider à mieux les visualiser et les comprendre.

Tube neural

Vers la fin du 1er mois, le tube neural est formé de trois puis de cinq vésicules (figure 2.1) qui

Particularités des nerfs crâniens 15

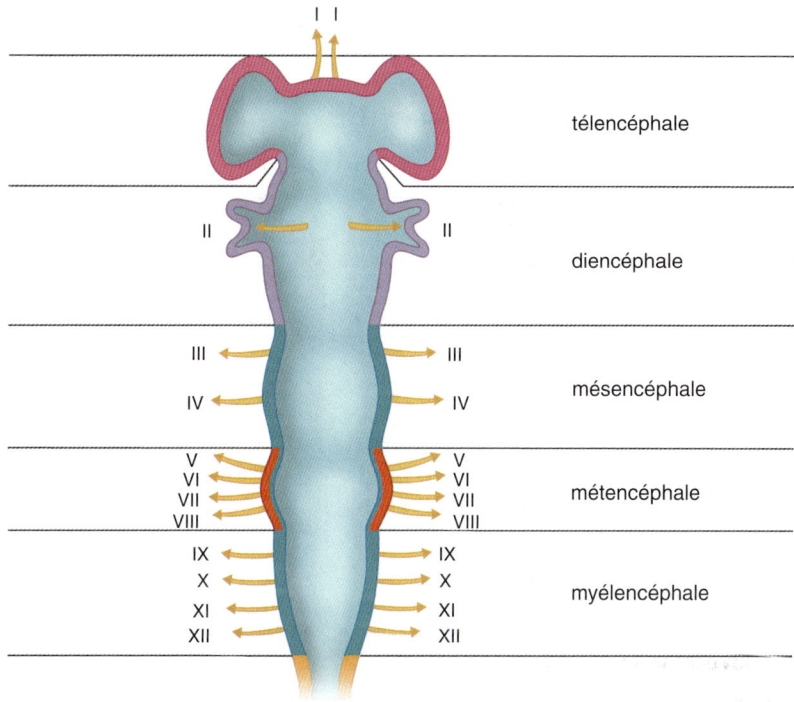

Figure 2.1. Vésicules cérébrales et futurs nerfs crâniens.

formeront ultérieurement le cerveau et ses annexes (cervelet et tronc cérébral) :
– le prosencéphale, qui se subdivise en diencéphale (cerveau des régulations endocrines) et télencéphale (cerveau de la pensée) ;
– le mésencéphale ;
– le rhombencéphale (tronc cérébral), qui forme le métencéphale (cervelet) et le myélencéphale (moelle allongée).

Chacune des vésicules est connectée à une ou plusieurs paires des futurs nerfs crâniens, disposées à droite et à gauche.

Organes des sens

Au niveau de l'extrémité céphalique de l'embryon, se constituent les ébauches des organes des sens. Les placodes olfactives, optiques et otiques sont trois épaississements de l'ectoderme de chaque côté de la future tête (figure 2.2). Ces placodes sont respectivement en relation avec les nerfs olfactif (I), optique (II) et vestibulocochléaire (VIII).

Muscles et autres tissus

Les futurs muscles de la région céphalique dérivent de deux origines mésodermiques :
– les somitomères ;
– les arcs branchiaux.

Somitomères

Au niveau du tronc, les somites sont des segments bien différenciés du mésoderme para-axial, à l'origine des métamères.

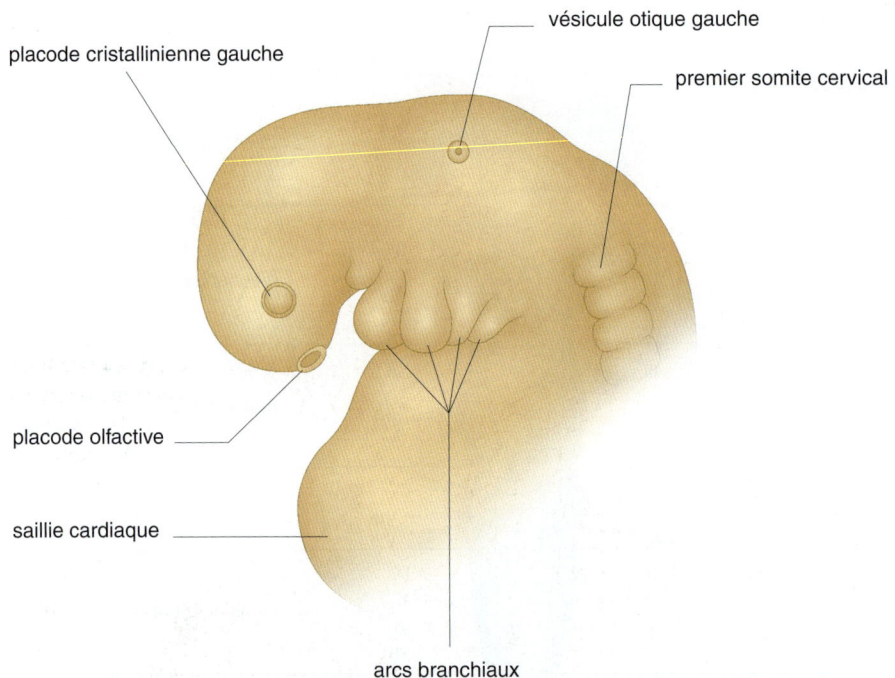

Figure 2.2. Placodes.

Au niveau de l'extrémité céphalique, les somites sont plus flous et l'on parle de somites diffus ou somitomères.

Selon leur position, on en distingue deux catégories :
- les somitomères préotiques (en avant de la placode otique) qui formeront les muscles oculaires extrinsèques, connectés aux nerfs oculomoteur (III), trochléaire (IV) et abducens (VI) ;
- les somitomères postotiques (en arrière de la placode otique) qui donnent naissance aux muscles de la langue, pris en charge par le nerf hypoglosse (XII).

Arcs branchiaux

Les arcs branchiaux sont des renflements de mésenchyme qui bordent l'intestin antérieur de l'embryon (figure 2.3). Ils sont recouverts d'ectoderme de surface, sur leur face externe, et d'endoderme de l'intestin antérieur, sur leur face interne.

Les arcs branchiaux forment la majeure partie des structures de la face et du cou.

Les nerfs des arcs branchiaux sont des nerfs mixtes, moteurs et sensitifs. Ils représentent l'équivalent segmentaire de l'innervation spinale pour le reste du corps.

Les nerfs d'un arc branchial contiennent :
- des motoneurones innervant les muscles squelettiques striés dérivés des arcs, encore appelés neurones branchiomoteurs ;
- des neurones sensitifs pour l'ectoderme de surface revêtant les arcs ;
- des neurones sensitifs viscéraux pour le revêtement de l'endoderme de l'intestin antérieur.

Le 1er arc branchial est innervé par le nerf trijumeau (V).

Particularités des nerfs crâniens   17

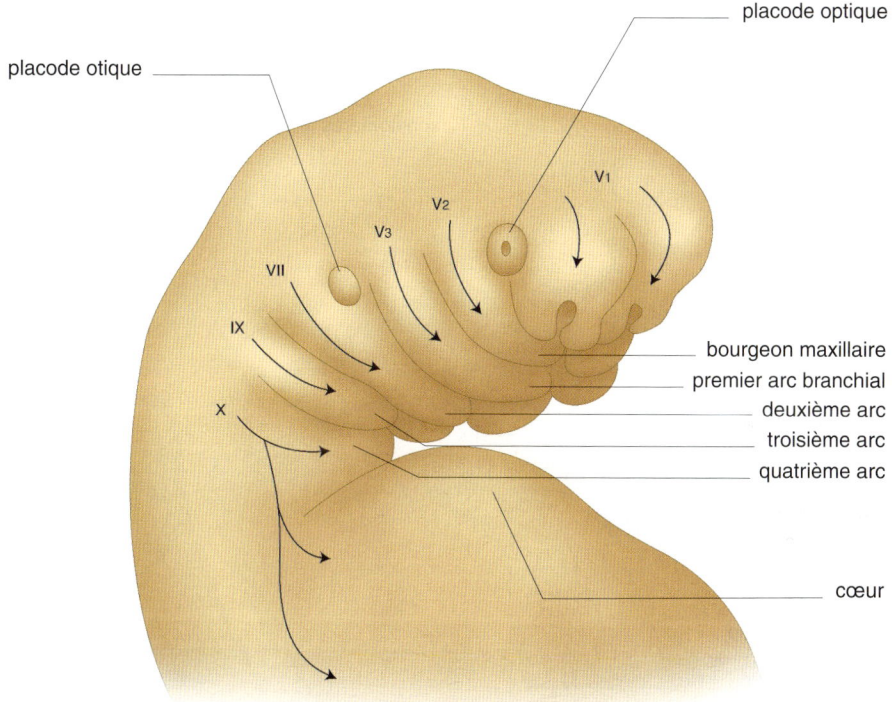

Figure 2.3. Arcs branchiaux.

Le 2e arc branchial est innervé par le nerf facial (VII).
Le 3e arc branchial est innervé par le nerf glossopharyngien (IX).
Le 4e arc branchial est innervé par le nerf vague (X).
Le 6e arc branchial est innervé par le nerf vague (X) (figure 2.4).

N.B. : Chez les poissons, six arcs branchiaux se développent et forment l'ébauche des branchies et du viscérocrâne. Chez les mammifères, on dénombre cinq arcs branchiaux, dénommés 1, 2, 3, 4 et 6, le 5e arc ne se développant pas.

Caractéristiques fonctionnelles

D'une manière générale, les nerfs crâniens fournissent l'innervation sensitive et motrice pour la tête et le cou, à l'exception du vague qui innerve aussi le thorax et l'abdomen. En outre, certains d'entre eux véhiculent des informations sensorielles en provenance des organes des sens. Sur le plan moteur, ils véhiculent des influx volontaires et involontaires pour le contrôle musculaire.

Ainsi, les nerfs crâniens fonctionnent comme des nerfs rachidiens modifiés ou un peu particuliers. Dans leur ensemble, ils possèdent des éléments sensitifs et moteurs. Individuellement, certains nerfs peuvent être purement sensitifs ou purement moteurs ; d'autres sont mixtes.

18 Données théoriques

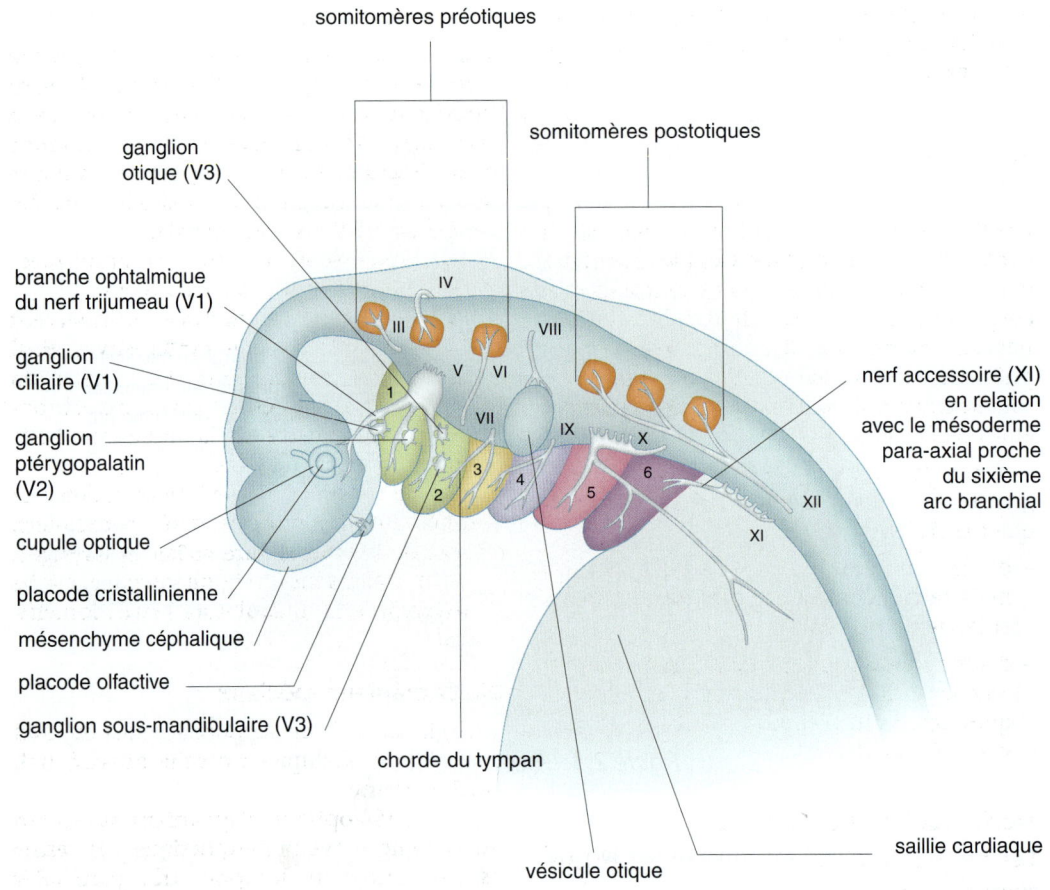

Figure 2.4. Ébauches de nerfs crâniens.

Les six modalités d'influx

Les nerfs crâniens véhiculent six modalités différentes d'influx, trois sensitives et trois motrices.

Modalités sensitives

– Sensibilité générale : c'est la perception du toucher, de la douleur, de la température, de la pression, de la vibration et des informations proprioceptives.
– Sensibilité viscérale : elle perçoit toutes les données sensitives en provenance des viscères et des vaisseaux, à l'exception de la douleur provenant des viscères.
– Sensibilité spéciale : il s'agit des perceptions sensorielles comme l'olfaction, la vision, le goût, l'audition et l'équilibre.

Modalités motrices

– Modalité somatomotrice : c'est l'innervation des muscles qui se développent à partir des somites.
– Modalité branchiomotrice : il s'agit de l'innervation des muscles se développant à partir des arcs branchiaux.

– Modalité viscéromotrice : il s'agit de l'innervation des glandes et des muscles lisses des viscères.

Similarités et différences avec les nerfs rachidiens

Quelle que soit sa localisation, un nerf est un cordon de fibres nerveuses. Ces fibres sont des dendrites ou des axones ; elles sont issues de corps cellulaires situés soit dans le système nerveux central, soit dans un ganglion périphérique. L'organisation de ces fibres est toutefois très différente pour les nerfs spinaux et les nerfs crâniens.

Les nerfs crâniens se partagent en deux grandes catégories, d'organisation neurologique très différente :
– d'une part ceux qui sont homologues des nerfs rachidiens ; ce sont les nerfs moteurs et les nerfs mixtes ;
– d'autre part des nerfs sensitifs spéciaux, en relation avec les organes sensoriels céphaliques spécialisés (nerfs olfactif, optique, vestibulocochléaire).

Nerfs crâniens homologues

Les nerfs rachidiens sont des nerfs mixtes résultant de la réunion de deux racines médullaires, une dorsale et une ventrale. Les nerfs crâniens considérés comme leurs homologues correspondent seulement à l'une des racines, dorsale ou ventrale.

■ Racines ventrales

Tous les nerfs moteurs (oculomoteur [III] ; trochléaire [IV] ; abducens [VI] ; hypoglosse [XII]) sont homologues de racines ventrales de nerfs rachidiens. À l'exception du III, qui contient un contingent de fibres viscéromotrices destinées aux muscles lisses de l'œil, ils sont exclusivement somatomoteurs. Ils innervent les muscles striés dérivés des myotomes céphaliques (muscles moteurs de l'œil, muscles hypobranchiaux).

■ Racines dorsales

Tous les nerfs mixtes (trijumeau [V] ; facial [VII] ; glossopharyngien [IX] ; vague [X]) sont homologues de racines dorsales de nerfs rachidiens par leurs fibres sensitives. Comme elles, ils groupent des fibres sensitives issues de neurones ganglionnaires situés dans des ganglions crâniens métamérisés.

Ces fibres sensitives sont accompagnées par des fibres motrices de deux types :
– les unes sont viscéromotrices et innervent les glandes lacrymales et digestives ainsi que la musculature lisse des viscères du tronc (estomac, intestins, poumons et bronches). Elles constituent la partie essentielle du parasympathique crânien ;
– les autres sont de type somatomoteur et innervent des muscles striés particuliers, ceux de la musculature faciale et laryngée. Ces muscles sont d'origine viscérale, car ils dérivent de la musculature branchiométrique.

Nerfs crâniens spéciaux

Il s'agit de nerfs en rapport avec les organes sensoriels céphaliques : organe olfactif, œil, oreille interne.

Le « nerf » optique n'appartient pas en fait au système nerveux périphérique : la rétine est un récepteur sensoriel très particulier d'origine encéphalique, et le « nerf » optique représente un faisceau nerveux singulier du névraxe.

Les nerfs olfactif et vestibulocochléaire naissent de placodes sensorielles qui donnent également naissance aux organes sensoriels correspondants.

Les différents rôles des nerfs crâniens

Rôle sensitif

■ Méninges

Dure-mère, arachnoïde, pire-mère, faux et tente du cervelet reçoivent leur sensibilité des nerfs crâniens, essentiellement – comme nous le reverrons – par le nerf trijumeau ; mais d'autres nerfs, parfois inattendus, comme le nerf trochléaire, apportent leur contribution.

■ Diploé

Les nerfs crâniens donnent la sensibilité du diploé qui est la partie spongieuse des os du crâne.

■ Sutures

Curieusement, la littérature médicale est très discrète sur l'innervation des sutures. Testut, qui est notre référence, donne juste une information sur l'innervation des sutures lambdoïdes due à un filet nerveux venant du nerf supraorbitaire, branche du nerf frontal, lui-même issu du nerf trijumeau.

Pour nous, le plus important au niveau des sutures crâniennes est le nerf trijumeau ; notamment parce qu'il donne des filets à la suture coronale, reine des sutures, en première ligne pour absorber les chocs.

■ Sinus

La muqueuse des sinus est très sensible et réactive. Ce sont les nerfs crâniens qui assurent leur sensibilité et, là aussi, sans parti pris, nous décernons la palme au nerf trijumeau. Grâce à ses trois branches, il donne l'innervation des sinus frontaux, sphénoïdaux, ethmoïdaux et maxillaires.

■ Peau du crâne et de la face

Les nerfs crâniens assurent en grande partie la sensibilité de la peau du crâne et de la face, mais ils ne sont pas les seuls.

Donnons comme seul exemple la peau du crâne qui reçoit aussi des filets nerveux venus du nerf sous-occipital d'Arnold[1]. C'est en partie pour cette raison que nous décrirons sa manipulation, même s'il ne fait pas partie des nerfs crâniens.

■ Artères

Les fibres des nerfs crâniens, mêlées aux fibres provenant des ganglions sympathiques, donnent la sensibilité des artères. Certaines migraines sont dues à la vasodilatation des artères du crâne.

■ Et le cerveau ?

Le cerveau ne serait pas sensible en lui-même. La sensibilité intracrânienne est surtout due aux méninges et au système vasculaire.

Rôle moteur

Les muscles de la langue, de l'oreille et de l'œil ont des fibres qui viennent des nerfs crâniens. Les muscles du crâne, comme le temporal, l'occipital et le frontal, également. Ce sont les nerfs oculomoteur, trochléaire, abducens, facial accessoire et hypoglosse qui assurent ce rôle.

Rôle sensoriel

C'est grâce aux nerfs crâniens que le cerveau reçoit les informations qui nous permettent de sentir, de voir, d'entendre, de goûter et, au deuxième degré, de penser et d'être. Les nerfs sensoriels sont les nerfs olfactif, facial, optique et vestibulocochléaire.

Rôle expressif

C'est grâce aux nerfs crâniens que le visage exprime l'étonnement, la joie, la tristesse, la désapprobation, la peur. C'est essentiellement le nerf facial qui assure ce rôle.

Rôle viscérosensible

Les nerfs glossopharyngien, vague et facial, par exemple, sont viscérosensibles.

Rôle glandulaire

Les glandes salivaires et lacrymales sont innervées par les nerfs crâniens.

---

1. Friedrich Arnold (1803-1890) : anatomiste allemand, professeur d'anatomie à Zurich, Fribourg, Tübingen et Heidelberg.

Chapitre 3

Organisation anatomique des nerfs crâniens

Origine

Trajet

Branches

Ganglions

Chapitre 3
Organisation anatomique des nerfs crâniens

Comme tout nerf périphérique, chaque nerf crânien présente une origine, un trajet et une terminaison.

Origine

On considère que l'origine d'un nerf crânien correspond au point d'émergence du nerf de la surface de l'encéphale (figure 3.1). Tous les nerfs se détachent de la face ventrale de l'encéphale, à l'exception du nerf trochléaire, d'émergence dorsale.

On constate une concentration de l'origine des nerfs crâniens plus importante dans les fosses cérébrales moyenne et postérieure.

Voici leur localisation de l'arrière vers l'avant :
- bulbe rachidien :
  - l'abducens (VI) ;
  - le facial (VII) ;
  - le vestibulocohléaire (VII) ;
  - le glossopharyngien (IX) ;
  - le vague (X) ;
  - l'accessoire (XI) (aussi au niveau de la moelle) ;
  - l'hypoglosse (XII).
- protubérance : le trijumeau (V) ;
- isthme de l'encéphale (face supérieure) : le trochléaire (IV) ;
- pédoncule cérébral : l'oculomoteur (III) ;
- chiasma : l'optique (II) ;
- bulbe olfactif : l'olfactif (I).

Intérêt ostéopathique

> Finalement, on constate que sept nerfs crâniens sont issus du bulbe rachidien, ce qui donne toute son importance aux manipulations de la dure-mère occipitale et cervicale haute, ainsi qu'aux techniques d'ouverture des orifices crâniens postérieurs (foramen magnum, foramen jugulaire).

Trajet

Le trajet d'un nerf crânien est intracrânien, puis crânien et, enfin, extracrânien.

Trajet intracrânien

Dans son trajet intracrânien, le nerf est entouré de la pie-mère encéphalique, et il est

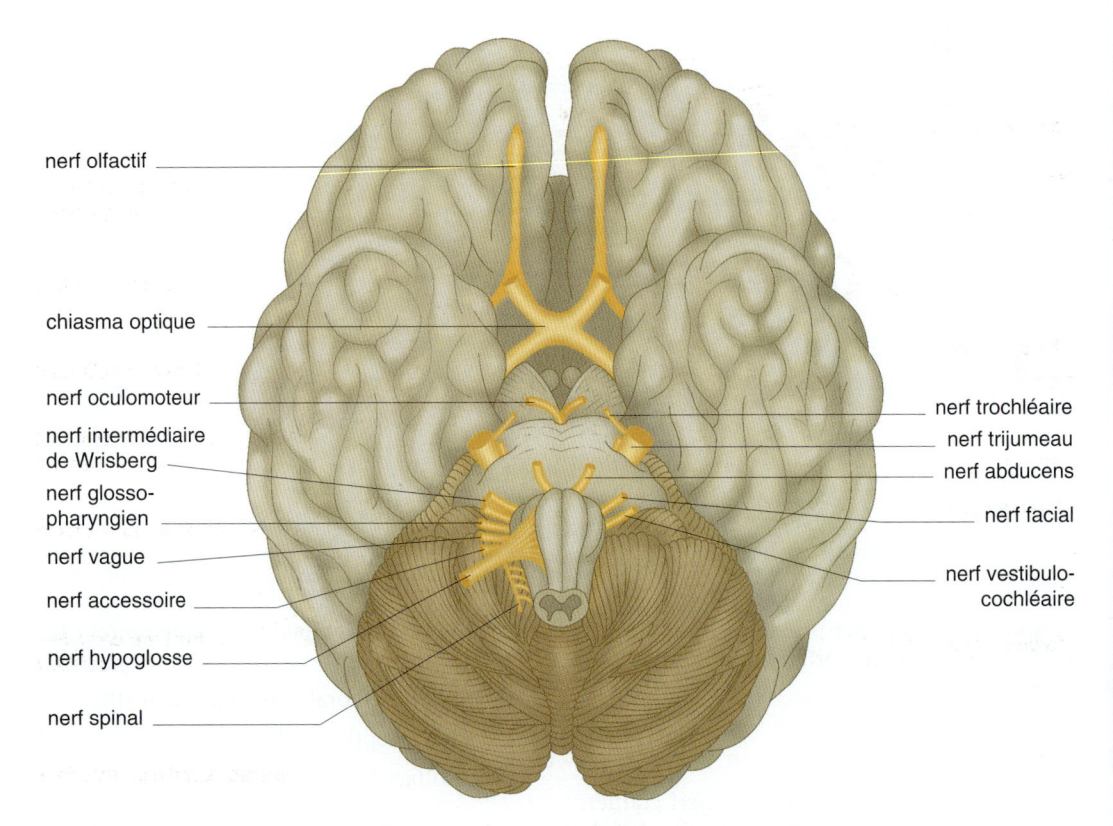

Figure 3.1. Émergences encéphaliques des nerfs crâniens.

situé dans les citernes de l'espace subarachnoïdien.

- Le nerf optique (II) traverse la citerne chiasmatique.

- Le nerf oculomoteur (III) est situé dans la citerne interpédonculaire.

- Les nerfs trijumeau (V), facial (VII), vestibulocochléaire (VIII), glossopharyngien (IX), vague (X) et accessoire (XI) sont dans la citerne cérébellomédullaire.

- Les nerfs oculomoteur (III), trochléaire (IV), abducens (VI) et ophtalmique (V1) traversent également le sinus caverneux.

Trajet crânien ou orificiel

Le trajet crânien correspond à la traversée des divers orifices (figure 3.2) de la base du crâne, à savoir :
- les foramens olfactifs pour le I ;
- le canal optique pour le II ;
- la fissure orbitaire supérieure (fente sphénoïdale) pour les III, IV, VI et V1 (nerf ophtalmique) ;
- le foramen rond pour le nerf maxillaire (V2) ;
- le foramen ovale pour le nerf mandibulaire (V3) ;
- le méat acoustique interne pour les VII et VIII ;

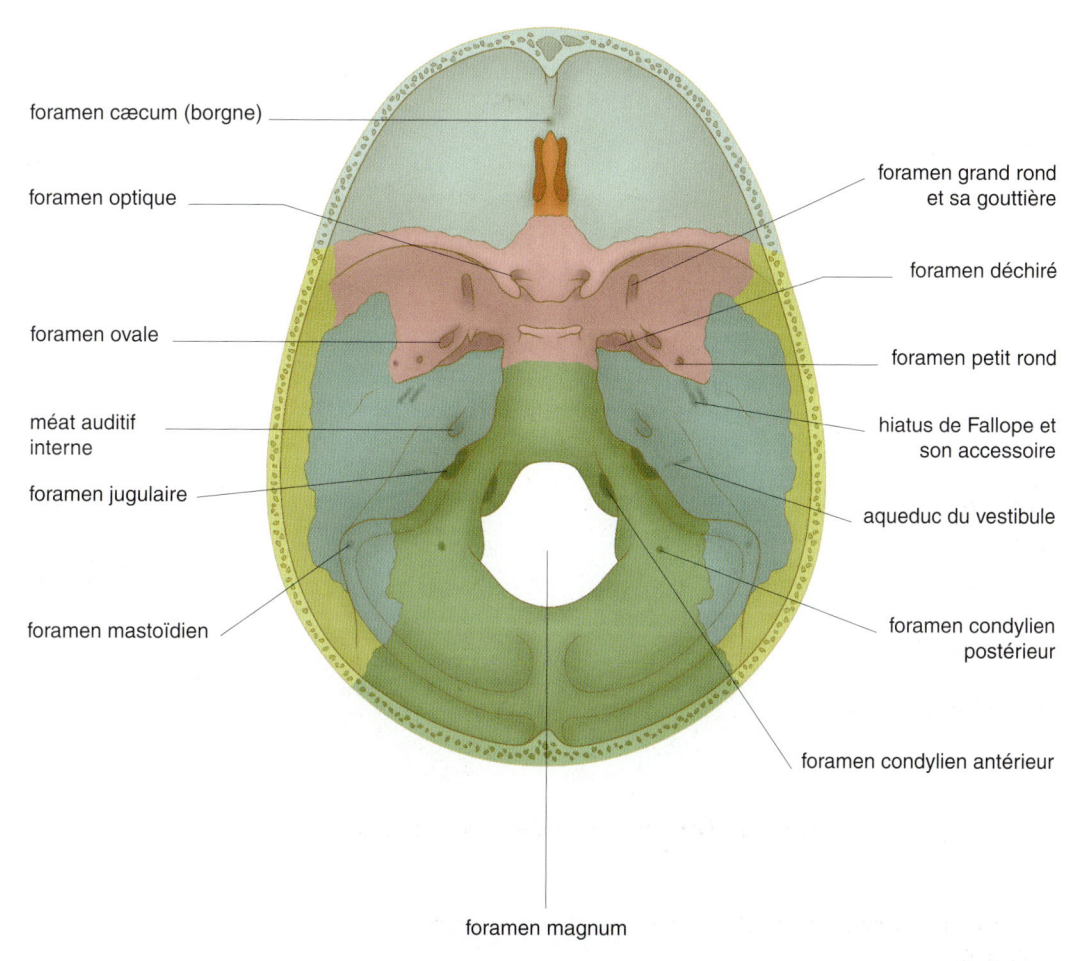

Organisation anatomique des nerfs crâniens   25

Figure 3.2. Orifices endocrâniens.

- le foramen jugulaire (trou déchiré postérieur) pour les IX, X et XI ;
- le foramen du nerf hypoglosse (canal condylien antérieur) pour le XII.

Pour sortir du crâne, les nerfs sont entourés de la pie-mère, de l'arachnoïde et la dure-mère afin de traverser sans risque de lésion les différents foramens, fissures et fentes du crâne.

Les passages communs à plusieurs nerfs expliquent la possibilité de compression simultanée de ces nerfs par des tumeurs ou des anévrismes, se manifestant cliniquement par les principaux syndromes basilaires.

Trajet extracrânien

Le trajet extracrânien est soit facial, soit cervical, voire thoracique et abdominal (figure 3.3).

Branches

Les branches terminales et collatérales sont destinées aux différentes structures osseuses et parties molles de la tête et du cou, ainsi qu'aux viscères thoraciques et digestifs.

26 Données théoriques

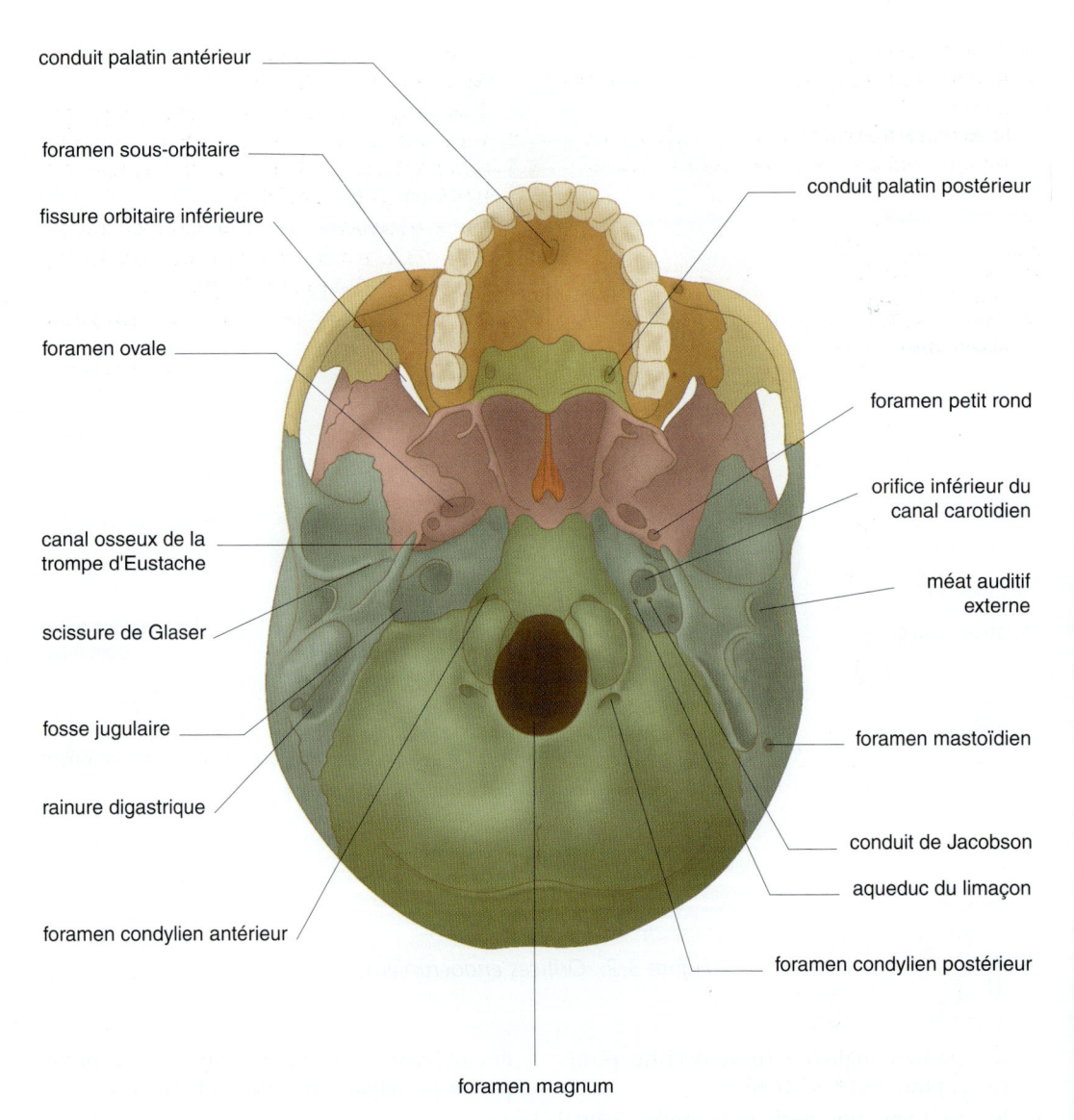

Figure 3.3. Orifices exocrâniens.

Les connexions périphériques sont nombreuses et expliquent la multiplicité des fonctions et les nombreuses interactions des nerfs crâniens.

Ganglions

Des ganglions sensitifs sont situés sur :
– le nerf trijumeau : ganglion trigéminal ou de Gasser ;

– le nerf facial : ganglion géniculé ;
– le nerf auditif : ganglions spiral et vestibulaire ;
– le nerf glossopharyngien : ganglions supérieur (Ehrenritter[1]) et inférieur (Andersch[2]) ;
– le nerf vague : ganglions supérieur (jugulaire) et inférieur (plexiforme).

Des ganglions végétatifs, véritables plexus locaux, sont annexés à certains nerfs crâniens. Par exemple, le capital parasympathique est apporté par des neurofibres :
– du nerf oculomoteur au ganglion ciliaire ;
– du nerf facial aux ganglions ptérygopalatin, submandibulaire et sublingual ;
– du nerf glossopharyngien au ganglion otique.

---

1. Johannes Ehrenritter (?-1790) : anatomiste autrichien (Vienne).
2. Carol Samuel Andersch (1732-1777) : médecin et anatomiste allemand.

Chapitre 4
Émergences orificielles crâniennes

Compartiment antérieur

Compartiment moyen

Compartiment postérieur

Chapitre 4
Émergences orificielles crâniennes

Anatomiquement, le crâne est divisé classiquement en trois fosses ou étages cérébraux : antérieur, moyen et postérieur.

Par ailleurs, le crâne comprend deux parties fonctionnelles :
- le neurocrâne, pour la cavité encéphalique, comprenant la voûte crânienne et la face endocrânienne de la base du crâne ;
- le viscérocrâne, pour le massif facial, comprenant la mandibule et toutes les cavités « viscérales » (bouche, fosses nasales, sinus, pharynx, etc.).

Ces deux parties, d'origine embryologique différente, subissent des influences mécaniques différentes :
- d'origine neuroméningée, pour le neurocrâne ;
- d'origine cervico-thoraco-abdominale pour le viscérocrâne.

Nous préférons le terme de compartiment à celui d'étage ou de fosse, pour inclure les deux systèmes.

Les orifices des nerfs crâniens sont ainsi concentrés sur trois compartiments.

Compartiment antérieur

Lame criblée de l'ethmoïde

La lame criblée de l'ethmoïde permet aux fibres nerveuses du nerf olfactif de rejoindre les fosses nasales. Nous verrons que c'est seulement indirectement, par les terminaisons nerveuses, que nous avons un effet sur le nerf olfactif ; il est trop profond pour être accessible.

Voûte palatine

La voûte palatine est perforée de plusieurs orifices dont voici le contenu :
- le canal palatin antérieur : le nerf nasopalatin ;
- le foramen palatin principal : le nerf palatin antérieur ;
- les foramens palatins accessoires : les nerfs palatins moyen et postérieur.

Orifices de la face

Les orifices de la face nous sont extrêmement utiles pour obtenir un effet sur les parties plus profondes des nerfs crâniens (figure 4.1). Rappelez-vous que ce sont les petits filets terminaux qui sont les plus réflexogènes.

Région orbitaire

La région orbitaire est riche en orifices permettant l'accès des nerfs crâniens à la face.

Ainsi, la fissure orbitaire, le canal optique et la fente sphénomaxillaire mettent en communication le crâne avec la région orbitaire et la face.

© 2006 Elsevier Masson SAS. Tous droits réservés.
Manipulations des nerfs crâniens

Données théoriques

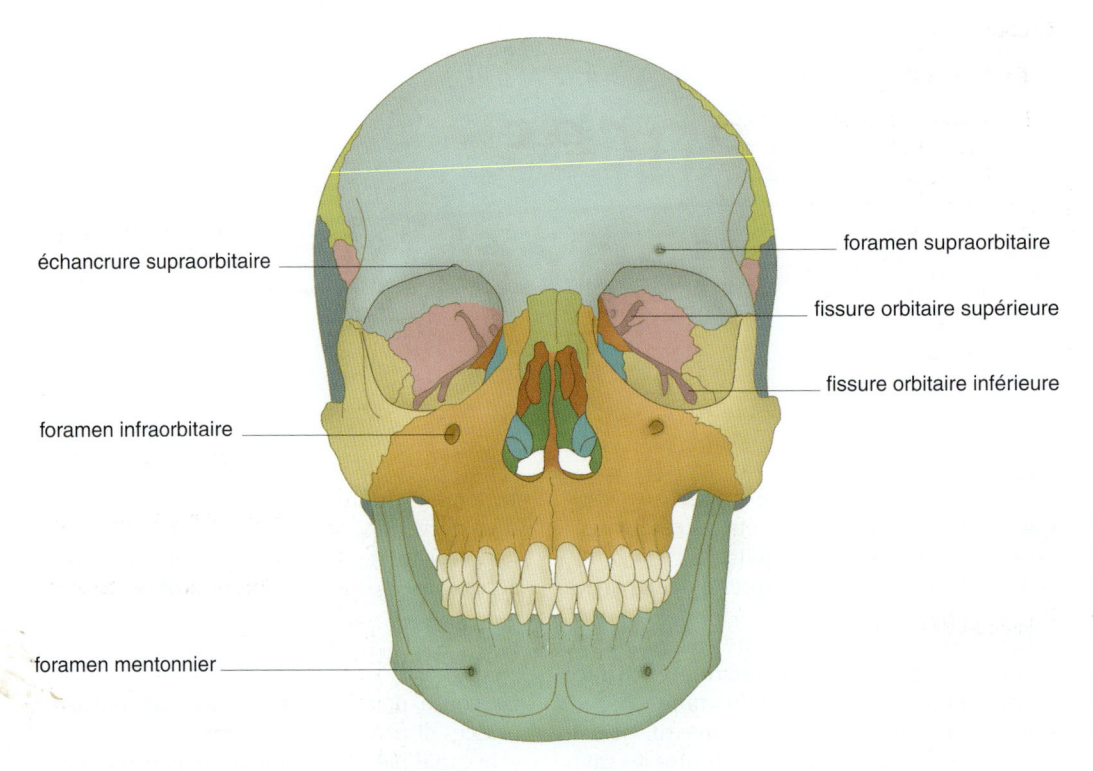

Figure 4.1. Orifices de la face.

Certains nerfs sont accessibles directement à la sortie de leur orifice ; d'autres plus indirectement par des fibres émergentes :

– accès direct :
  - le foramen supraorbitaire pour le nerf supraorbitaire (nerf ophtalmique, V1) ;
  - le foramen infraorbitaire pour le nerf infraorbitaire et son bouquet de fibres nerveuses (nerf maxillaire V2) ;
  - le foramen zygomatico-orbitaire pour le nerf temporomalaire (nerf maxillaire, V2).

– accès indirect :
  - le nerf optique, atteint en mobilisant le globe oculaire ;
  - le nerf supratrochléaire, dont les émergences sont accessibles à l'angle interne de l'œil, au-dessus de la trochlée (nerf ophtalmique) ;
  - le nerf infratrochléaire, souvent anastomosé au précédent dont il n'est séparé que par la trochlée ;
  - le nerf lacrymal, au niveau de l'angle externe de l'œil (nerf ophtalmique, V1).

Région mentonnière

Le foramen mentonnier est le point d'émergence du nerf mentonnier, branche du nerf mandibulaire (V3).

Compartiment moyen

Le sphénoïde est un os extrêmement important sur le plan orificiel, par lui-même et par l'intermédiaire des articulations qui le lient aux autres os du crâne.
– La fissure orbitaire supérieure (fente sphénoïdale) met en communication la cavité crânienne et la cavité orbitaire.

Encadré

> **Fait remarquable**
>
> Les trois orifices nerveux principaux sont :
> – l'échancrure supraorbitaire (parfois c'est un foramen) ;
> – le foramen infraorbitaire ;
> – le foramen mentonnier.
> Tous trois sont alignés sur une ligne verticale passant à 2 ou 3 cm de la ligne médiane de la face (figure 4.2).
>
> *Figure 4.2. Alignement des orifices de la face.*

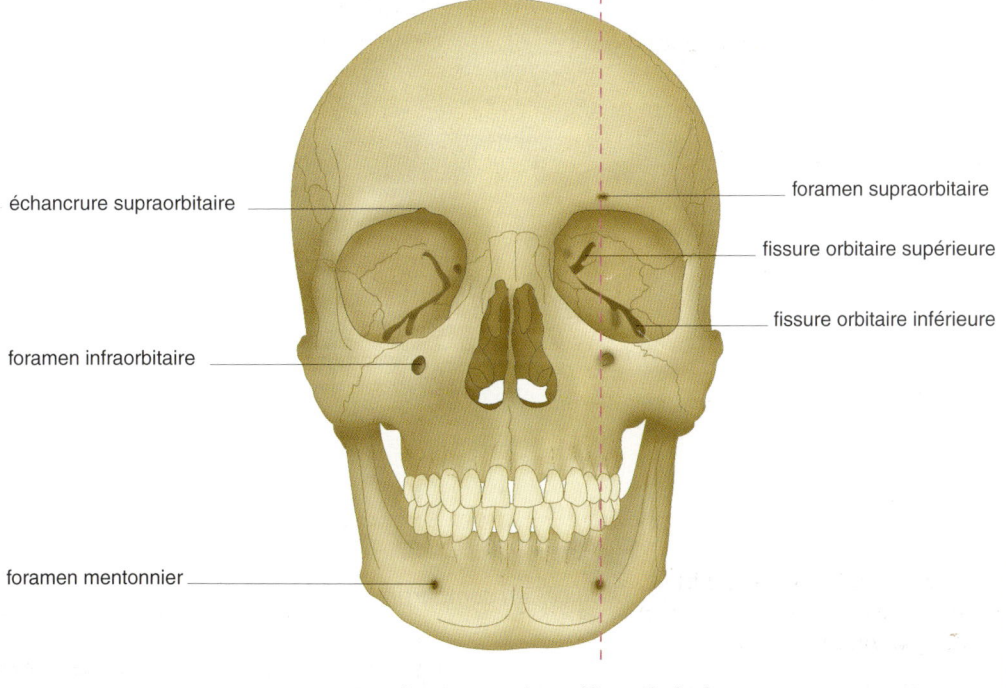

Elle laisse sortir la plus grande quantité de nerfs crâniens et de branches collatérales, à savoir (figure 4.3) :
- le nerf lacrymal (branche du V1) ;
- le nerf frontal (branche du V1) ;
- le nerf trochléaire (IV) ;
- le nerf abducens (VI) ;
- le nerf oculomoteur (III) ;
- le nerf nasociliaire (branche du V1).

– Le canal optique laisse sortir le nerf optique.

– Le foramen grand rond laisse sortir le nerf maxillaire.

– Le foramen ovale donne naissance au :
  - nerf mandibulaire ;
  - plexus veineux.

– Le foramen petit rond donne naissance :
  - au rameau méningé récurrent du nerf mandibulaire ;
  - à l'artère méningée moyenne.

– Le canal carotidien. La carotide interne et, surtout, le plexus sympathique carotidien sont rejoints par de nombreuses fibres des nerfs crâniens.

– Du hiatus de Fallope sort le nerf grand pétreux.

34   Données théoriques

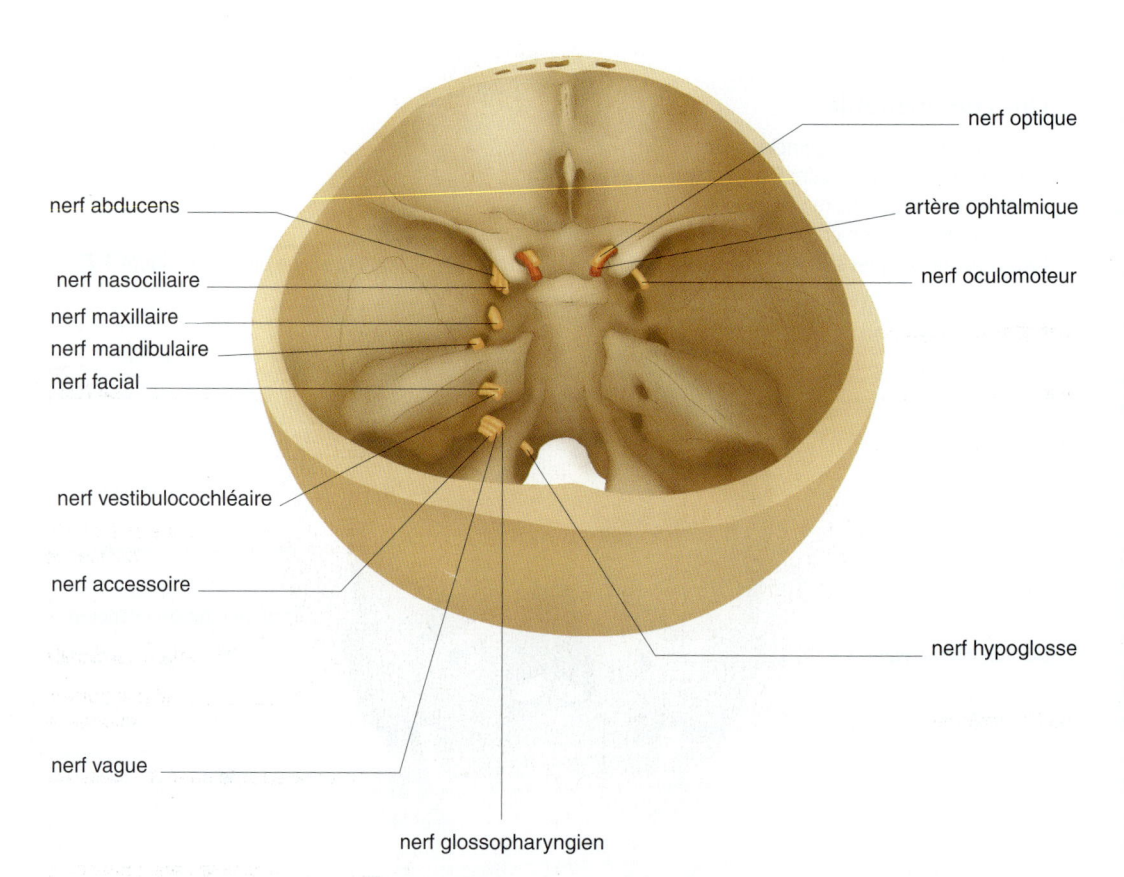

Figure 4.3. Orifices du compartiment moyen.

- Le hiatus accessoire laisse sortir :
  - le petit nerf pétreux ;
  - l'artère tympanique supérieure.

Compartiment postérieur

Les orifices du compartiment postérieur sont représentés dans la figure 4.4.

- Le foramen magnum (trou occipital) a une extrême importance stratégique en assurant la communication entre la moelle allongée (bulbe rachidien) et l'encéphale.

  Ajoutons, pour souligner sa très grande importance, les autres éléments qui le traversent :
  - les deux nerfs accessoires ;
  - les deux artères vertébrales ;
  - les deux veines vertébrales ;
  - l'artère spinale antérieure ;
  - les deux artères spinales postérieures ;
  - la veine spinale.

- Du canal de l'hypoglosse émerge le nerf hypoglosse.

- Après la fente sphénoïdale, c'est le foramen jugulaire (trou déchiré postérieur) qui renferme le plus de racines nerveuses, à savoir :
  - le nerf glossopharyngien ;
  - le nerf vague ;
  - le nerf accessoire (rameau latéral).

Émergences orificielles crâniennes

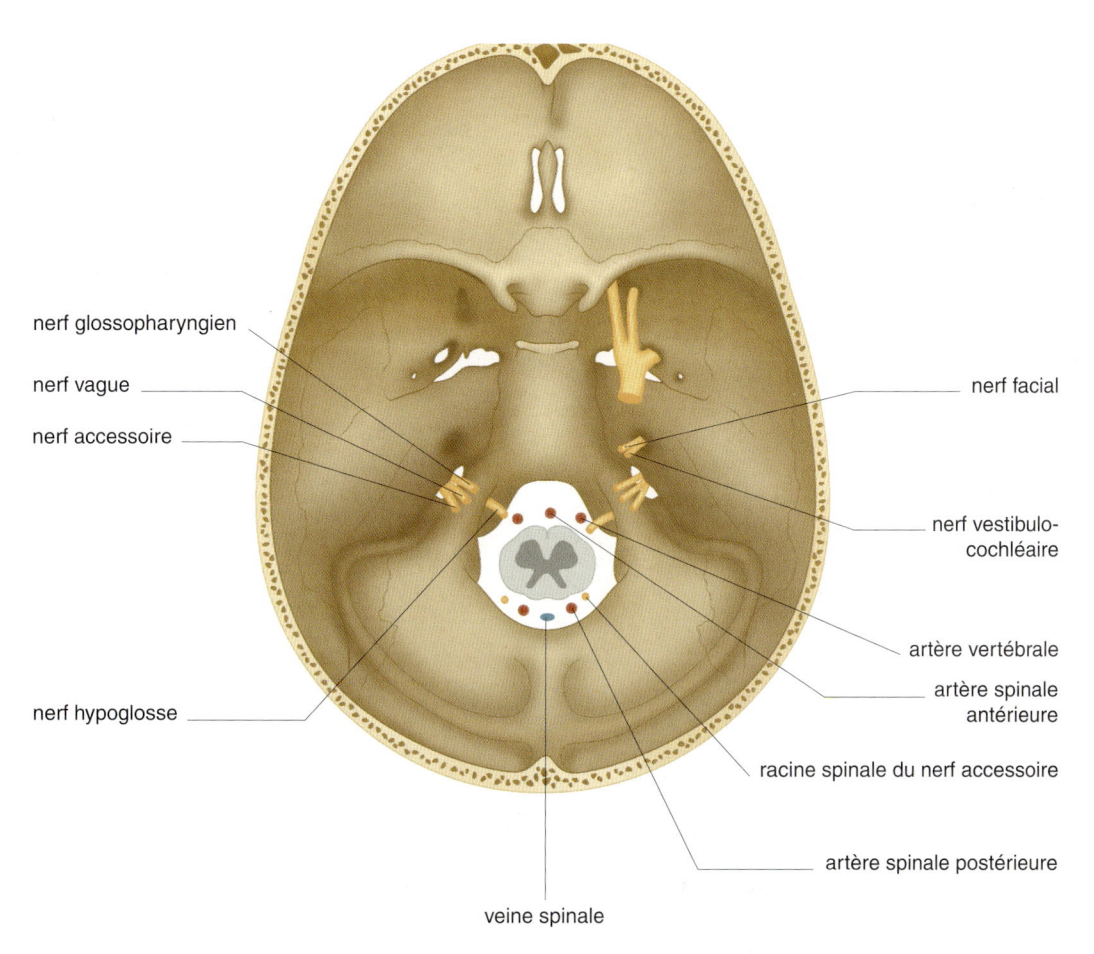

Figure 4.4. Orifices du compartiment postérieur.

Il contient aussi :
- la veine jugulaire interne ;
- l'artère méningée postérieure.
- Le méat acoustique interne contient :
  - le nerf vestibulocochléaire ;
  - le nerf facial ;
  - l'artère auditive interne et la veine auditive interne qui seraient fréquemment en cause dans les acouphènes pulsatiles.
- Le foramen stylomastoïdien contient :
  - le nerf facial ;
  - l'artère stylomastoïdienne.

– La fissure pétrotympanique (scissure de Glaser) contient la corde du tympan.

Remarque. En apparence, il existe une inégalité flagrante de répartition de ces orifices. Mais n'oublions pas leurs interdépendances mécanique, fluidique et neurale. Une tension méningée d'un petit orifice peut affecter une grande fissure par le jeu des tensions réciproques.

Chapitre 5
Innervation de la dure-mère crânienne

Dure-mère pariétale

Dure-mère des membranes

Sensibilité durale

Chapitre 5
Innervation de la dure-mère crânienne

Une bonne part des résultats que nous obtenons sont vraisemblablement imputables aux effets réflexogènes des manipulations neurales sur la dure-mère.

La dure-mère crânienne possède une très riche innervation sensitive, récapitulée ci-après.

Dure-mère pariétale

Dure-mère sus-tentorielle

L'innervation de la dure-mère pariétale des fosses cérébrales antérieure et moyenne est assurée par les trois branches du nerf trijumeau (figure 5.1) :
- le nerf ophtalmique (V1) ;
- le nerf maxillaire (V2) ;
- le nerf mandibulaire (V3).

La dure-mère de la fosse cérébrale antérieure est innervée :
- dans sa partie médiane, par les rameaux méningés antérieurs des nerfs ethmoïdaux, issus du nerf ophtalmique ;
- dans la région de la petite aile du sphénoïde, par des rameaux méningés du nerf maxillaire ;
- dans sa partie plus latérale, par le nerf mandibulaire.

La dure-mère de la fosse crânienne moyenne est innervée :
- dans sa partie antérieure, correspondant à la région de la fissure orbitaire supérieure, par le nerf méningé moyen du nerf maxillaire ;
- dans sa partie postérieure et latérale, par le nerf épineux du nerf mandibulaire.

Dure-mère sous-tentorielle

L'innervation durale des parois osseuses de la fosse cérébrale postérieure repose sur :
- le nerf vague (X) ;
- le nerf hypoglosse (XII) ;
- des rameaux sensitifs issus des racines dorsales des trois premiers nerfs spinaux (C1 à C3).

La systématisation est plus complexe du fait d'importantes anastomoses entre ces différents systèmes.

Dure-mère des membranes

Faux du cerveau

Dans sa partie antérieure, l'innervation de la faux du cerveau est assurée par les rameaux méningés antérieurs des nerfs ethmoïdaux, provenant du nerf nasociliaire (nerf ophtalmique, V1).

Dans sa partie postérieure, ce sont des expansions ascendantes des rameaux tentoriels, provenant du nerf ophtalmique, qui lui donnent sa sensibilité.

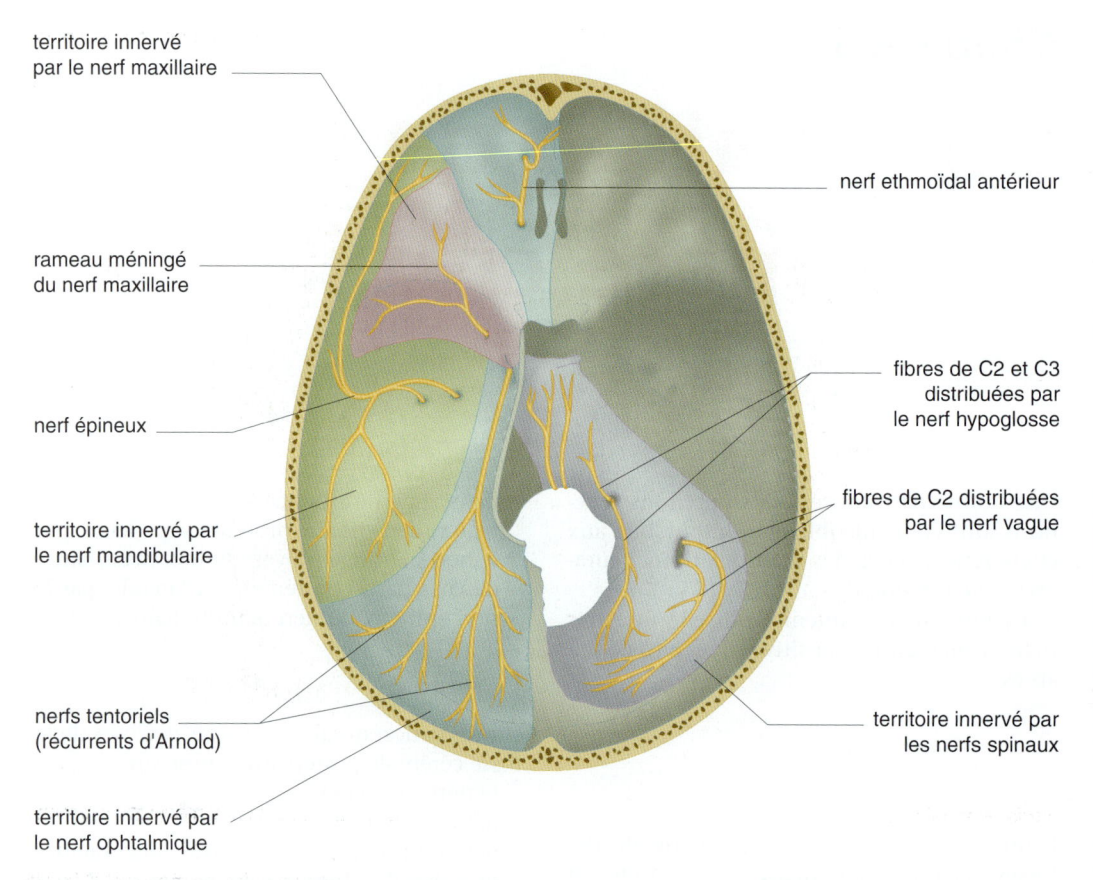

Figure 5.1. Territoires d'innervation de la dure-mère.

Tente du cervelet

La tente du cervelet est innervée par des rameaux tentoriels issus du nerf méningé récurrent du nerf ophtalmique ou nerf récurrent d'Arnold (figure 5.2).

Les terminaisons sensitives sont plus nombreuses de chaque côté du sinus longitudinal supérieur et au niveau de la tente du cervelet qu'au niveau de la base du crâne.

Sensibilité durale

Les fibres nociceptives sont particulièrement nombreuses :
– dans les zones voisines des sinus veineux et des artères méningées ;
– aux endroits où la dure-mère est perforée par des vaisseaux artériels ou veineux.

La dure-mère est ainsi très sensible à la douleur et, par conséquent, tout tiraillement aux endroits suivants est susceptible de créer une douleur :
– sur les artères de la base du crâne ;
– sur les veines, proches du vertex ou de la base du crâne ;
– aux points de perforation de la dure-mère.

Il existe de multiples causes de douleur du crâne, mais l'une d'entre elles serait la disten-

Innervation de la dure-mère crânienne   41

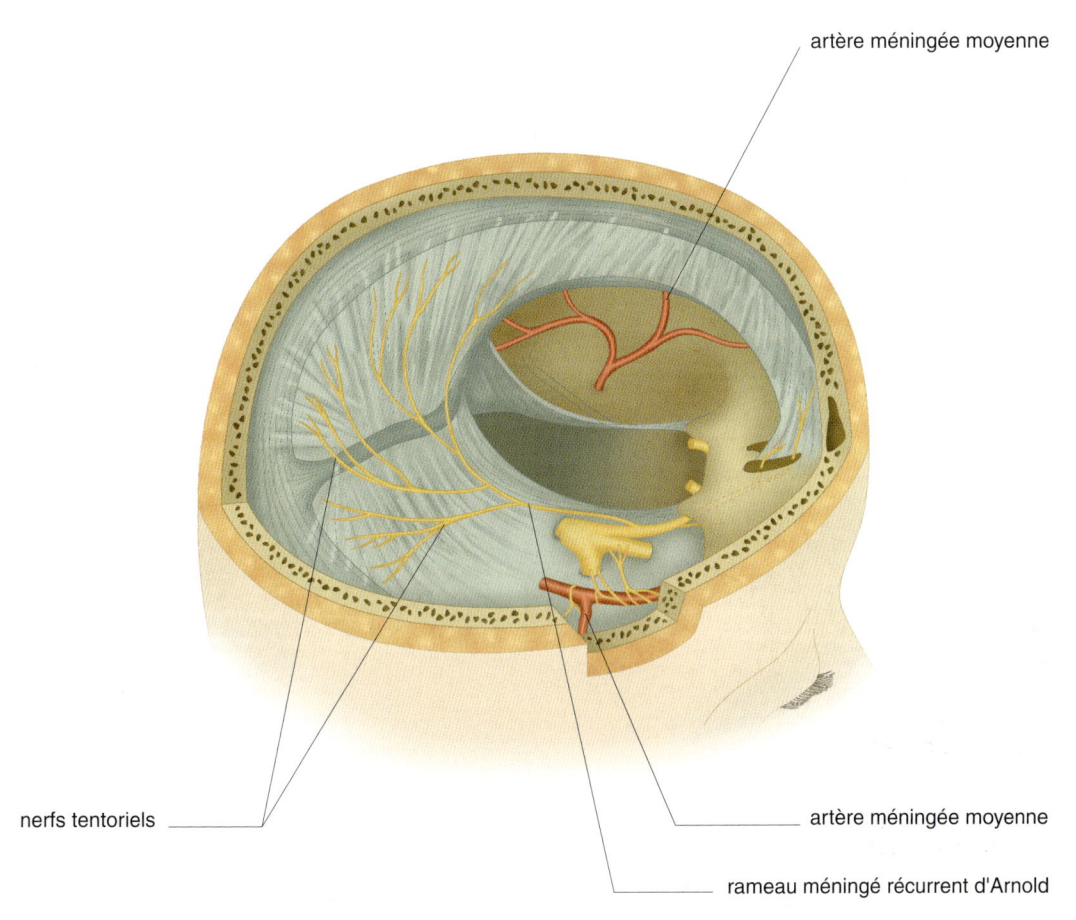

Figure 5.2. Innervation des membranes de tension réciproque.

sion du scalp et/ou des vaisseaux méningés. De nombreux cas de céphalée ont une origine durale, comme celle survenant après prélèvement de liquide cérébrospinal par ponction lombaire. On pense qu'elle résulterait d'une stimulation des terminaisons sensitives de la dure-mère et de la gêne circulatoire artérioveineuse. Lorsque du liquide cérébrospinal est prélevé, le poids effectif du cerveau augmente, l'encéphale s'affaisse légèrement, et exerce conjointement une pression sur la dure-mère et une traction sur les trabéculations arachnoïdiennes.

Chapitre 6
Anatomie fonctionnelle des nerfs crâniens

Racines nerveuses

Nerfs

Orifices crâniens

Émergences des nerfs crâniens

Chapitre 6
Anatomie fonctionnelle des nerfs crâniens

Les nerfs crâniens ne sont pas a priori anatomiquement différents des nerfs périphériques, mais ils ont des caractéristiques particulières dont on doit tenir compte pour mieux les manipuler.

Racines nerveuses

On ne peut pas atteindre directement les racines nerveuses. C'est par le jeu des pressions–dépressions du crâne associé à des rotations de la tête qu'on peut les étirer.

Le nerf optique nous permet d'avoir l'effet le plus direct sur ses racines en raison de l'importance de la mobilité antéropostérieure du globe oculaire.

Nerfs

Les nerfs naissent par paires dans le crâne :
– à l'intérieur du crâne, ils sont très sensibles à toute contrainte mécanique et, surtout, à toute variation de pression ;
– pour sortir du crâne, ils sont entourés de la pie-mère, de l'arachnoïde et de la dure-mère afin de traverser sans risque de lésion les différents foramens, fissures et fentes du crâne.

Certains nerfs sont amyéliniques, surtout dans leurs distributions terminales. On peut penser que cette absence de myéline leur fait gagner de la place et leur assure une meilleure mobilité. C'est le cas, par exemple, du nerf optique, qui passe d'un diamètre de 5 mm à 1,5 mm lorsqu'il atteint la sclérotique de l'œil. N'oublions pas qu'il est formé de plus de 800 000 fibres nerveuses ; on peut parler d'extrême concentration !

Orifices crâniens

Rôles des orifices

Au niveau des orifices, les racines nerveuses sont bien protégées par les méninges. Ce dispositif limite les lésions nerveuses en cas de traumatisme crânien.

D'un point de vue plus « fonctionnel », ces orifices doivent être le plus ouverts possible : la moindre tension méningée crânienne, où qu'elle soit située, peut affecter leur contenu.

Ils doivent permettre des micromouvements de glissement à toutes les structures qu'ils contiennent.

Dans leur orifice, les nerfs crâniens sont presque toujours accompagnés d'une artère et d'une veine. Cette dernière leur sert aussi de protection mécanique.

Il semble que ces orifices aient, grâce au mouvement crânien, la faculté de se dilater très légèrement en phase d'expansion.

Les orifices crâniens doivent avoir un jeu articulaire parfait et une ouverture optimale pour permettre le microglissement des structures qu'ils contiennent. Nous allons voir les différents paramètres qui assurent ce rôle.

Un jeu de glissement intraorificiel

Lors des changements de position de la tête et des variations de la pression intracrânienne, les orifices crâniens doivent permettre le glissement microscopique des structures qui les traversent. Cela est possible grâce à l'action des méninges et à l'interaction des orifices entre eux.

Rappelons qu'un orifice contraint a aussi des conséquences sur les autres orifices par le jeu des tensions réciproques méningées et de la pression intracrânienne.

Un équilibre des gradients de pression

Les gros orifices, comme les cavités orbitaires, les pores, les méats acoustiques et le foramen magnum, permettent de compenser les grosses variations de pression.

Si vous en doutez, analysez les pressions intracrâniennes quand vous toussez ou éternuez, surtout en cas de mal de tête : vous en serez convaincus.

Les orifices plus petits, comme les fissures orbitaires, les espaces déchirés antérieurs et les foramens jugulaires, ont pour rôle d'harmoniser la pression intracrânienne lors de petites variations de pression.

Conditions de bon fonctionnement

Une ouverture optimale

L'ouverture orificielle peut être affectée lors de traumatismes crâniens, de malpositions fœtales, d'accouchements dystociques. Cela souligne l'importance des manipulations crâniennes effectuées le plus tôt possible chez les nouveau-nés dans ce cas.

Un orifice contraint peut être le facteur favorisant d'une sinusite chronique ou d'une paralysie faciale *a frigore*.

Une ouverture rythmée

Nous sommes convaincus, sans pouvoir encore en apporter la preuve, que les orifices crâniens se dilatent lors de la phase d'expansion crânienne.

Aux incrédules, nous souhaitons faire observer que rien n'est jamais totalement figé. Même le monde minéral est soumis à des phénomènes de dilatation rythmée. L'écoulement d'eau à l'origine des stalactites suit le cycle lunaire. Le diamètre des pores de la roche varie selon les phases de lune et influence la quantité d'eau qui les traverse.

Émergences des nerfs crâniens

On peut atteindre les nerfs crâniens par leurs émergences, situées le plus souvent sur la face et parfois sur le crâne et le cou.

Le nerf vague fait exception, puisqu'il est le seul à avoir des émergences thoraciques et abdominales.

Au niveau de l'émergence elle-même, les nerfs crâniens peuvent être entourés, comme les nerfs périphériques, par une sorte de petit collet fascial. Cet anneau fascial, renforcement du tissu conjonctif périneural, doit être relâché pour optimiser les effets des manipulations neurales et enlever toute contrainte externe au nerf.

Les émergences cutanées sont intéressantes à mobiliser par leurs effets sur les fibres nerveuses plus profondes. On utilise des techniques de massage roulé cutané, surtout pour les nerfs trijumeau et facial.

Chapitre 7

Pathologie fonctionnelle des nerfs crâniens

Fonction mécanique

Fonction vasculaire

Fonction neurovégétative

Fonction informationnelle et proprioceptive

Fonction électromagnétique

Fonction chimique et hormonale

Étiologie des fixations neurales

Chapitre 7
Pathologie fonctionnelle des nerfs crâniens

Dans notre précédent ouvrage *Manipulations des nerfs périphériques*, nous avons détaillé les divers paramètres qui peuvent influencer négativement le nerf et créer les dysfonctions neurales.

La pathologie fonctionnelle des nerfs crâniens retrouve les grandes causes qui peuvent affecter les nerfs périphériques.

Toutefois, du fait de la proximité de l'encéphale et de l'existence de phénomènes de pression sur le trajet endocrânien des nerfs, nous détaillons ci-après les différentes composantes qu'il est bon de connaître.

Fonction mécanique

Du point de vue de la mécanique, l'ensemble moelle épinière–nerfs rachidiens est l'homologue de l'ensemble encéphale–nerfs crâniens.

Tensions

Nous avons vu dans notre livre *Manipulations des nerfs périphériques* que l'équilibre méningomédullaire reposait en partie sur l'équilibre tensionnel des plexus et sur la liberté de mouvement des nerfs qui leur font suite.

Au niveau du crâne, on retrouve sensiblement les mêmes phénomènes ; l'équilibre méningo-encéphalique repose aussi partiellement sur l'équilibre tensionnel mécanique des 12 paires de nerfs crâniens.

Les tensions membraneuses intracrâniennes jouent un rôle considérable sur les modifications de pression intracrânienne.

Pressions

Le modèle mécanique de base se complexifie un peu du fait de l'intervention de la pression intracrânienne (PIC).

L'encéphale nécessite une pression aussi constante que possible pour bien fonctionner. Au niveau du crâne, la pression du liquide cérébrospinal et la pression intravasculaire varient dans des proportions inverses.

L'ancrage que représentent les nerfs crâniens pour l'encéphale est comparable aux connexions arachnoïdiennes.

La tension des différents nerfs joue sur la pression intracrânienne et inversement.

Le cerveau flotte littéralement dans le liquide cérébrospinal et subit ainsi un allègement considérable. Rappelons que, du fait de

© 2006 Elsevier Masson SAS. Tous droits réservés.
Manipulations des nerfs crâniens

la pression d'Archimède, un cerveau qui pèse 1300 g dans l'air n'a un poids effectif que de 40 g lorsqu'il baigne dans le liquide cérébrospinal ! Dans des conditions physiologiques, l'encéphale n'exerce qu'une très faible traction vis-à-vis de ses attaches arachnoïdiennes.

Si la pression du liquide cérébrospinal diminue, la tension des connexions méningées augmente. Rappelons que c'est une des raisons du syndrome postponction lombaire, où la céphalée est due à une augmentation du poids effectif du cerveau.

Inversement, si la pression du liquide cérébrospinal augmente, la tension sur les trabéculations arachnoïdiennes diminue. Toute variation de pression se trouve ainsi liée à une variation de tension des structures d'amarrage de l'encéphale.

Fonction vasculaire

Dans la pathogénie des névralgies ou des paralysies des nerfs crâniens, l'atteinte vasculaire est certainement une cause essentielle (Doyon). Ainsi peut-on expliquer une partie des nombreuses névralgies « essentielles » ou des paralysies *a frigore*.

La vascularisation des nerfs crâniens est assurée par de très fins rameaux issus des artères de voisinage. Ils sont très sensibles aux variations de PIC, aux stimulations sympathiques provenant du plexus péricarotidien et aux contraintes mécaniques orificielles.

La pathologie et la clinique montrent que l'on peut voir des atteintes ischémiques des nerfs crâniens dans l'hypertension artérielle, le diabète, les artérites (virales ou autres), les dissections artérielles post-traumatiques, les fistules artérioveineuses ou encore après embolisation sélective de certaines branches artérielles.

En outre, certaines boucles vasculaires ou certains anévrismes sont aussi impliqués dans la compression des nerfs crâniens au niveau des citernes de la base du crâne. Ce sont classiquement les exemples du VII pour les hémispasmes faciaux et du V pour les névralgies essentielles qui sont avancés.

D'un point de vue fonctionnel, de très nombreuses perturbations semblent pouvoir siéger le long du nerf sous l'effet de facteurs artérioveineux locaux. Il peut s'agir soit d'un défaut dans la vascularisation intrinsèque du nerf, soit d'un conflit mécanique, par effet de voisinage, entre la paroi du vaisseau et les structures périneurales.

Ces données, qui jouent également au niveau des nerfs périphériques, ont une incidence beaucoup plus prononcée dans le domaine des nerfs crâniens. La nécessaire constance de la PIC est déterminante dans cet aspect pathogénique. Dans leur trajet intracrânien, les nerfs sont extrêmement vulnérables à tout changement de pression, intrinsèque ou extrinsèque.

Ces relations neurovasculaires permettent d'avoir un effet important sur la microcirculation des nerfs crâniens.

Fonction neurovégétative

Certains organes crâniens et cervicaux sont régulés par les deux grands éléments du système nerveux autonome : le sympathique et le parasympathique. Les nerfs crâniens sont connectés au sympathique cervical et sont empruntés par des neurofibres parasympathiques afférentes et efférentes. Une dysfonction neurale peut avoir comme conséquence des problèmes de trophicité des muqueuses, de sécrétion glandulaire (lacrymale, salivaire) ou encore des troubles vasomoteurs.

Fonction informationnelle et proprioceptive

Désinformation centrale

Le système périneural est très richement innervé, comme nous l'avons déjà expliqué dans note livre *Manipulations des nerfs périphériques*. Il contient des récepteurs polymodaux et peut engendrer des influx proprioceptifs ou nociceptifs selon les cas.

À la longue, une souffrance du nerf ne se traduit plus toujours par une douleur, mais assez souvent par une désinformation proprioceptive qui active des mécanismes de compensation au niveau du système nerveux central.

Le simple fait de libérer le nerf de sa contrainte permet de rompre cet arc neurologique perturbé.

Loi de Hilton

« Les nerfs fournissant la sensibilité d'une articulation innervent également les muscles qui mobilisent l'articulation, la peau qui la recouvre et les insertions articulaires de ces muscles. »

Le corollaire est vrai. Les nerfs qui assurent l'innervation de la peau qui recouvre une articulation donnent généralement la sensibilité articulaire dans le secteur considéré.

Au niveau du crâne, la notion d'articulation et de muscle est à reconsidérer en termes de suture et de membranes.

La manipulation de certaines branches du trijumeau permet d'avoir des effets de relâchement sur la mécanique ostéosuturale et méningée.

Fonction électromagnétique

Le système périneural est le siège de courants continus et le lieu de propagation des ondes cérébrales.

Courant périneural

Par opposition aux neurones, qui réalisent des connexions point par point, le système périneural et ses courants réalisent une communication par quadrillage du corps.

Ce type de communication, reposant sur les perturbations d'un courant continu, intéresse de plus en plus les scientifiques. Il semble que tous les tissus du corps soient baignés par l'influence électrique permanente générée par le courant périneural. Ils se comportent comme des cristaux liquides, c'est-à-dire comme des structures à conductivité variable. Selon l'orientation des courants, les cellules d'un même tissu modifieraient leur polarisation.

Ce courant périneural est sensible à de nombreux facteurs comme tous les changements électromagnétiques, telluriques, cosmiques, barométriques et atmosphériques. Avec les manipulations de certains nerfs, nous avons fait disparaître quelques douleurs séquellaires très anciennes. Elles étaient aggravées juste avant les « changements de temps », paramètre si souvent invoqué par les patients.

Ondes cérébrales

Les ondes cérébrales se propagent le long du système périneural et se mêlent à ce courant continu. Leur résultante est un puissant vecteur des forces d'homéostasie. C'est un élément clé pour le contrôle de la réparation tissulaire et, vraisemblablement, pour tous les processus internes de guérison. Un bon moral est indispensable au patient pour guérir. Les ondes cérébrales qu'il génère se prolongent dans le système périneural jusqu'aux parties atteintes, où qu'elles soient. Ce paramètre représenterait l'un des supports physiologiques de ce que les scientifiques nomment l'*effet placebo*.

Nos manipulations, en libérant le système périneural, améliorent ces différents phénomènes. Les patients nous rapportent souvent des réactions, immédiates ou différées, inexpliquées par la seule neurophysiologie. La manipulation des nerfs joue de manière très significative sur tous les phénomènes de récupération et de rééquilibration dans le territoire de distribution du nerf ainsi libéré.

Intention

Les travaux de Sidorov ont apporté un éclairage nouveau sur les phénomènes électriques du système périneural. Non seulement les ondes cérébrales suivent le système périneural pour aboutir dans toutes les parties du corps, mais elles pourraient aussi *se transmettre à des organismes adjacents.*

Cette découverte peut être une explication à certains effets thérapeutiques particuliers du toucher. Toucher ne suffit pas, il faut aussi que le thérapeute adopte une attitude mentale particulière. Son geste doit être empreint d'une « intentionnalité » positive et bienveillante.

Notre système périneural pourrait être ce lien particulier entre notre cerveau et notre main. Est-ce lui le vecteur de ce que l'on nomme l'*intention thérapeutique* ?

Fonction chimique et hormonale

Le cerveau présente une activité métabolique de sécrétion de neuromédiateurs et d'hormones. Toute perturbation de la PIC va changer son activité, avec des effets possibles sur les grandes fonctions de l'organisme.

Par exemple, on peut assister à des changements des niveaux de sérotonine ou de gonadotrophines après un traumatisme.

Étiologie des fixations neurales

C'est en réfléchissant sur les nombreuses névralgies et paralysies « essentielles », c'est-à-dire sans explication, que nous avons essayé de comprendre les causes des dysfonctions des nerfs crâniens.

Contraintes orificielles

Asymétries « naturelles »

Les anciens anatomistes ont mesuré les orifices crâniens et, surtout, le foramen jugulaire pour savoir s'il existait une différence naturelle des deux côtés.

D'après leurs études, le foramen jugulaire gauche est naturellement plus petit que le droit. Cela est vrai pour d'autres orifices, plus complexes à mesurer du fait de leur irrégularité et de leur sinuosité.

Si l'on se réfère aux différents travaux anatomiques, on a tendance à considérer ces asymétries comme « naturelles ». Toutefois, ces analyses sont faites à partir d'observations sur l'os sec. En fait, l'os sec porte les stigmates de toutes les contraintes mécaniques subies pendant la vie. L'asymétrie des diamètres des foramens peut être aussi comprise comme le reflet de contraintes locorégionales.

Certaines asymétries sont « naturelles » ; l'hémiface droite n'est jamais comparable à l'hémiface gauche. Les postures in utero, le mode de présentation à la naissance, le côté dominant peuvent être des éléments d'explication de ces asymétries. Ces asymétries sont fréquentes, parfois génétiques ou encore acquises.

Asymétries acquises

■ Malpositions fœtales

Fréquentes, les malpositions fœtales créent des contraintes sur le crâne qui se répercutent sur ses orifices.

■ Contraintes in utero

Les contraintes in utero peuvent être dues à des spasmes utérins, parfois aux positions assise et même allongée trop prolongées de la mère. Ce peut être aussi un fœtus qui se trouve trop tôt en position basse. Les futures mères essaient toujours de travailler le plus tard possible pour avoir un congé plus long après l'accouchement. L'enfant, littéralement tassé contre le bassin, la tête en rotation, a un côté plus comprimé. Certains orifices seront plus petits ou simplement fixés ; ils ne subissent plus les phases de pression–dépression des mouvements crâniens.

■ Césariennes

Les césariennes épargnent au crâne du bébé les contraintes de l'expulsion et celles du travail. Quelquefois indispensable, la césarienne présente l'énorme inconvénient de priver le crâne de l'effet « modelant » de la descente et de la compression dans la filière génitale de la mère. Elle laisse le crâne dans l'état où il se trouve in utero, ce qui n'est pas toujours souhaitable, surtout en présence de déformations crâniennes.

■ Forceps et ventouses

Nous savons que les forceps et les ventouses sont inévitables quand la vie de l'enfant et celle de la mère sont en jeu. Il n'empêche qu'ils créent des contraintes ostéocartilagineuses nombreuses et importantes.

Traumatismes crâniens et faciaux

On incrimine bien sûr les traumatismes directs, mais certaines chutes, sans impact réel direct sur le crâne, peuvent l'affecter, par le jeu des forces collisionnelles.

L'imagerie médicale est de plus en plus performante, mais elle ne permet pas toujours de mettre en évidence les atteintes fonctionnelles que la main peut détecter.

Suites d'infection

Les méningites affectent la consistance et l'extensibilité de la dure-mère, de la pie-mère et de l'arachnoïde. On peut voir aussi ces phénomènes après de fortes fièvres, ou plus rarement après les encéphalites.

Quand la dure-mère est fixée, elle contraint mécaniquement le nerf et empêche une circulation fluidique normale.

Suites chirurgicales craniofaciales

Toute chirurgie crée un déséquilibre au niveau des tissus et des PIC. Ceux-ci sont parfois asymptomatiques de longues années. Ils peuvent être aussi à l'origine de tensions neurales génératrices de douleurs et de troubles fonctionnels.

Appareillage dentaire

Tout dispositif en bouche crée une contrainte sur le crâne et la face.

En orthodontie, c'est l'effet recherché. La tolérance aux contraintes est éminemment variable selon l'individu. Elle dépend aussi de l'âge, du type d'appareillage, de la progression et de la durée du traitement.

Il peut également exister une distorsion mécanique liée au vieillissement des dentiers et autres prothèses dentaires. Bien adaptés au départ, ils peuvent se révéler pathogènes au bout de quelques années.

Réactions inflammatoires

Allergies

Par leur effet congestionnant, surtout au niveau des sinus et de la face, les allergies peuvent irriter les nerfs dans leur passage orificiel et à leur contact avec les muqueuses.

Tumeurs

Les tumeurs créent une augmentation de la PIC. Elles sont parfois mal situées et inopérables. Nous avons eu quelques résultats, notamment sur des méningiomes qui provoquaient des céphalées par contrainte mécanique sur les racines des nerfs.

Migraines et céphalées

Les nerfs crâniens peuvent être l'origine ou le support de certaines migraines et céphalées. Ils en sont, en tous les cas, le véhicule.

Les nerfs crâniens peuvent être irrités par des migraines et des céphalées provenant des systèmes viscéral, immunitaire et circulatoire. Ils peuvent aussi en être la cause, notamment après des traumatismes craniofaciaux.

En général, les maux de tête d'origine mécanique ont un point de départ postérieur cervical ou crânien pour irradier ensuite vers l'avant.

Les maux de tête d'origine viscérale ont plutôt un point de départ frontal, pour ensuite irradier vers l'arrière.

Chapitre 8

Diagnostic et traitement des nerfs crâniens

Terminologie

Diagnostic

Traitement

Chapitre 8
Diagnostic et traitement des nerfs crâniens

Terminologie

Comme dans tous les métiers, il est important de comprendre les mots techniques en ostéopathie. Quelques définitions de base sur lesquelles s'appuie ce livre sont indiquées ci-après.

Diagnostic tissulaire

Le diagnostic tissulaire se fait avec l'aide de la main ; posée sur une partie du corps, elle apprécie les différentes tensions tissulaires transmises par l'organisme.

Fixation tissulaire

Pour un tissu, la fixation est la perte d'une partie ou de la totalité de ses qualités d'élasticité ou d'extensibilité. Cela a pour conséquence de lui faire perdre sa mobilité et sa motilité normales, avec des répercussions possibles sur les autres structures et les autres systèmes corporels.

Écoute

L'écoute un test et non un traitement, effectué avec la main posée sur le corps. La paume de la main est attirée vers la zone de fixation et s'arrête à son niveau.

C'est un diagnostic topographique. On distingue l'écoute générale, qui donne une indication globale, de l'écoute locale, qui est topographiquement plus précise.

Fixation neurale

Un nerf est composé de différents tissus conjonctifs : endonèvre, épinèvre, périnèvre, mésonèvre. Ces tissus conjonctifs peuvent perdre leurs qualités d'élasticité, de viscoélasticité et d'extensibilité, et devenir fibreux au point de stimuler anormalement les nervi nervorum.

Ces tensions exercées sur les nervi nervorum ont alors des conséquences sur les systèmes artériel, veineux et lymphatique du nerf.

Bourgeon neural

Les tensions mécaniques peuvent s'organiser dans les différentes structures conjonctives au point de réaliser une sorte de relief appelé « bourgeon neural ». Le nerf fixé voit sa pression intraneurale augmenter et créer parfois un petit relief dur et sensible. La pression intraneurale se concentre sur les points faibles

© 2006 Elsevier Masson SAS. Tous droits réservés.
Manipulations des nerfs crâniens

du nerf, créant comme une petite hernie. C'est pourquoi on peut faire disparaître très rapidement le bourgeon neural en régularisant la pression intraneurale.

Pour les nerfs crâniens, c'est seulement au niveau de leurs émergences que l'on peut mettre en évidence les bourgeons neuraux.

Tension distale neurale

La tension distale neurale est la tension intrinsèque d'un nerf qui lui donne en permanence une expansion en direction distale. Elle est due aux forces de turgescence vasculaire et neurale qui créent une précontrainte de ses tissus conjonctifs.

Pour traiter le nerf, on essaie de restaurer ces forces d'expansion en étirant les fibres nerveuses et conjonctives en direction distale.

Cette expansion pourrait être une réminiscence des forces incroyables qui se développent pendant l'embryogenèse. Après le 3e mois de vie intra-utérine, *jusqu'à 5000 neurones sont produits chaque seconde* et leurs axones poussent toujours en direction de la périphérie.

Viscoélasticité neurale

Lorsqu'on comprime un tissu, son élasticité le ramène rapidement à sa position initiale. La viscoélasticité d'un tissu lui fait retrouver petit à petit sa position initiale ; c'est donc un retour différé et médiat à la position initiale. Le nerf a besoin d'une bonne viscoélasticité pour que ses éléments intraneuraux ne soient pas comprimés.

Mouvement crânien

■ Le génial Dr Sutherland

Nous voulons exprimer notre profonde admiration pour William Garner Sutherland qui a découvert le mouvement crânien. Il fallait le faire ! Nul autre que lui ne l'avait ressenti. Au même titre qu'Hanneman pour l'homéopathie, il a poussé la conscience professionnelle jusqu'à se bloquer certaines parties du crâne pour en noter les effets. Nous croyons fermement aux mouvements de flexion–extension qu'il a décrits.

■ Phases d'expansion et de rétraction crânienne

Dans les cours que nous avons donné à travers le monde, nous nous sommes aperçus qu'il existait quelques différences d'appréciation sur la mobilité crânienne, surtout en ce qui concerne le système neuroméningé. C'est pour cette raison qu'en simplifiant, nous avons appelé « expansion » la phase de dilatation du crâne, correspondant à la flexion, et « rétraction » la phase de retour, correspondant à l'extension.

Traitement neural

Traitement direct

Le traitement direct consiste à entraîner le nerf dans la direction de la correction. La main va s'efforcer de lutter directement contre la fixation.

On effectue ces techniques surtout en cas d'adhérences périneurales, sur les zones d'émergence des nerfs crâniens.

Traitement indirect

La main va entraîner le nerf à l'opposé de la fixation, là où le mouvement est naturellement plus facile.

Induction

La main va entraîner le nerf dans la direction de l'écoute. Ce n'est pas le thérapeute qui choisit la direction mais les tissus. La main exerce une réelle poussée. C'est la technique neurale la plus efficace et la moins contraignante.

N.B. : L'induction peut entraîner le nerf selon la même direction que la technique indirecte, mais ce n'est pas forcément le cas.

Traitement viscoélastique

Le traitement viscoélastique joue sur le calibre du nerf par alternance de différentes phases de compression et de décompression. Le doigt exerce une pression douce sur le bourgeon neural ou sur la zone indurée du nerf. Il laisse ensuite revenir tout doucement le nerf en l'empêchant de reprendre instantanément son diamètre initial.

C'est une technique très appropriée pour le tissu nerveux ; l'idéal étant d'associer la technique viscoélastique à l'induction.

Traitement combiné

Le traitement combiné associe la manipulation neurale à une manipulation d'une autre partie du corps, comme une articulation, un organe, un ligament, un autre nerf, etc.

Diagnostic

Écoute crânienne globale

L'écoute crânienne globale est l'outil diagnostique indispensable pour trouver rapidement les fixations exo- et endocrâniennes (figures 8.1 et 8.2). Il est d'une très grande précision, d'une très grande finesse et d'une rapidité incomparable.

Dans un premier temps, l'écoute crânienne va permettre de localiser la partie du crâne ou de son contenu à manipuler. « *Sentez d'abord, pensez après* » ; laissez les tissus parler à vos doigts.

Dans un second temps, il est possible de déterminer quelle structure est en cause. Le problème est alors de savoir si la fixation est au niveau :
– osseux ;
– sutural ;
– membraneux ;
– nerveux ;
– encéphalique.

Position du patient

Le sujet est en décubitus, jambes allongées, mains sur l'abdomen pour relâcher la tension des fascias des membres supérieurs. Vous êtes assis derrière lui.

Pour les droitiers, placez la paume de la main gauche sous l'occiput, la paume de la main droite au niveau pariétal, le médius dans l'axe de la suture sagittale.

La main occipitale peut faire varier la position de la tête pour préciser la zone fixée et apprécier sa profondeur.

Sentez en 3 D

Pour sentir en 3 D, imaginez que le crâne est un ballon avec un contenu. N'oublions jamais que la partie la plus noble du crâne n'est pas l'os mais le cerveau qu'il protège. Dans les fractures du crâne, ce n'est pas la lésion osseuse qui compte le plus mais l'étendue des dégâts du cerveau.

Sentez avec la paume

La paume de la main permet de ressentir avec précision les fixations. C'est elle qui indique la fixation. Si vos doigts se dirigent à gauche et votre paume à droite, la fixation est située à droite.

On sent d'abord la paume glisser en direction de la fixation et ensuite s'enfoncer plus ou moins profondément selon le tissu atteint.

Diagnostic

■ Fixation osseuse

La paume glisse et s'arrête assez franchement sans se diriger en profondeur ; elle reste comme collée (figure 8.3). On peut confondre cette écoute avec celle des téguments crâniens, mais une simple palpation permet de faire la différence.

Comprimez la zone osseuse fixée pour apprécier son degré de compressibilité. Une fixation osseuse donne une impression de dureté plus importante par rapport aux autres parties osseuses.

■ Fixation suturale

La paume glisse et s'arrête sur une partie précise, en donnant l'impression de vouloir s'enfoncer un peu plus (figure 8.4). L'expérience nous a montré que la suture coronale

60 Données théoriques

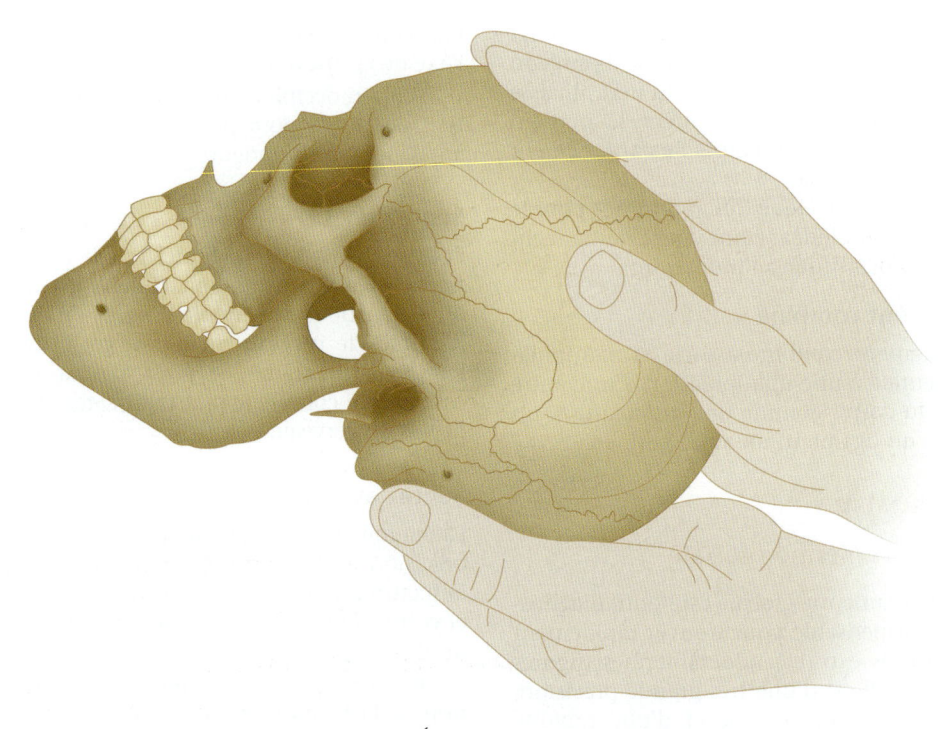

Figure 8.1. Écoute crânienne globale.

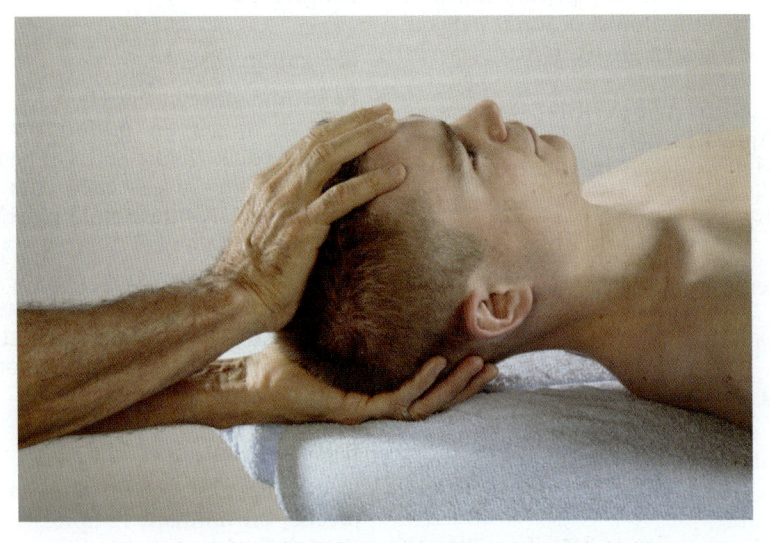

Figure 8.2. Écoute crânienne globale.

Diagnostic et traitement des nerfs crâniens

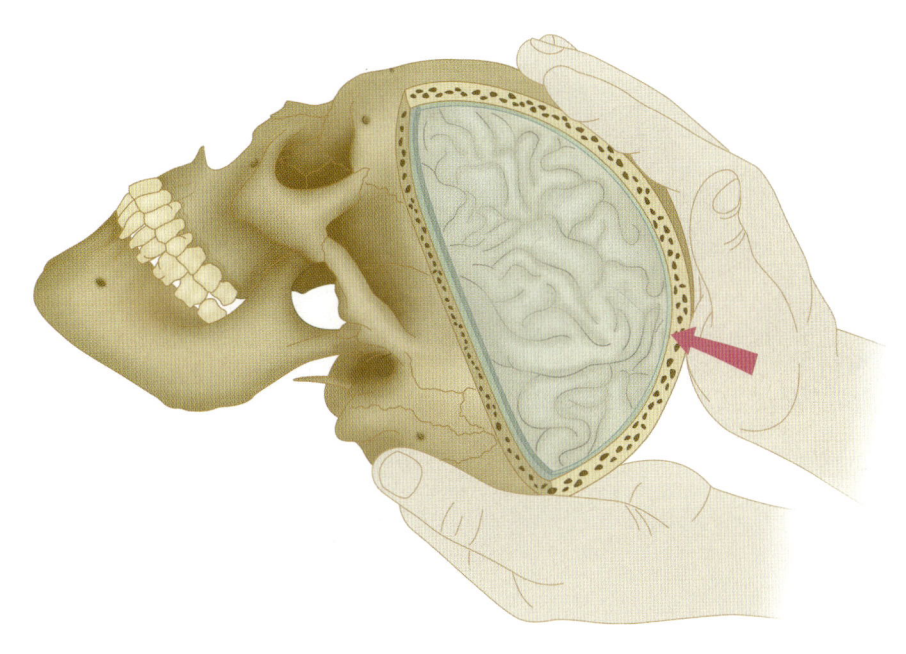

Figure 8.3. Type d'écoute en cas de fixation osseuse.

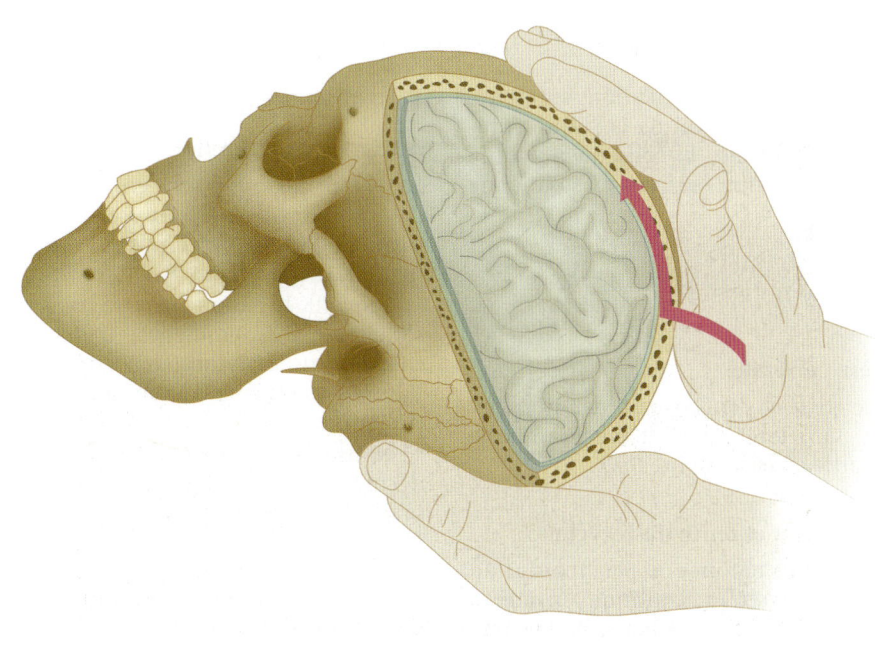

Figure 8.4. Type d'écoute en cas de fixation suturale.

62 Données théoriques

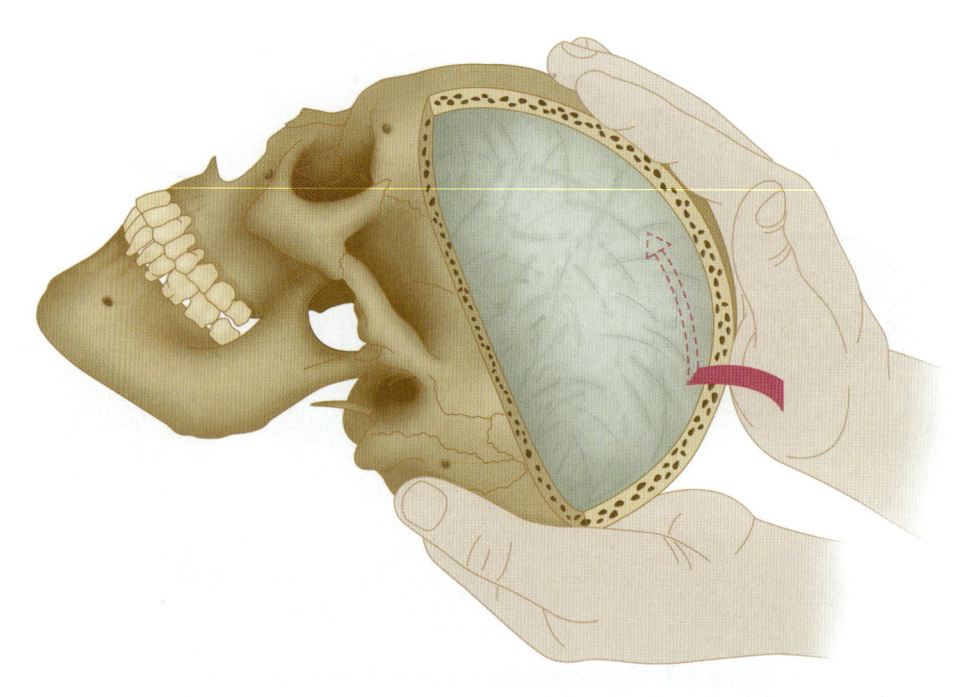

Figure 8.5. Type d'écoute en cas de fixation membraneuse pariétale.

est le témoin de toutes les fixations suturales. Par exemple, une fixation de la suture coronale à droite peut être la conséquence et le témoin d'une fixation occipito-mastoïdienne droite.

■ **Fixation membraneuse**

Dure-mère pariétale

La paume glisse et s'enfonce un peu horizontalement, sans arrêt franc et précis, comme pour la partie osseuse (figure 8.5).

Faux du cerveau et tente du cervelet

La paume glisse, s'enfonce un peu, marque un léger temps d'arrêt et continue ensuite à s'enfoncer verticalement, sans arrêt très net. Pour la faux, le mouvement est très vertical, alors que, pour la tente, il est plus oblique.

■ **Fixation encéphalique**

Atteintes structurelles

La paume glisse et donne ensuite l'impression de vouloir aller en profondeur, mais de manière précise, à l'inverse des fixations membraneuses (figure 8.6).

Souvent, la paume ne reste pas à plat : elle s'incline sur les éminences thénar ou hypothénar. En analysant la perception, on a l'impression que la paume suit un petit puits très étroit.

Nous avons été (hélas !) à l'origine de la découverte d'une vingtaine de tumeurs cérébrales non objectivées par les techniques d'imagerie médicale. Ce fait souligne que la main ressent bien les zones à forte densité, sans cependant donner d'informations sur la sévérité de la lésion. *N'imaginez surtout pas que la main puisse renseigner sur le caractère bénin ou malin d'une lésion.*

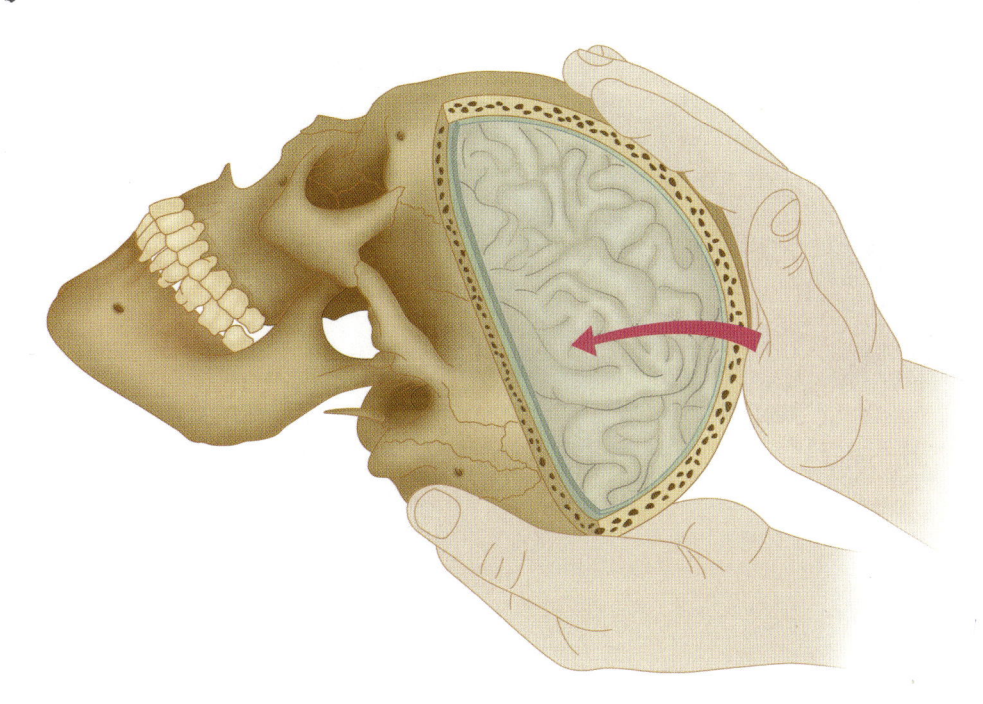

Figure 8.6. Type d'écoute en cas de fixation encéphalique d'origine organique.

Zones de dysfonction

La paume glisse et s'enfonce profondément mais de manière moins précise que pour les problèmes structurels (figure 8.7). Elle donnerait l'impression de rester « entre deux eaux ». On ressent plus facilement les zones de dysfonction aux niveaux temporal et occipital, lors des problèmes d'audition ou de vision.

Fixations neurales

Les fixations neurales sont subtiles à ressentir ; heureusement, il existe aussi, en dehors de la symptomatologie, une palpation spécifique des nerfs émergents crâniens qui permet de les mettre en évidence (figure 8.8).

La paume glisse, s'enfonce dans un premier temps de manière assez large en profondeur, et dans un deuxième temps de manière précise avec un arrêt assez rapide.

Tests exocrâniens

En fonction de l'interrogatoire, de la symptomatologie et de l'écoute crânienne, on peut vérifier, par le biais de la sensibilité des filets nerveux émergents, si un nerf crânien a un problème.

Tests orificiels

Les tests orificiels permettent d'apprécier la sensibilité du nerf crânien et de sentir son glissement dans son canal ou son échancrure osseuse. Il est toujours bon de comparer un nerf crânien à son homologue controlatéral.

Comprimez le nerf à la sortie de l'orifice crânien et laissez-le revenir spontanément pour apprécier deux phénomènes :

– sa dureté : avant que les fibres nerveuses ne se laissent repousser un peu vers l'intérieur, on évalue leur dureté et leur sensibilité ;

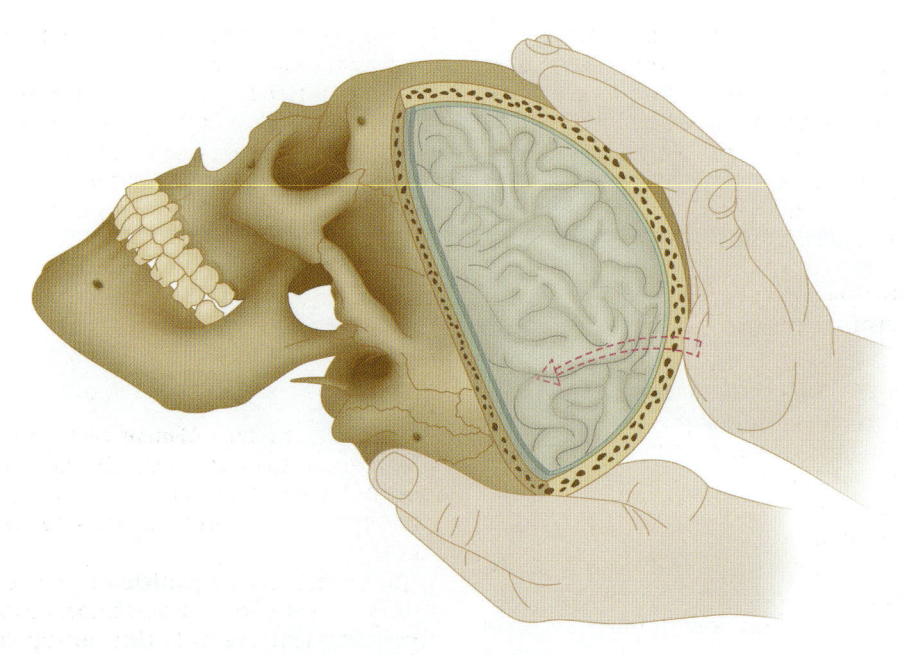

Figure 8.7. Type d'écoute en cas de fixation encéphalique fonctionnelle.

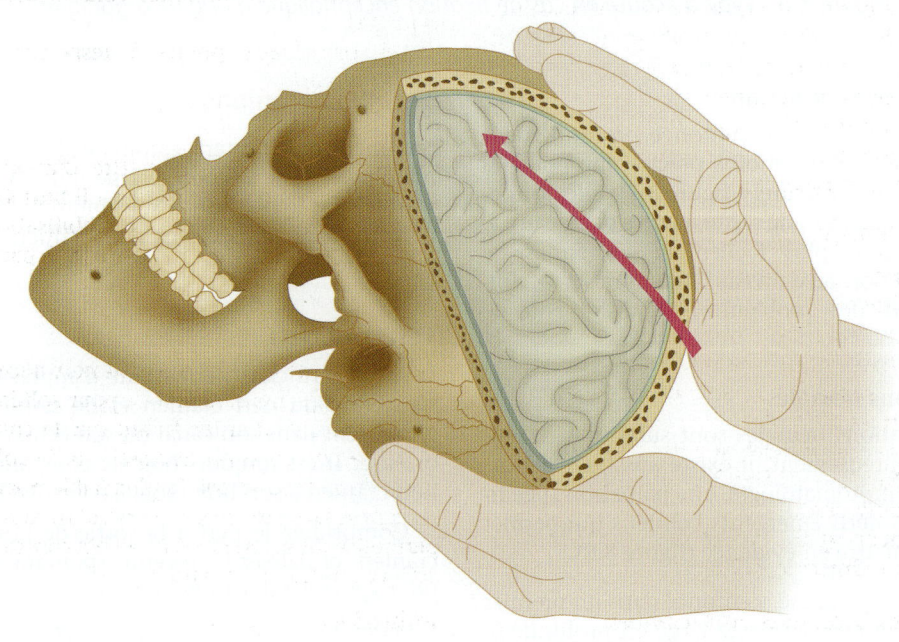

Figure 8.8. Type d'écoute en cas de fixation neurale.

– son retour immédiat : en effectuant le mouvement de compression du nerf dans son orifice, on analyse son retour ; il doit reprendre instantanément sa place initiale. Il est vrai qu'en même temps on évalue sa viscoélasticité. Ce test permet de connaître la liberté de mouvement du nerf dans son orifice et dans la partie distale de son canal.

Tests intrategumentaires et intramusculaires

Ces tests consistent à faire glisser les rameaux nerveux terminaux du crâne au niveau du scalp, de la face et du cou pour apprécier :
– leur liberté de mouvement ; ces rameaux doivent être extensibles et élastiques ;
– leur dureté ;
– leur sensibilité.

Pour réaliser ce test, d'un doigt on crée un point fixe sur le nerf et de l'autre on l'étire. Pour la joue, on a un doigt intrabuccal et un doigt externe.

Les deux doigts se rejoignent sur le nerf pour évaluer sa distensibilité et sa sensibilité.

Pour le nerf facial, on peut apprécier certaines de ses fibres dans les muscles du crâne. On fait facilement la différence de consistance entre les fibres nerveuses et les fibres musculaires. Les fibres nerveuses sont fines, résistantes, peu compressibles et très sensibles.

Écoute neurale digitale

En principe, un nerf libre, sans fixation, n'entraîne pas le doigt en écoute. Si votre doigt est attiré dans une direction, il y a de fortes chances que le nerf soit fixé. La fixation est soit intraneurale, soit dans l'environnement du nerf.

Au niveau orificiel, si votre doigt est attiré en profondeur, la fixation est intracanalaire ou intracrânienne.

Il faut comparer ce test avec les résultats de l'écoute crânienne globale.

Test des branches émergentes

On peut déterminer le nerf crânien qui a un problème en analysant la sensibilité de ses filets nerveux émergents au niveau de la face, du cou ou de la bouche.

Le plus facile à analyser (et cela nous arrange bien) est le nerf trijumeau, qui a trois filets terminaux au niveau de la face. Ces derniers apparaissent au niveau de l'échancrure supraorbitaire et des trous infraorbitaire et mentonnier.

Traitement

Principes des manipulations des nerfs crâniens

Dans notre ouvrage *Manipulations des nerfs périphériques*, nous avons détaillé la constitution des nerfs, leur gaine de Schwann, de myéline, les nervi nervorum et les vasa nervorum.

Le nerf est un tissu particulier qui nécessite beaucoup d'attention et de délicatesse lors de son traitement manuel. Une manipulation trop forte ou trop insistante peut provoquer des douleurs réactionnelles considérables et durables.

Les principaux points à respecter sont décrits ci-après.

Douceur

On ne peut pas se permettre d'avoir des appuis trop forts sur un nerf ; « il faut savoir lui parler gentiment ». Toute mobilisation se fait dans le respect de sa sensibilité particulière.

Compression minimale

Toute prise de contact avec un nerf nécessite un « ancrage digital délicat » pour solidariser nos doigts à ce dernier. Il faut que la composante de compression nécessaire à l'établissement de ce contact soit la plus faible possible. La composante de compression d'un nerf doit permettre de stimuler les nervi nervorum sans activer d'influx nociceptifs.

Induction

Tous les traitements des nerfs crâniens (les exceptions sont rares) se font en induction, c'est-à-dire en exagérant l'écoute ressentie. Ce n'est pas une intention mais un réel mouvement qui se fait en traction, en rotation et, plus rarement, en compression.

En raison de sa grande réactivité, la moindre stimulation d'un nerf va donner immédiatement des milliers d'informations au niveau central, et ce à la vitesse d'un TGV. Le cerveau répond à ce type de stimulus par effet rétroactif local ou général.

Viscoélasticité

Lorsqu'on manipule un nerf, on relâche graduellement la compression tout en maintenant un léger appui, jusqu'à ce que le nerf retrouve son volume normal. Ce travail viscoélastique permet d'avoir un effet sur tous les éléments intraneuraux, artère, veine, axones, tissus conjonctifs.

Étirement distal

On traite un nerf crânien comme un nerf périphérique, en l'étirant distalement.

Pour les nerfs périphériques, l'induction entraîne naturellement les doigts dans la direction distale.

Pour certains nerfs crâniens, très courts après leur sortie orificielle, c'est plus difficile.

On vise la distalité pour les nerfs qui ont une course de plusieurs centimètres, comme les branches cervicofaciale et temporofaciale du nerf facial.

Relâchement dure-mérien préalable

Toute tension dure-mérienne peut avoir un effet sur les pourtours orificiels. Une très bonne manipulation d'un nerf crânien a peu d'effet si la dure-mère qui l'entoure est tendue.

La meilleure technique que nous connaissons consiste à relâcher la tension dure-mérienne pendant la phase d'expansion crânienne.

Stimulation distale préalable

Les techniques des manipulations des nerfs périphériques s'adressent en premier lieu aux mécanorécepteurs. Ceux-ci sont constitués par les nervi nervorum et les petits filets sensitifs des collets fasciaux qui entourent les nerfs crâniens au point d'émergence faciale ou cervicale.

Nous effectuons les techniques intracrâniennes en induction. Pour affiner et mieux focaliser notre action sur les nerfs crâniens, il est utile de stimuler d'abord leurs branches distales aux points d'émergence.

Pour bien sentir la différence, faites une écoute crânienne sans, puis avec, stimulation distale préalable.

Homolatéralité viscérale

Il s'agit le plus souvent d'un organe homolatéral qui est relié à une fixation d'un nerf crânien. Bien sûr, il y a des exceptions, notamment pour la vésicule biliaire. Au début de la crise, c'est le nerf frontal gauche qui est le plus sensible.

Techniques des orifices crâniens

Ces techniques sont particulières car la longueur des nerfs issus des orifices crâniens est minime. On cherche un effet de succion et de viscoélasticité.

■ Techniques de dépression–aspiration

On pose le doigt sur l'orifice du nerf, comme si on voulait l'enfoncer plusieurs fois, et on le relâche. Les fibres nerveuses, par leur jeu élastique, tendent à sortir un peu plus en bénéficiant de l'effet rebond.

Cela ressemble fort aux techniques viscoélastiques, à la différence que l'on a aussi un effet sur les enveloppes méningées qui entourent le nerf dans son orifice.

C'est le principe utilisé pour déboucher un lavabo avec le plat de la main. Une pression que l'on relâche crée une dépression qui aspire le contenu du siphon vers la surface.

■ Technique de relâchement intraneural

Cette technique est une variante de la technique précédente dont l'action va se situer plus profondément. Imaginons un tuyau élastique obstrué en son centre par un bouchon inaccessible. Pour le déboucher, vous pouvez étirer et relâcher plusieurs fois longitudinalement le tuyau, ou encore le comprimer et le relâcher au niveau de l'obstacle. Ce jeu de pression–dépression peut dégager l'obstacle par effet d'aspiration. Pour un nerf, nous employons le même système ; petit à petit, la zone intraneurale indurée se relâche.

Techniques musculotégumentaires

Les techniques musculotégumentaires consistent à mobiliser la terminaison des nerfs crâniens soit en même temps que les téguments et les muscles qui la protègent, soit en la faisant jouer par rapport à ces tissus.

On les réalise par exemple au niveau de la joue sur le nerf infraorbitaire (branche du nerf trijumeau). Un doigt est intrabuccal et l'autre est appliqué sur la zone tégumentaire en regard. Au niveau du scalp, on fait soit glisser, soit jouer les nerfs de la voûte crânienne dans l'épaisseur des téguments.

Techniques cutanées

La peau en regard d'un nerf fixé est souvent hypersensible, et même douloureuse. Cela est dû aux filets sensitifs cutanés. Grâce à des techniques de massage roulé cutané, on peut faire disparaître cette douleur et avoir un effet réflexogène à distance.

Déplissages vasculaires

La plupart des nerfs crâniens sont accompagnés d'artères et de veines dans leur traversée orificielle. Lorsqu'on manipule les nerfs, on obtient un effet vasculaire concomitant.

Certains nerfs sont accompagnés d'artérioles sur un trajet assez long ; celles-ci n'ont pas un trajet rectiligne mais entourent le nerf d'un véritable lacis vasculaire. La manipulation du nerf a alors un réel effet de déplissage des vaisseaux.

Le meilleur exemple d'application est celui de l'artère ophtalmique qui entoure le nerf optique avec ses différentes branches, comme les artères ethmoïdales, ciliaires et musculaires.

Techniques neuro-encéphaliques

Ces techniques consistent à stimuler l'émergence d'un nerf crânien pour ressentir, grâce à l'écoute crânienne, à quelle zone centrale il est connecté :
- soit on ressent sa localisation encéphalique, lieu de sa jonction anatomique au système nerveux central ;
- soit on perçoit ses connexions fonctionnelles, zone de projection corticale, où sont mémorisées les différentes séquelles liées à des traumatismes physiques ou psychologiques.

Techniques de viscoélasticité cérébrale

Ces techniques consistent à augmenter et à diminuer la PIC pour jouer sur la viscoélasticité cérébrale. Les zones les moins viscoélastiques correspondent aux zones de dysfonction.

Ce sont les mêmes techniques que l'on applique au niveau viscéral sur les organes denses.

Apprendre au patient à se traiter

Dans les cas chroniques, les résultats sont plus longs à obtenir et moins durables. Il est bon d'apprendre aux patients à se traiter eux-mêmes.

Les émergences neurales crâniennes de la face sont assez faciles à trouver et à soigner. Certains patients arrivent à enrayer ou à diminuer l'intensité de leur migraine ou de leur sinusite grâce à ces points.

Effets des manipulations des nerfs crâniens

Effets locaux

Sur le nerf lui-même, les effets sont les suivants :
- diminution de la pression intraneurale ;
- diminution de la composante nociceptive des nervi nervorum ;
- effets vasomoteurs intraneuraux ;
- restitution de la force d'expansion distale.

Effets régionaux

Les effets régionaux concernent :
- les méninges ;
- les sutures ;
- la PIC ; nous n'avons pas pu en apporter la preuve, mais subjectivement, nous sentons un relâchement général intracrânien, comme si le crâne se « ramollissait » ;
- le cerveau, les zones de haute densité et de congestion veineuse ;
- les racines des nerfs crâniens et leurs trajets intracrâniens.

■ Effets méningés

Toute tension anormale de la dure-mère, de la faux du cerveau et de la tente du cervelet peut avoir un effet sur la PIC et la circulation veineuse cérébrale. Les nerfs crâniens donnent l'innervation sensitive de ces éléments.

Ainsi, en manipulant le nerf supra-trochléaire au niveau sus-orbitaire, on peut avoir un effet sur les membranes du crâne.

■ Effets suturaux

La manipulation du nerf sus-orbitaire a un effet sur la suture lambdoïde. Cette manipulation se double aussi d'effets sur le sinus frontal. L'effet de nos manipulations ne s'exerce pas seulement là où on l'attend.

■ Effets vasculaires

La manipulation des nerfs crâniens a un effet sur le microsystème artériel intrinsèque (vasa nervorum) et sur les artérioles externes qui les accompagnent. On a une action directe mécanique, par déplissage, et/ou une action vasomotrice indirecte grâce aux connexions neurovégétatives.

N'oublions pas non plus que les veines, en plus de véhiculer le sang, ont un rôle de protection dynamique et statique pour les tissus avoisinants.

Effets centraux

■ Au niveau sensoriel

C'est surtout au niveau de l'acuité visuelle et auditive qu'un patient sent rapidement la différence. Il peut parfois apprécier un changement immédiat après une séance.

Les organes des sens sont interdépendants. Quand, par exemple, une personne souffre d'anosmie, d'autres sens sont influencés, notamment le goût.

Certaines expériences objectivées par PET-scan (tomographie d'émission à positrons) sur des non-voyants ont montré que le centre occipital visuel, petit à petit, s'activait pour d'autres fonctions, comme le toucher ou l'olfaction. C'est peut-être une partie de l'explication de l'habileté manuelle des non-voyants et de la finesse de leur acuité auditive.

Nous entendons parfois les personnes qui ont une mauvaise vue dire : « Donnez-moi mes lunettes pour que je vous entende mieux ! »

■ Au niveau émotionnel

Il s'agit souvent d'un effet différé : le patient peut rêver de certains événements marquants, ou s'en rappeler.

■ Au niveau proprioceptif

Les expériences que nous avons effectuées avec la SPECT (*single photon emission computed tomography*) ont montré que nos techniques activent le cervelet, puis le thalamus et, enfin, les différents centres cérébraux, dont le système limbique.

Effets réflexogènes

Les nerfs crâniens ont un effet indéniable sur le système viscéral. Ils agissent surtout par leurs connexions avec le vague et le système sympathique.

Nous avons déjà dit que c'est surtout par leurs branches émergentes que nous obtenons un effet sur les nerfs crâniens. Comme pour les nerfs périphériques, c'est souvent la partie distale des nerfs crâniens qui est la plus réflexogénique. Nous n'avons pas d'explication physiologique à ces phénomènes, mais uniquement des faits cliniques.

Dans notre métier, nous savons que ce n'est pas la partie flottante de l'iceberg qui est la plus importante ; cela est vrai aussi pour les nerfs crâniens : leurs émergences sont le témoin des 90 % non accessibles.

Nous aimons particulièrement ce proverbe chinois : « l'arbre qui tombe fait plus de bruit que toute la forêt qui pousse ». Il faut savoir entendre vivre et palpiter la forêt.

Indications et contre-indications

Indications

Nombreuses, les indications sont très liées à l'étiologie des fixations crâniennes – nous les verrons plus en détail avec chaque nerf :
- les tensions dure-mériennes ;
- les fixations suturales et diploïques ;
- les congestions veineuses, caractéristiques des céphalées à type de lourdeur du crâne, qui disparaissent progressivement au cours de la journée ;
- les migraines et les céphalées à composante vasculo-neuro-trigéminale ;
- les vertiges et instabilités ;
- les sinusites ;
- les prothèses et orthèses dentaires ;
- les suites :
  - de traumatisme ;
  - de chirurgie ;
  - d'otite ;
  - de paralysie faciale ;
  - d'hémiplégie.
- les ronflements ;
- les atteintes sensorielles ;
- les atteintes centrales.

Contre-indications

Comme pour les indications, les contre-indications seront mentionnées en étudiant les différents nerfs crâniens.

Retenons qu'une douleur atypique, illogique ou très vive, doit nous rendre circonspect.

Ce que nous savons est infiniment petit par rapport à ce que nous devons savoir. Or on ne peut trouver que ce que l'on connaît.

Au moindre doute, il vaut mieux confier le patient à un spécialiste. Gardons en mémoire quelques contre-indications majeures :
- hypertension intracrânienne ;
- hypertension artérielle majeure, décompensée ou maligne ;
- suites d'hémorragie intracrânienne ;
- diabète sévère ;
- anévrisme intracrânien ;
- etc.

Cette liste n'est pas exhaustive. Nous laissons au lecteur le soin de juger de ce qui peut lui paraître une contre-indication.

Deuxième partie
Pratique des manipulations

Chapitre 9.   Manœuvres orificielles plurineurales
Chapitre 10. Nerf olfactif
Chapitre 11. Nerf optique
Chapitre 12. Nerf oculomoteur
Chapitre 13. Nerf trochléaire
Chapitre 14. Nerf trijumeau
Chapitre 15. Nerf ophtalmique
Chapitre 16. Nerf maxillaire
Chapitre 17. Nerf mandibulaire
Chapitre 18. Nerf abducens
Chapitre 19. Nerf facial
Chapitre 20. Nerf vestibulocochléaire
Chapitre 21. Nerf glossopharyngien
Chapitre 22. Nerf vague
Chapitre 23. Nerf accessoire
Chapitre 24. Nerf hypoglosse
Chapitre 25. Oreille
Chapitre 26. Manipulations de l'encéphale

Chapitre 9
Manœuvres orificielles plurineurales

Finalité des manœuvres orificielles plurineurales

Fissure orbitaire supérieure

Foramen jugulaire

Foramen magnum

Chapitre 9
Manœuvres orificielles plurineurales

Certains orifices du crâne livrent le passage à plusieurs nerfs crâniens. Afin d'éviter les redites en reprenant les manœuvres communes à plusieurs nerfs, nous allons voir trois zones hautement stratégiques :
– la fissure orbitaire ;
– le foramen jugulaire ;
– le foramen magnum.

Finalité des manœuvres orificielles plurineurales

Certes, on peut faire jouer de quelques microns le diamètre des orifices du crâne, mais notre but est ici d'avoir surtout un effet sur les revêtements méningés des nerfs crâniens. Grâce à notre action sur les méninges qui tapissent les orifices, nous agissons sur les communications entre les systèmes vasculaires endocrânien et exocrânien.

Le mécanisme respiratoire primaire se fait sentir sur ces orifices ; c'est pourquoi les manipulations se font pendant la phase d'expansion crânienne.

Pour agir plus spécifiquement sur un nerf crânien donné, on peut :
– modifier légèrement la direction de la technique ;
– utiliser le principe de stimulation distale préalable.

Fissure orbitaire supérieure
Rappel anatomique

On peut véritablement parler d'un carrefour de la plus haute importance à propos de la fissure orbitaire supérieure.

Elle est comprise entre le bord médial de la grande aile du sphénoïde et la face caudale des petites ailes.

Elle est beaucoup plus large à sa partie médiale. Elle livre passage à de nombreux éléments, de latéral à médial :
– la veine ophtalmique supérieure ;
– le nerf lacrymal ;
– le nerf frontal ;
– le nerf trochléaire ;
– le nerf abducens ;
– le nerf oculomoteur ;
– le nerf nasociliaire.
  Signalons que :
– le foramen grand rond, où passe le nerf maxillaire, n'est séparé de la fissure orbitaire que par un espace de 1 à 3 mm ;
– le foramen ovale, où passe le nerf mandibulaire, n'est qu'à 1 cm du foramen grand rond ;
– le foramen petit rond se situe à 3 ou 4 mm du foramen ovale.

Les effets de la technique de la fissure orbitaire se répercutent sur tous ces orifices.

© 2006 Elsevier Masson SAS. Tous droits réservés.
Manipulations des nerfs crâniens

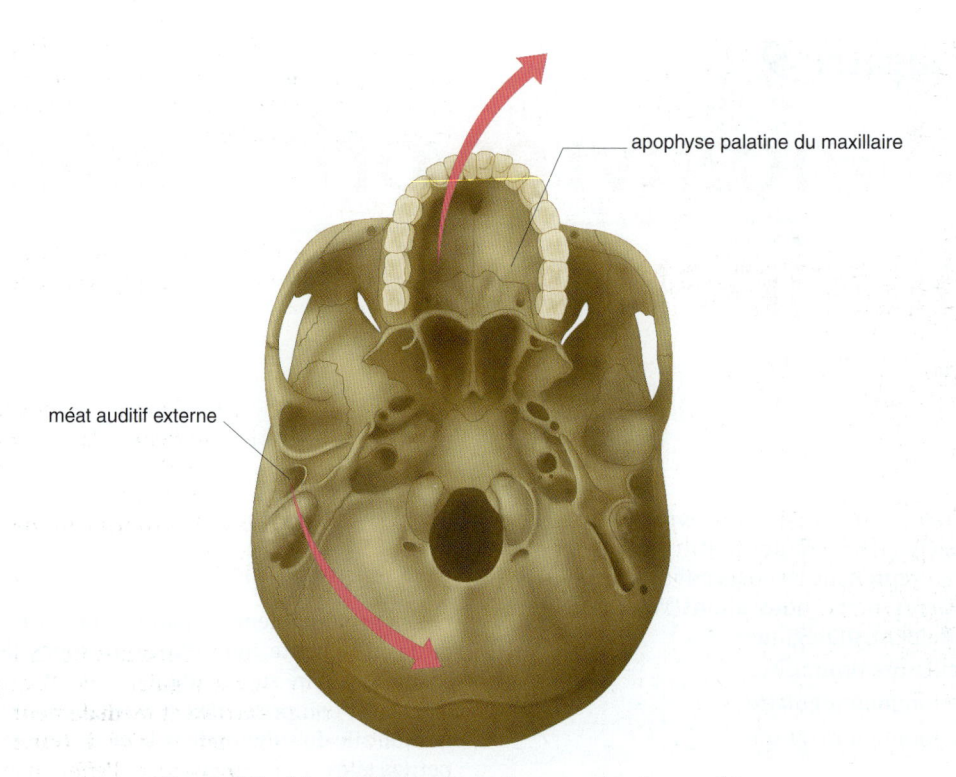

Figure 9.1. Manipulation de la fissure orbitaire supérieure.

Manœuvre

Le patient est en décubitus, la tête en rotation du côté opposé à la fissure orbitaire à manipuler (figures 9.1 et 9.2).

1er temps

Placez un index dans la bouche du patient sur l'apophyse palatine du maxillaire homolatéral. Positionnez-le près de la suture palatine transverse. Parfois, selon la forme du maxillaire, on place le doigt un peu plus en arrière sur la lame horizontale du palatin.

2e temps

De l'autre main, placez le pouce ou l'index dans le pore acoustique externe, sur la partie postérieure de l'os tympanal et la partie antérieure de la mastoïde. Les autres doigts reposent sur l'écaille du temporal et le sphénoïde.

3e temps

Le doigt intrabuccal étire le maxillaire en avant et médialement pendant que le doigt dans le pore acoustique étire le crâne en direction postérieure et médiale.

Précision

Pour les éléments nerveux situés latéralement dans la fissure orbitaire, on cherche à créer une convexité du crâne, alors que pour les éléments médiaux, on tend à créer une concavité. À vrai dire, il est bon de réaliser tour à tour l'étirement dans les deux directions.

N.B. : On peut augmenter la tension mécanique exercée sur la fissure orbitaire supérieure en augmentant un peu la rotation de la tête en fin de manœuvre, pendant la fin du mouvement d'expansion crânienne.

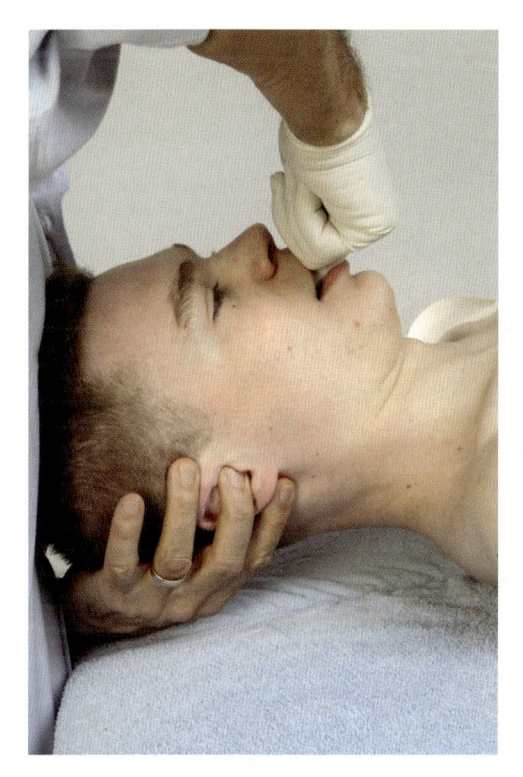

Figure 9.2. Manipulation de la fissure orbitaire supérieure.

Foramen jugulaire

Rappel anatomique

Le foramen jugulaire est une large ouverture entre le bord antérieur de l'occipital et le bord postérieur du rocher, sur la suture pétro-occipitale.

Il réunit les deux gouttières latérale et pétreuse inférieure. Il s'appelle « trou déchiré postérieur » en raison de son contour très irrégulier.

Le foramen jugulaire est divisé en deux parties :
– une partie antérieure, pour le nerf glosso-pharyngien ;
– une partie postérieure pour les nerfs vague et accessoire ainsi que la veine jugulaire interne qui continue le sinus latéral.

En général, le foramen jugulaire droit est un peu plus large que le gauche. Est-ce pour cette raison que l'on trouve plus de problèmes du nerf vague gauche ?

Manœuvre

Le patient est en décubitus, la tête légèrement tournée du côté du foramen jugulaire à manipuler (figures 9.3 et 9.4).

1er temps

Placez un doigt dans le pore acoustique externe, à sa partie antérieure. Par exemple, pour le foramen jugulaire droit, placez l'index de la main gauche en passant sous le crâne pour repousser le pore acoustique externe vers l'avant et médialement.

2e temps

Positionnez l'index et le médius de la main droite sur l'apophyse jugulaire de l'occiput pour la tirer vers l'arrière et médialement.

Finalement, on met le côté à traiter en convexité. Pour augmenter l'effet d'étirement, on peut tourner la tête du patient du même côté.

Foramen magnum

Rappel anatomique

Le foramen magnum a une forme ovalaire à grand diamètre antéropostérieur de 3,5 cm environ pour une largeur de 3 cm.

Il fait communiquer la cavité crânienne avec le canal vertébral.

Il contient :
– le bulbe (moelle allongée) ;
– les deux nerfs accessoires (racines spinales) ;
– les deux nerfs hypoglosses ;
– les deux artères vertébrales et leurs veines ;
– l'artère spinale antérieure ;
– les deux artères spinales postérieures ;
– la veine spinale.

Notons que, pour s'adapter à la station debout, le foramen magnum s'est antériorisé

78 Pratique des manipulations

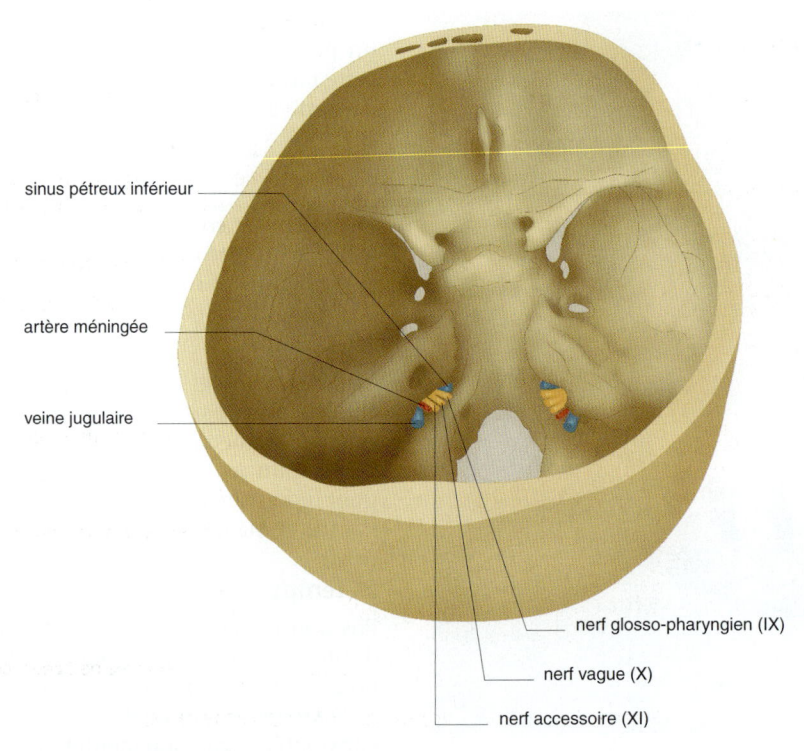

- sinus pétreux inférieur
- artère méningée
- veine jugulaire
- nerf glosso-pharyngien (IX)
- nerf vague (X)
- nerf accessoire (XI)

Figure 9.3. Manipulation du foramen jugulaire.

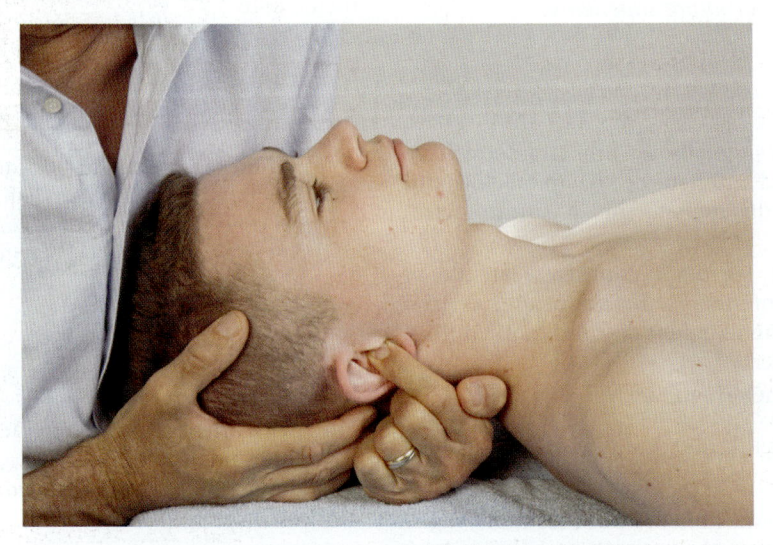

Figure 9.4. Manipulation du foramen jugulaire.

Manœuvres orificielles plurineurales 79

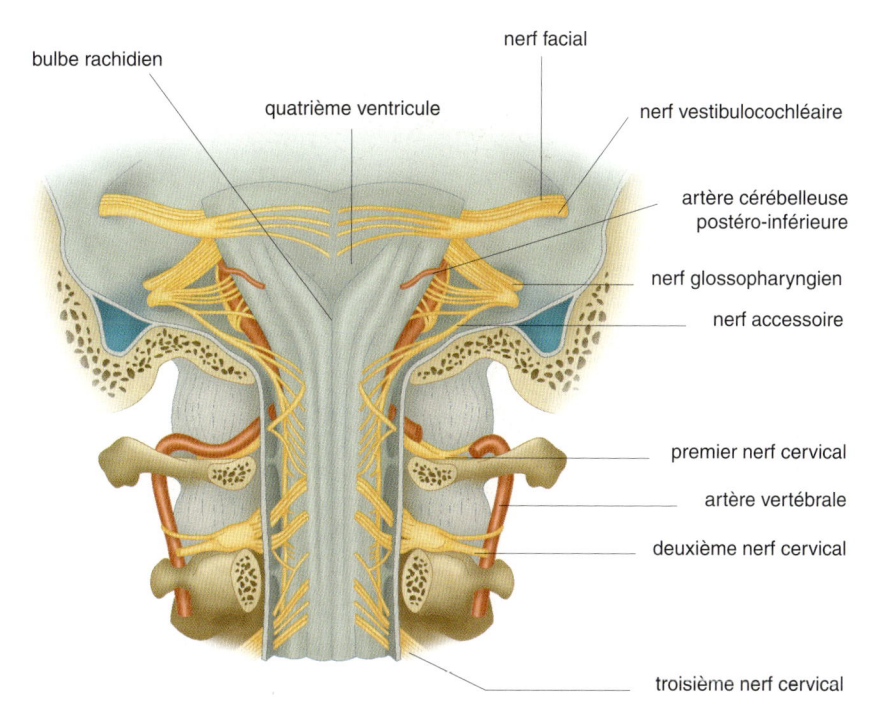

Figure 9.5. Manipulation du foramen magnum.

chez l'homme. Cette évolution s'est faite sur des millions d'années.

La technique du foramen magnum a plus un effet sur le contenu vasculaire. Elle trouve toute son indication dans les insuffisances circulatoires vertébrobasilaires. Nous l'employons aussi dans les problèmes circulatoires de l'oreille interne.

Manœuvre

Le patient est assis devant vous et vous tourne le dos (figures 9.5 et 9.6). Placez les deux mains sur les parties latérales du crâne de manière à avoir les éminences thénars sous les apophyses mastoïdes et les apophyses jugulaires de l'occiput.

Veillez à ce que tout le poids du crâne repose bien sur vos paumes pour éviter tout appui douloureux.

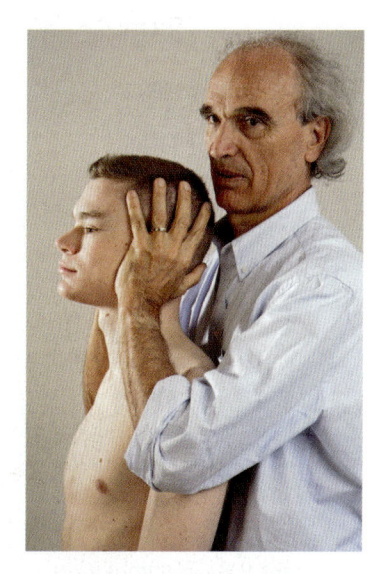

Figure 9.6. Manipulation du foramen magnum.

Pratique des manipulations

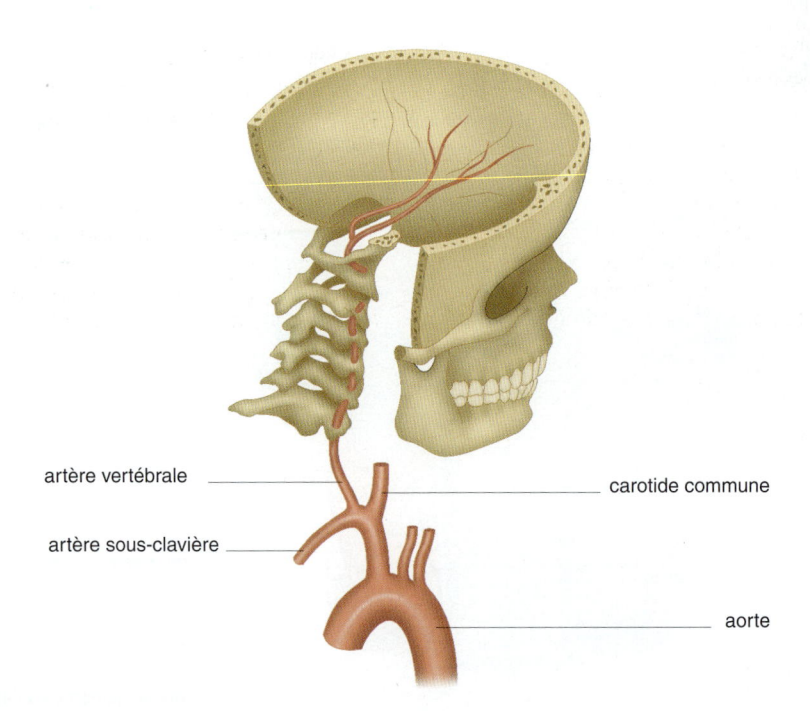

Figure 9.7. Trajet des artères vertébrales.

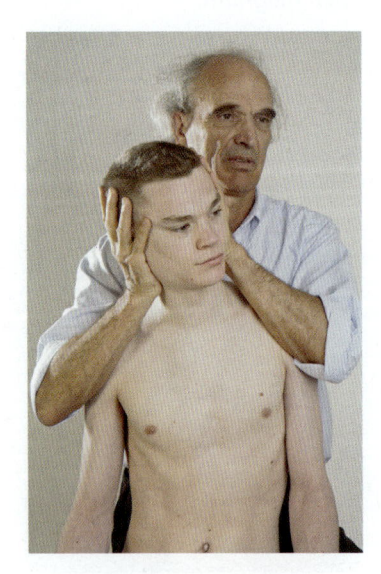

Figure 9.8. Manipulation de l'artère vertébrale.

Vos coudes s'appuient sur les parties latérales des épaules du patient. Exercez une poussée céphalique simultanée des deux mains pendant la phase d'expansion crânienne ; répétez cette manœuvre une dizaine de fois. Pour augmenter la poussée, demandez au patient de se laisser aller en arrière contre vous.

Cette technique n'est pas limitée au niveau du foramen magnum. Elle met aussi en tension les deux artères vertébrales, dans leur trajet vertébral, et la dure-mère spinale.

Technique de l'artère vertébrale

Cette technique est plus spécifique aux coudes de l'artère vertébrale (figures 9.7 et 9.8). Si nous la décrivons, c'est aussi pour ses effets sur tout le contenu de la fosse cérébrale postérieure, notamment sur les VIIe à XIIe nerfs crâniens.

Il s'agit de la même approche, en faisant varier l'inclinaison latérale et la rotation de la colonne cervicale.

En fin de traction axiale, amenez la colonne cervicale en inclinaison controlatérale et en rotation homolatérale.

Cette technique est plus efficace durant la phase d'expansion crânienne. N'oublions pas les rapports privilégiés entre dure-mère et artère vertébrale. Pensons aussi au plexus sympathique périartériel qui accompagne l'artère vertébrale depuis le ganglion stellaire jusqu'à l'extrémité de ses branches terminales.

Le but de la technique est de faire jouer l'artère vertébrale dans son trajet intratransversaire, et ses coudes entre les deux premières cervicales et l'occiput. En principe, on réalise cette technique quatre à cinq fois.

Chapitre 10
Nerf olfactif

Rappel anatomique

Rappel physiopathologique

Manipulations

Chapitre 10
Nerf olfactif

Le nerf olfactif (I) est un nerf sensoriel qui véhicule l'influx olfactif.

Il comprend quatre parties :
- les stries ou racines olfactives ;
- le tractus olfactif ou bandelette olfactive ;
- le bulbe olfactif ;
- les nerfs olfactifs proprement dits.

Les trois premières parties sont des formations olfactives centrales, extériorisées de l'encéphale. Les nerfs olfactifs, à proprement parler, vont du bulbe olfactif à la muqueuse de la partie supérieure des fosses nasales.

Rappel anatomique

Nerf olfactif

Le nerf olfactif est représenté dans la figure 10.1.

Origine

L'origine du nerf olfactif est la face caudale du bulbe olfactif, accolé à la lame criblée de l'ethmoïde, de part et d'autre de l'apophyse crista galli, dans la gouttière olfactive.

Au niveau caudal, les racines olfactives sont au-dessus de l'origine du nerf optique et de l'artère cérébrale antérieure.

Trajet

Les axones se réunissent en petits faisceaux qui cheminent dans l'espace subarachnoïdien. Ils traversent les foramens de la lame criblée de l'ethmoïde, entourés de la pie-mère.

L'atteinte des nerfs à ce niveau est le plus souvent due à une fracture de l'étage antérieur de la base du crâne ou au développement d'un méningiome olfactif.

Branches terminales

Les nerfs olfactifs se terminent dans la muqueuse olfactive qui occupe une petite surface du toit des fosses nasales.
- Les nerfs olfactifs latéraux (12 à 20) se disposent sur le cornet nasal supérieur.
- Les nerfs olfactifs médiaux (12 à 16) descendent sur le septum nasal.

Un de ces nerfs médiaux, le nerf terminal, descend obliquement en avant dans le canal incisif, sur l'organe voméronasal, structure mal connue chez l'homme dont nous reparlerons plus loin.

N.B. : Ces nerfs n'ont pas de myéline et leurs fibres nerveuses sont regroupées en faisceaux par de minces lames de tissu conjonctif.

Épithélium olfactif

L'épithélium olfactif est situé tout en haut de la cavité nasale (figure 10.2). Il est de coloration jaunâtre, du fait de la présence d'un pigment. La tache jaune contient trois types de cellules :
- les cellules olfactives réceptrices, qui ont un fin dendrite unique se terminant par un bouton à la surface de l'épithélium et un axone très fin, amyélinique, dont le regroupement forme les nerfs olfactifs ;
- les cellules de soutien, comparables aux cellules gliales ;

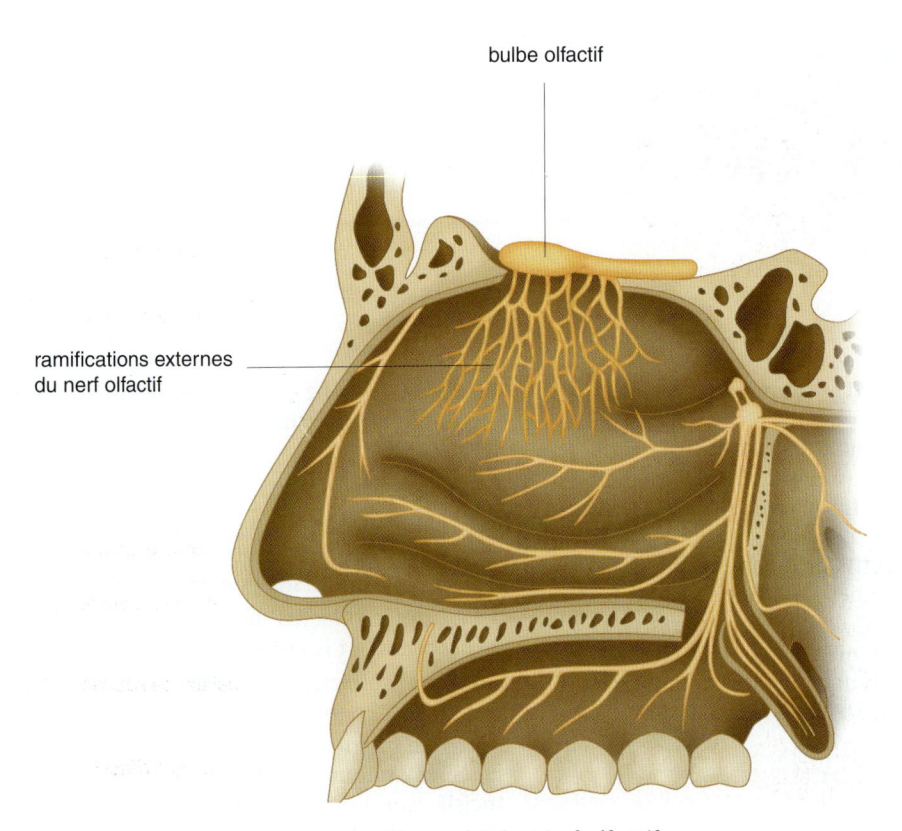

Figure 10.1. Nerf olfactif.

– les cellules basales, qui sont à l'origine de nouvelles cellules réceptrices. Les récepteurs olfactifs, comme les récepteurs gustatifs, croissent continuellement, meurent et se régénèrent en un cycle qui dure 4 à 8 semaines. En fait, les cellules olfactives réceptrices sont les seuls neurones du système nerveux qui sont régulièrement remplacés au cours de la vie !

Particularités des cellules olfactives

Les cellules nerveuses du système olfactif se renouvellent en permanence, que ce soit au niveau de l'épithélium olfactif ou des deux bulbes olfactifs.

Chez la souris, 80 000 de ces neurones sont produits chaque jour, soit environ 1 % des neurones du système olfactif. En 3 mois, les cellules de l'épithélium olfactif sont renouvelées entièrement.

Les cellules gliales y sont dites engainantes : elles entourent les axones des nerfs olfactifs. Elles leur apportent des éléments nutritifs et antiadhésifs qui permettent aux axones de croître. Cette croissance se fait de manière ordonnée et précise pour restituer la fonction olfactive.

Une équipe espagnole a apporté la preuve dans la revue *Neuron* que l'on pouvait rétablir les fonctions sensitives et motrices chez les rats dont la moelle a été sectionnée. Le protocole consistait à greffer des cellules gliales de la fonction olfactive au niveau de la lésion médullaire.

Nerf olfactif **87**

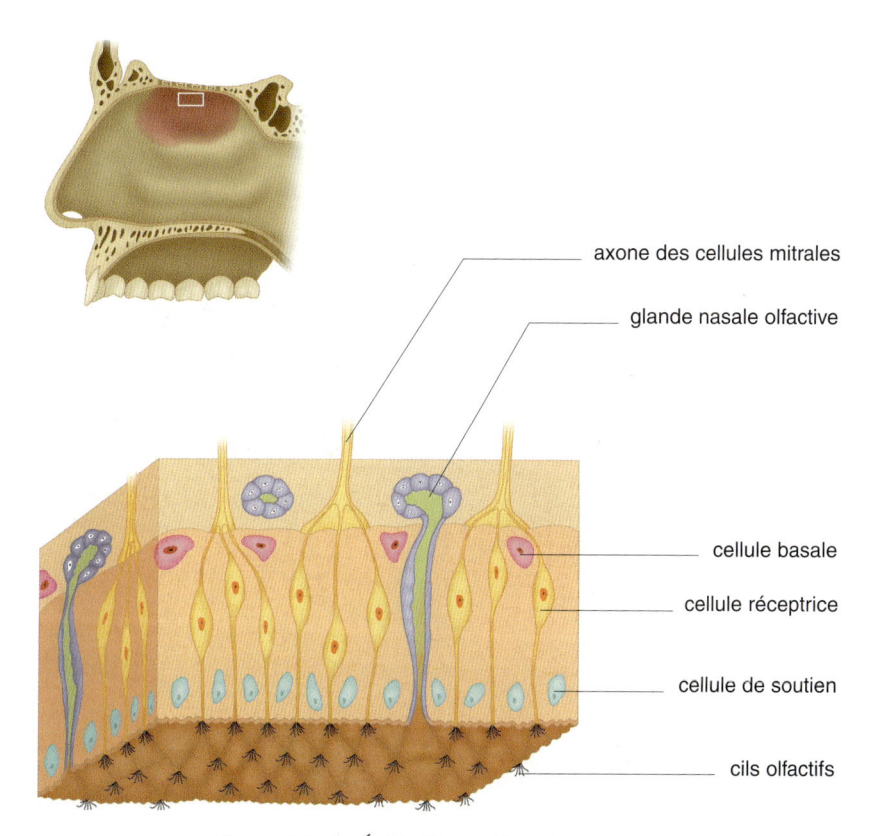

Figure 10.2. Épithélium olfactif.

Labels: axone des cellules mitrales; glande nasale olfactive; cellule basale; cellule réceptrice; cellule de soutien; cils olfactifs

Geoffrey Raisman, de l'University College of London, va essayer d'effectuer des greffes au niveau des sections médullaires chez l'être humain.

La surface de l'épithélium olfactif constitue un indicateur de l'acuité olfactive d'une espèce. Sa surface, chez l'homme, est d'environ 10 cm². À titre comparatif, chez le chien, il est d'environ 170 cm², avec 100 fois plus de récepteurs au cm² que chez l'homme.

Formations olfactives centrales

Bulbe olfactif

Le bulbe olfactif est un renflement ovalaire de 8 mm de long et de 4 mm de large. Il contient le corps des cellules mitrales dont les neurofibres cheminent dans le tractus olfactif pour atteindre les aires olfactives. Les deux bulbes olfactifs sont presque au contact l'un de l'autre.

Tractus olfactif

Le tractus olfactif (anciennement, bandelette olfactive) est une bande étroite de 35 mm de long, aplatie, triangulaire à la coupe, située dans le sillon olfactif à la face caudale du lobe frontal. Il est constitué d'un axe névroglial entouré des neurofibres des cellules mitrales.

Sa partie postérieure s'élargit en formant le trigone olfactif, qui se divise en stries olfactives médiale, latérale et intermédiaire.

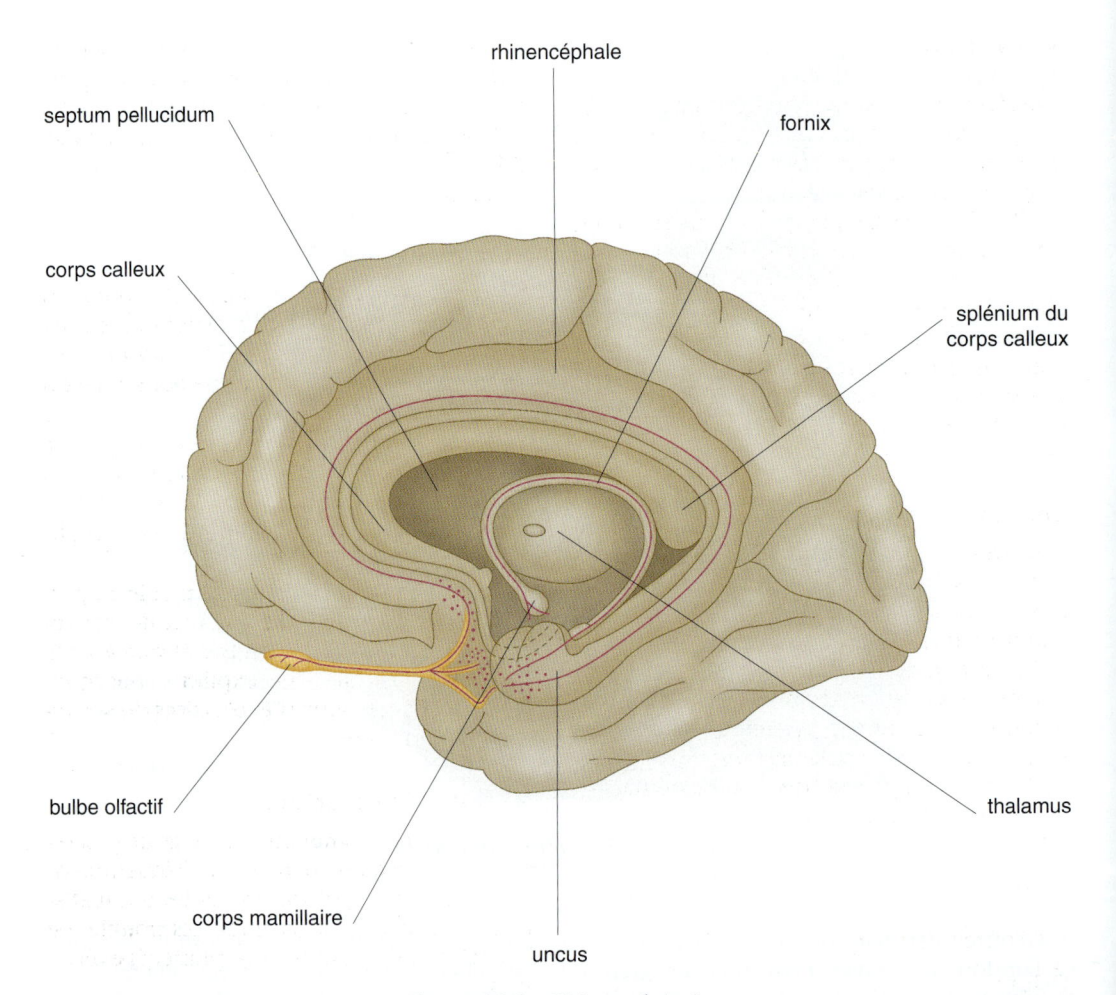

Figure 10.3. Rhinencéphale.

Rhinencéphale

Le centre encéphalique correspond à la partie olfactive du cerveau ou rhinencéphale (figure 10.3). Notons que certaines fibres dites hippocampiques rejoignent l'aire olfactive latérale située dans l'extrémité antérieure de la circonvolution de l'hippocampe (5e circonvolution temporale).

Le rhinencéphale est le cerveau archaïque dévolu aux comportements instinctifs et émotionnels ainsi qu'à l'olfaction. Chez l'homme, le rhinencéphale est peu développé, à la différence de certains animaux dont les qualités olfactives sont bien connues. L'ours polaire détecte une odeur à 6 km. Le chien de chasse reconnaît des odeurs plusieurs jours après le passage du stimulant. Le papillon mâle sent une femelle à plus de 10 km.

Dans le règne animal, l'odorat possède de nombreuses fonctions. Les odeurs de nourriture, de congénères ou d'ennemis suscitent des comportements très différents. Par exemple, en présence d'ennemis ou de prédateurs, une réaction s'organise soit pour les neutraliser, soit pour les fuir. C'est un sens impliqué dans les phénomènes de vie et de survie de l'individu ou de son espèce.

Chez les animaux, le taux d'utilisation des informations olfactives est considérable.

Bien que cette utilisation soit plus faible chez l'homme, les afférences olfactives influencent néanmoins le comportement sexuel et alimentaire. Elles demeurent pour une large part à l'origine des mécanismes qui règlent l'alimentation et déterminent la satiété.

Connexions encéphaliques

Des aires olfactives partent des fibres vers les centres viscéraux tels les noyaux salivaires, le noyau dorsal du vague, l'hypothalamus et l'épithalamus.

Les stimulations olfactives sont génératrices de réponses viscérales : salivation en réponse à des odeurs agréables, nausées en réponse à des odeurs désagréables, ou encore accélération du péristaltisme et augmentation des sécrétions gastriques.

Rappel physiopathologique
Fonctions olfactives

Odorat

L'odorat est le résultat d'une stimulation physicochimique sur les cellules olfactives.

Nous avons perdu peu à peu une grande partie de notre acuité olfactive. La vie moderne, la pollution, l'environnement dans les villes semblent en être la cause.

Certains animaux ont un odorat inimaginable : les saumons, les anguilles, les requins parcourent des centaines de kilomètres en suivant leur odorat.

On dit que, chez le gastronome, c'est plus le nez que le goût qui lui fait apprécier la bonne chère. L'odorat a beaucoup plus de subtilité que le goût.

Les nerfs olfactifs et les voies olfactives transmettent le message olfactif de l'organe de l'odorat. Les réactions comportementales et émotionnelles originellement associées au rhinencéphale sont relayées par le système limbique.

Comportement

Notons que les neurones olfactifs secondaires vont directement du bulbe olfactif au cortex olfactif, sans aucun relais. Les informations olfactives ont ainsi des connexions directes avec le système limbique.

Du fait de ces liens étroits avec le système limbique, le tractus olfactif est impliqué très largement dans le système neurovégétatif, l'émotion, les comportements et leurs implications motrices.

Le système limbique joue un rôle important dans la formation et l'ancrage des souvenirs. C'est cette association très étroite avec le système limbique qui explique pourquoi certaines odeurs sont si évocatrices de souvenirs et d'émotions.

Troubles de l'olfaction

Le nerf olfactif est rarement le siège de processus pathologiques, mais il est fréquemment impliqué par les pathologies et les traumatismes des structures adjacentes. Les troubles de l'olfaction ou dysosmies ont plusieurs expressions.

■ Dysosmies

L'*anosmie* est la perte de l'odorat. Ce trouble de l'odorat est parfois discret, simple *hyposmie*, et rarement ressenti spontanément par le sujet atteint.

On doit explorer les deux narines séparément en les obturant alternativement. On utilise des substances aromatiques non irritantes et familières, telles que l'huile de clou de girofle, la térébenthine, le café, la vanille ou l'éther. On évite d'utiliser des substances qui irritent la sensibilité générale (nerf trijumeau), comme l'ammoniac ou le vinaigre, car elles peuvent être perçues même quand l'odorat est perdu.

La *parosmie* est une perception olfactive qui ne correspond pas à la stimulation. Cette confusion des odeurs s'observe principalement lors des suppurations chroniques nasales ou sinusiennes.

Les *hallucinations* olfactives ou *fantosmies* sont une perception olfactive sans objet. Elles sont presque toujours faites d'odeurs désagréables : poissons ou œufs pourris, pétrole, excréments, etc. Leur origine est généralement centrale. On les rencontre :
- dans certaines maladies mentales : schizophrénie de type paranoïde, psychoses alcooliques chroniques ;
- dans les lésions irritatives du centre cortical de l'olfaction, au niveau de la pointe de la 5e circonvolution temporale (uncus de l'hippocampe). La crise uncinée est une crise d'épilepsie qui commence par une aura olfactive.

■ Étiologie

Diverses affections peuvent être à l'origine de ces troubles :
- lésions locorégionales :
  - polypes nasaux ;
  - rhinite, coryza ;
  - malformations congénitales ;
  - sinusite ;
  - allergie ;
  - tumeurs ;
  - atteintes virales.
- intoxications :
  - tabac ;
  - cocaïne ;
  - médicaments neurotoxiques ;
  - alcool.
- traumatismes :
  - fractures de la partie antérieure du crâne ;
  - traumatismes sagittaux du crâne où le mouvement antéropostérieur du cerveau sectionne les nerfs olfactifs au niveau de la lame criblée ;
  - chocs postérieurs (lésion de contrecoup) ;
  - chutes sur le coccyx ;
  - *whiplash*.
- tumeurs : elles concernent la partie antérieure du cerveau. Les tumeurs de l'étage antérieur (méningiomes) se manifestent souvent par une anosmie, uni- ou bilatérale, associée à des troubles visuels et à des troubles mentaux. Les tumeurs de l'hypophyse n'affectent les voies olfactives qu'à partir du moment où elles s'étendent au-delà de la selle turcique ;
- infections :
  - méningites ;
  - abcès du lobe frontal ; la recherche d'une anosmie doit être systématique chez un sujet présentant des troubles progressifs du comportement.
- endocrinopathies :
  - diabète ;
  - hypothyroïdie ;
  - maladie de Cushing ;
  - insuffisance rénale.
- malformations congénitales :
  - agénésie des nerfs olfactifs ;
  - albinisme, etc.
- lésions centrales :
  - grands syndromes neurologiques ;
  - sclérose en plaques, avant 40 ans ;
  - maladie de Parkinson ;
  - maladie d'Alzheimer, après 40 ans ;
  - épilepsie, etc.

Manipulations

Techniques

Les techniques de manipulation du nerf olfactif s'effectuent par voie endonasale (figure 10.4). On utilise pour cela un écouvillon à prélèvement, d'une longueur de 10 à 15 cm. Le tampon ouaté doit être le plus fin possible et peut être trempé dans du sérum physiologique ou de l'huile d'amande douce qui permet un passage plus doux dans les narines. Si la technique est parfois désagréable, elle ne doit jamais être douloureuse.

Nerf olfactif

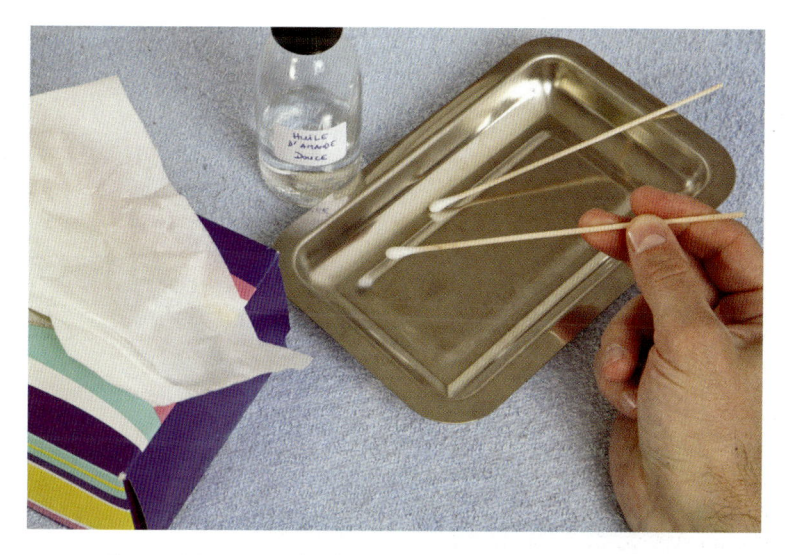

Figure 10.4. Matériel pour manipulation endonasale.

Certains médecins ont utilisé, surtout au début du XXe siècle, des techniques de naso-sympathicothérapie. En toute bonne foi, nous ne nous sommes pas appuyés sur ces travaux qui ont fait leurs preuves. Comme pour les nerfs périphériques, nous sommes partis de notre propre expérience.

Nous utilisons généralement deux sites de manipulation :
– l'organe voméronasal et le nerf terminal ;
– l'épithélium olfactif et les nerfs olfactifs.

Organe voméronasal

■ Présentation

Le nerf terminal représente un faisceau spécial des voies olfactives. Il naît d'un renflement du bulbe olfactif, appelé bulbe olfactif accessoire, traverse la lame criblée et descend obliquement en direction caudale et antérieure sur la cloison. Il aboutit à l'organe voméronasal ou organe de Jacobson[1], représenté par un conduit de 2 à 7 mm, situé à peu de distance de l'orifice des narines sur la partie antérocaudale de la cloison (figure 10.5). C'est un diverticule de l'organe olfactif, dans lequel s'isole une partie de l'épithélium sensoriel, constitué par des cellules olfactives typiques.

Grossièrement, l'organe voméronasal est une petite dépression ovale ou circulaire sur la partie antérieure du cartilage septal (figure 10.6). Il peut être uni- ou bilatéral. Une étude récente montre qu'il est plus souvent bilatéral chez l'homme que chez la femme (Besli et al., 2004). Sa taille varie de 0,2 à 2 mm.

Par ailleurs, il jouerait un rôle vasomoteur et vasosensible, et participerait à l'olfaction. Il serait aussi un vestige de notre vie animale quand l'olfaction était primordiale pour détecter ses ennemis et ses partenaires sexuels.

L'organe voméronasal est constant chez l'embryon. On a longtemps pensé qu'il était absent ou à l'état de vestige chez l'homme, mais des recherches récentes indiquent qu'il existe aussi chez l'adulte. En 1998, Gaafar et al. ont examiné le septum nasal de 200 adultes. L'occurrence de l'organe voméronasal

---
[1]. Ludwig Levin Jacobson (1783-1843) : anatomiste et médecin danois (Copenhague).

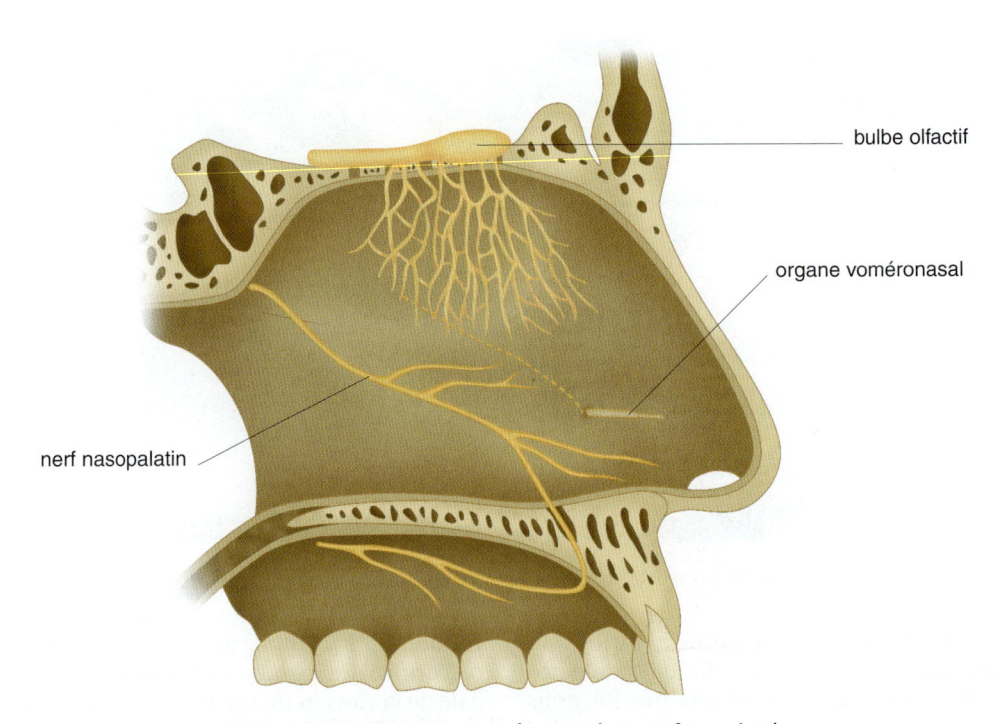

Figure 10.5. Organe voméronasal et nerf terminal.

varie selon la technique d'examen. Par rhinoscopie antérieure, l'organe voméronasal de grande taille est parfaitement visible chez 32 sujets (16 %), alors que l'endoscopie nasale le retrouve chez 152 sujets (76 %).

Sa fonction précise n'est pas claire, mais il contient des récepteurs de phéromones. Les phéromones sont des sécrétions odoriférantes qui jouent un rôle sexuel essentiel et qui tiennent une place importante, chez l'animal, dans la reconnaissance des territoires. Les travaux de McClintock ont également montré que les phéromones jouaient, par exemple, un rôle dans la synchronisation des cycles menstruels chez les femmes vivant en collectivité (couvent, pensionnat, prison).

■ Technique à l'écouvillon

Attention : comme toutes les techniques par voie interne, il faut rester extrêmement prudent. Les structures de protection mécanique sont beaucoup plus fragiles. À tout moment, il faut pouvoir maîtriser son geste.

Pour atteindre l'organe voméronasal, l'axe de pénétration de l'écouvillon doit être presque parallèle au plancher des fosses nasales pour progresser dans la narine. Il faut « viser » horizontalement, à la hauteur du pore auditif externe (figure 10.7).

L'objectif à atteindre par la manipulation se situe contre la cloison nasale, à la partie antérieure du vomer, là où l'os rejoint le cartilage de la cloison nasale.

Il est localisé dans le tiers antérieur du septum nasal à une distance de 1,5 à 2 cm en arrière de la marge postérieure des narines, environ 0,5 à 1 cm au-dessus du plancher des fosses nasales.

Les doigts contrôlent délicatement les tissus endonasaux, par l'intermédiaire de l'écouvillon.

Nerf olfactif 93

organe voméronasal

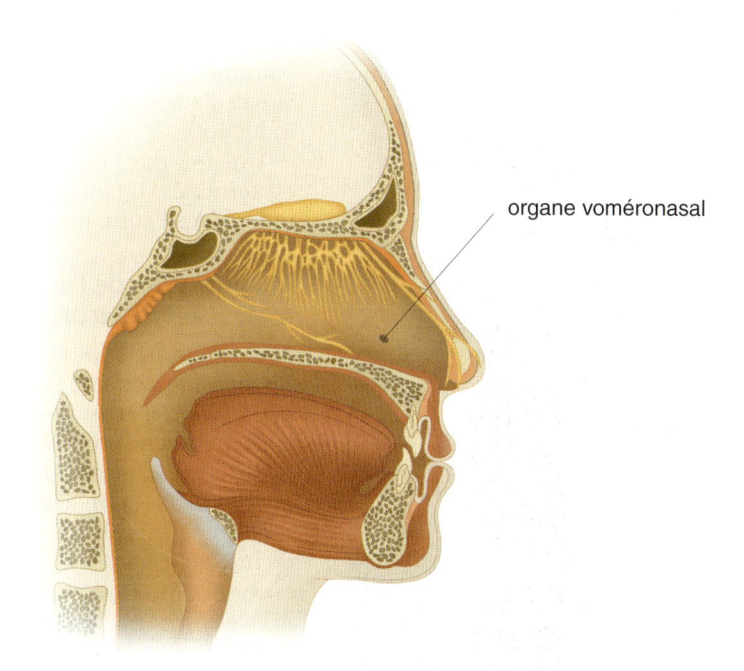

Figure 10.6. Organe voméronasal.

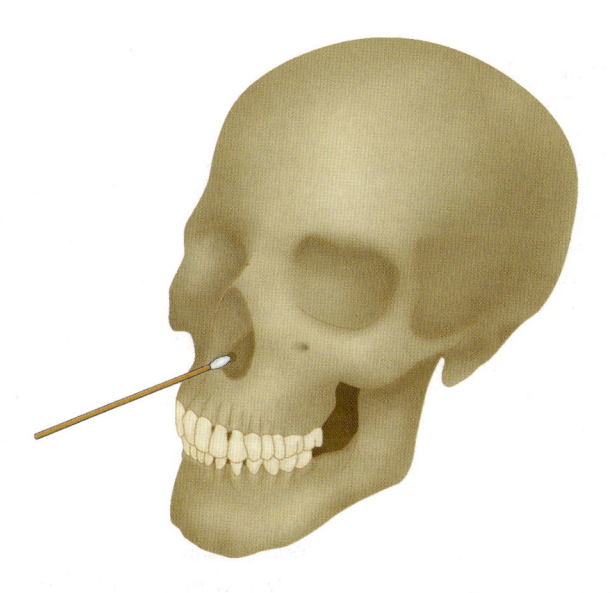

Figure 10.7. Technique de manipulation de l'organe voméronasal.

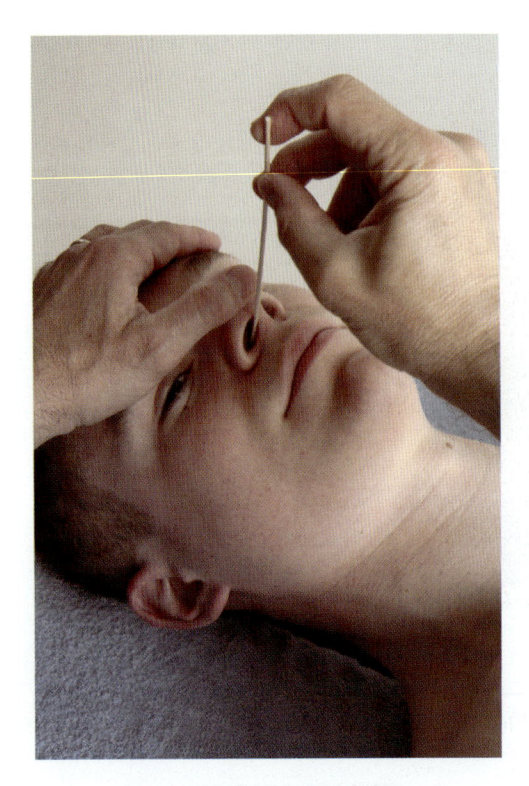

Figure 10.8. Manipulation de l'organe voméronasal.

On recherche une zone un peu plus dense, le plus souvent déprimée mais parfois légèrement renflée et généralement assez sensible pour le patient. Au début, servez-vous de cette sensibilité pour localiser la zone de manipulation (figure 10.8).

Lorsque l'orifice nasal est suffisamment ouvert, on peut l'observer en l'éclairant avec la lampe d'un otoscope ou une simple lampe de poche. Visuellement, à la rhinoscopie antérieure, l'organe voméronasal ressemble à un micro-ulcère bien délimité (emporte-pièce) et ne peut être confondu avec une ulcération septale, aux contours irréguliers.

Appliquez l'extrémité ouatée contre la petite induration que vous percevez et comprimez-la légèrement contre la cloison nasale. Relâchez à peine la compression et suivez l'écoute des tissus en faisant jouer le bâtonnet par de petites rotations axiales. Suivez l'attraction tissulaire en réalisant une induction.

Une fois que l'écoute s'arrête, la technique est terminée. Il faut alors faire la même technique dans l'autre narine.

Manipulation de l'épithélium et des nerfs olfactifs

Pour atteindre l'épithélium olfactif, l'axe de l'écouvillon doit être parallèle à l'arête du nez pour pénétrer dans la narine. Il faut viser le coin interne de l'œil (figures 10.9 et 10.10).

Le tampon ouaté doit être poussé lentement en direction craniale, dans la région préturbinale (en avant des cornets), en restant de préférence proche de la cloison.

Avec le pouce et l'index de la main libre, exercez une traction antérieure des parties cartilagineuses du nez. Cela permet d'orienter la pénétration de l'écouvillon et de créer un leurre sensitif.

Demandez au patient de ne pas faire de mouvement brusque de la tête ou de ne pas chasser votre main dans un geste de protection.

Au début, appliquez-vous à faire progresser lentement et respectueusement l'écouvillon pour bien mémoriser le trajet. La zone olfactive se situe au moins à 5 ou 6 cm de l'orifice des narines.

Pour diminuer le réflexe d'éternuement, conseillez au patient :
– de balayer fortement le palais avec la langue ;
– d'inspirer et d'expirer profondément et lentement par le nez.

Pour vous-même, avec l'expérience, accélérez la progression endonasale de l'écouvillon. La rapidité d'exécution associée aux conseils prodigués au préalable font que les éternuements sont très rares. Seul reste le larmoiement, qui gêne peu le patient. Prévoyez tout de même un mouchoir en papier.

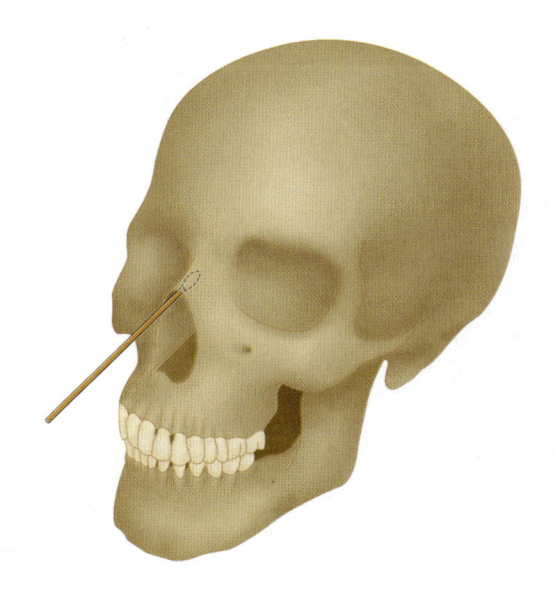

Figure 10.9. Axe de pénétration nasale.

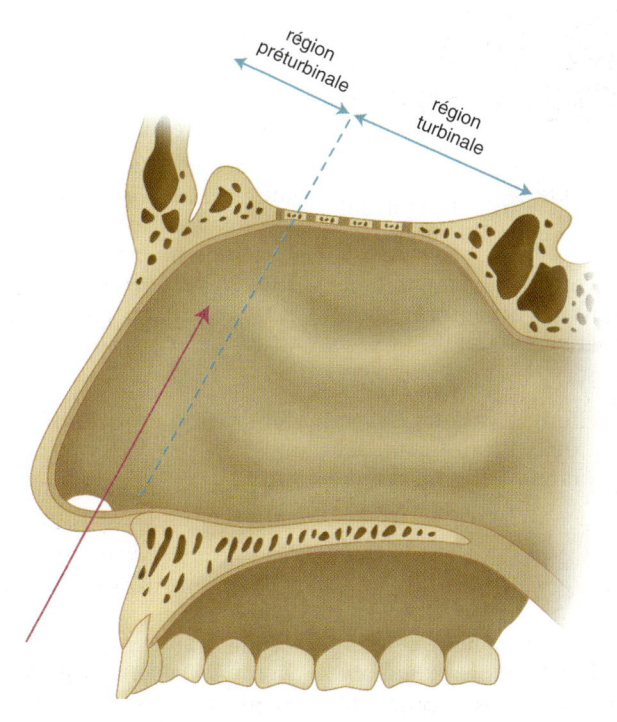

Figure 10.10. Trajet endonasal.

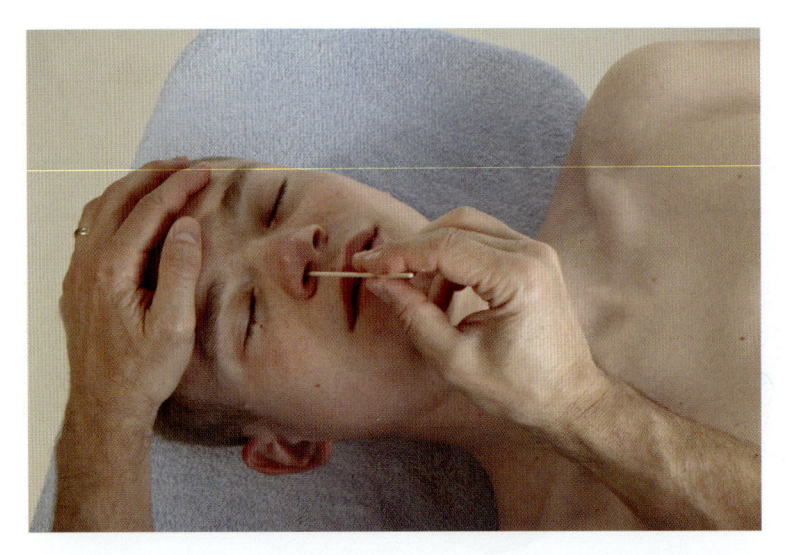

Figure 10.11. Manipulation des terminaisons olfactives.

Attention : la rencontre d'un obstacle lors de la progression est une contre-indication à la technique. Il peut s'agir de polypes, mais plus généralement d'une déviation de la cloison nasale qui réduit le passage entre cornets et cloison. Dans ce dernier cas, la technique est généralement possible de l'autre côté, et il faut se contenter de cette approche unilatérale.

Le tampon poussé tout en haut, faites-le basculer légèrement vers l'arrière en tirant doucement le bâtonnet vers vous.

Une fois en place, procédez par petites « touches » sur l'épithélium et les nerfs. On en effectue généralement deux ou trois, sur des zones différentes mais rapprochées du fait de l'exiguïté de l'endroit. C'est une zone sensorielle qu'il faut stimuler sans écraser ; soyez toujours très doux et respectueux de cette partie hautement réactive.

Les tissus olfactifs et la muqueuse respiratoire réagissent un peu à la manière du globe oculaire et des paupières lorsque l'on reçoit un insecte dans l'œil. Lorsque cela est possible, manipulez les deux côtés (figure 10.11).

Manipulation neuro-encéphalique

L'écouvillon en place crée une tension mécanique sur les nerfs olfactifs et, par ce biais, sur le rhinencéphale et les centres limbiques.

L'écoute crânienne vous permet alors de ressentir ces zones. Par induction, on concentre le mécanisme respiratoire primaire sur ces localisations, par focalisations successives de plus en plus précises.

On termine par une technique de viscoélasticité, là où l'écoute a attiré votre main.

Libération émotionnelle

Pour ceux qui pratiquent les techniques dites de « libération émotionnelle », essayez de les effectuer en laissant un ou deux écouvillons en place dans les narines (figure 10.12).

Pour être dans le domaine plus émotionnel que physique, votre main dominante est en écoute crânienne, avec un appui très léger à la limite de la perte de contact. Elle va se diriger là où le cerveau a mémorisé les plus grosses tensions psychoémotionnelles, plus précisément en relation avec le système olfactif.

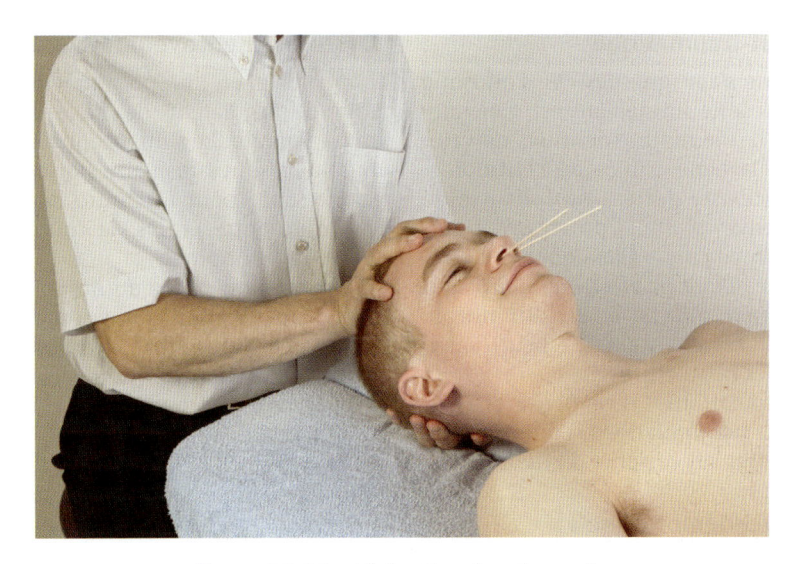

Figure 10.12. Libération émotionnelle.

Toujours avec le même appui très léger, réalisez une induction jusqu'à l'arrêt de l'écoute. Le but est de décharger un surplus de tension, souvent à l'origine d'une hyperréactivité émotionnelle, avec risque de décompensation.

Cette technique permet une diminution de l'hyperréactivité, tout en respectant les barrières de protection.

Précautions et contre-indications

Les précautions et contre-indications sont les suivantes :
- fragilité de la muqueuse ou des vaisseaux du nez ;
- tout facteur d'hémorragie locale ;
- rencontre d'un obstacle lors de la pénétration.

Points clés de la mécanique craniosacrée

Pour globaliser le traitement, n'oubliez pas de vérifier la mécanique du système craniosacré et les éléments du mécanisme respiratoire primaire, surtout à ces différents niveaux :
- dure-mère crânienne : faux du cerveau ;
- dure-mère sacrococcygienne ;
- suture fronto-ethmoïdale ;
- vomer ;
- synchondrose sphénobasilaire (compression) ;
- synchondrose entre pré- et postsphénoïde ;

Indications

Il existe un champ d'application assez large pour la technique sur le nerf olfactif. Il est difficile d'établir une liste exhaustive, mais nous allons voir les principales indications.

Action sur les muqueuses et la pression sinusienne

Ce n'est pas par l'intermédiaire direct du nerf olfactif, mais par celui du nerf maxillaire que l'on agit sur la muqueuse nasale. Cette technique a un effet positif sur la pression sinusienne frontale, maxillaire et sphénoïdale.

Anosmie post-traumatique

Attention : il ne s'agit que des cas d'anosmie retardée. L'anosmie immédiate est généralement le signe d'une rupture des filets nerveux au niveau de la lame criblée de l'ethmoïde. Cependant, il existe des cas où la baisse de l'acuité olfactive se fait progressivement, après le traumatisme. Classiquement, on incrimine une *fibrose méningée évolutive* qui contraint le nerf olfactif et en diminue la conduction. Ce phénomène peut aussi s'observer après neurochirurgie.

Les manipulations du nerf olfactif, couplées aux manipulations craniosacrées, sont très efficaces sur ce genre d'atteinte.

Troubles psychoémotionnels

De nombreux dysfonctionnements psycho-émotionnels semblent réagir favorablement à ces techniques de manipulation.

Certains troubles affectifs comme la dépression ont leurs racines dans des conflits émotionnels anciens. Il semble qu'avec les manipulations du nerf olfactif, on puisse aider le patient à « décharger » une certaine partie de la mémorisation émotionnelle.

Troubles des conduites alimentaires

Boulimie et anorexie sont les deux extrêmes affectant les troubles du comportement alimentaire. Le rhinencéphale est fortement impliqué dans l'activité neurobiologique de la prise alimentaire et de la sensation de satiété.

Les troubles des comportements alimentaires sont difficiles à analyser et doivent faire l'objet d'un suivi psychothérapique. Ils ont lieu sur un terrain neurologique propice où les perturbations du rhinencéphale jouent un grand rôle.

Même des années après la disparition apparente des symptômes, l'aliment et la prise alimentaire demeurent un problème récurrent.

La manipulation des nerfs olfactifs est un très bon adjuvant au traitement psychothérapique.

Dystonies neurovégétatives

L'amygdale et l'hippocampe ont un grand rôle de régulateur de l'axe hypothalamo-hypophysaire. Le rhinencéphale et le système limbique sont ainsi une porte d'entrée très intéressante pour atteindre le thalamus qui contrôle, entre autres, le tonus du système nerveux autonome.

Les manipulations du nerf olfactif permettent d'améliorer un grand nombre de déséquilibres neurovégétatifs. Certains cas anciens, relatifs à des causes conflictuelles émotionnelles ou post-traumatiques, ont bénéficié de cette technique.

Le syndrome d'hypersudation pathologique a une importante composante émotionnelle. Il répond bien à ce type de manipulation.

Certaines formes d'anxiété

De nombreuses pathologies comme l'anxiété, l'hypersensibilité aux stress psychologique et post-traumatique sont des formes d'expression pathologique de la peur. De très nombreux stimulus déclenchent l'anxiété. Le système olfactif est certainement impliqué dans la mémorisation olfactive d'accidents.

Les attaques de panique, surtout dans l'agoraphobie, répondent bien aux manipulations de l'organe voméronasal et de l'épithélium olfactif. Nous avons aidé des patients victimes d'attaque de panique, de sensation d'oppression thoracique, de peur de mourir, de perte de contrôle de soi-même ou de dépersonnalisation.

La connexion au monde extérieur par les odeurs et les messages des phéromones a une grande importance dans les phénomènes d'anxiété.

Dysfonctions viscérales

Certaines atteintes œsophagiennes et gastriques, surtout après des stress, des chocs, des conflits émotionnels ou encore après sevrage tabagique, s'accompagnent souvent de rhinites allergiques.

Généralement, on constate une alternance des épisodes de gastralgie et de rhinite. Lorsque la gastralgie s'améliore, la rhinite réapparaît et inversement.

C'est précisément dans ces cas-là que la manipulation du nerf olfactif est intéressante. L'action locale sur la muqueuse nasale et sur les terminaisons des nerfs olfactifs, doublée de l'action feed-back du système limbique, entraîne des améliorations souvent spectaculaires sur ce type d'alternance.

Baisse de la libido

Nous avons effectué ces manipulations chez certains patients qui présentaient une baisse de la libido. Il s'agissait de patients entre 45 et 60 ans, qui ne souffraient d'aucune affection médicalement détectée. Sans être impuissants, ils manifestaient un moindre intérêt pour la sexualité.

Il semble que la manipulation au niveau de l'organe voméronasal produise des effets étonnants dans ce domaine. Est-ce par un renforcement de la sensibilité aux phéromones ?

Certains travaux de stimulation de l'organe voméronasal par des stéroïdes montrent une élévation du taux sérique de testostérone (Monti-Bloch et al., 1998). Est-ce par ce mécanisme que nos manipulations agissent ?

Problèmes menstruels

Dans de nombreux cas, les manipulations urogénitales couplées aux manipulations du crâne, visant l'axe hypothalamo-hypophyso-ovarien, donnent d'excellents résultats sur les pathologies menstruelles (aménorrhée, dysménorrhée, anarchoménorrhée, spanioménorrhée, etc.).

Quand les résultats sont incomplets ou difficiles à stabiliser, les manipulations de l'organe voméronasal permettent de rééquilibrer le système hormonal de manière plus durable.

L'irrégularité des cycles menstruels est un phénomène complexe où de nombreux facteurs sont en cause. En médecine, on connaît le *syndrome olfactogénital* de Morsier-Kallman qui consiste en l'association d'une anosmie et d'une aménorrhée. Cette entité pathologique illustre bien les liens existant entre le système olfactif et l'axe hypothalamo-hypophysaire.

Les travaux de Stern et McClintock montrent aussi le grand rôle sur la régulation de l'ovulation que peut jouer la sensibilité individuelle, en particulier aux phéromones.

Chapitre 11
Nerf optique

Rappel anatomique

Rappel physiopathologique

Manipulations

Chapitre 11
Nerf optique

Le nerf optique (II) est le nerf sensoriel destiné à la vision. Il est constitué des axones des neurones ganglionnaires situés dans la rétine. Long de 40 mm, avec un diamètre de 4 mm, il est formé d'environ un million d'axones en grande partie myélinisés, pour 125 millions de cellules sensorielles !

Pour une meilleure compréhension de la fonction du nerf optique, nous verrons aussi très succinctement l'anatomie de l'œil.

Rappel anatomique

Nerf optique

Le nerf optique est représenté à la figure 11.1.

Origine

L'origine du nerf optique est l'angle antérolatéral du chiasma optique.

Trajet–rapports

Long de 5 cm, le nerf optique se dirige en avant et latéralement pour aboutir au canal optique et arriver dans l'orbite.

On lui décrit quatre portions : intracrânienne, intracanalaire, intraorbitaire et intrabulbaire.

■ Portion intracrânienne

Situé dans la fosse crânienne moyenne, le nerf chemine dans la citerne chiasmatique.

Il repose sur le diaphragme sellaire (tente de l'hypophyse) et la partie latérale de la gouttière optique. Plutôt aplati, il mesure 5 mm de largeur sur 3 mm de hauteur.

■ Portion intracanalaire

Cette portion est située dans le canal optique entre les cavités crânienne et orbitaire. D'aplatie, elle devient arrondie ; sa largeur est de 3 mm environ.

Le nerf optique est fixé à la paroi du canal optique par la dure-mère ; il est accompagné de l'artère ophtalmique.

■ Portion intraorbitaire

À sa sortie du canal optique, le nerf optique traverse l'anneau de Zinn où s'insèrent les quatre muscles droits de l'œil. Le nerf occupe l'axe du cône musculofascial du bulbe, au milieu du corps adipeux de l'orbite. Il est enveloppé par trois gaines, prolongement des méninges crâniennes.

Courbes du nerf optique

Ces courbes sont importantes à connaître car ce sont elles qui permettent au nerf optique de s'adapter aux mouvements de l'œil. Nous pensons aussi que la diminution de la largeur du nerf (de 5 mm à 1,5 mm environ) quand il rejoint le globe oculaire est un autre facteur favorisant la mobilité du globe oculaire.

– La 1re courbe, postérieure, a une concavité caudale et médiale.
– La 2e courbe, antérieure, a une concavité latérale.

Ces deux courbes permettent au nerf optique d'être plus long que s'il était resté rectiligne. Ce crédit de longueur donne au globe oculaire une meilleure mobilité.

Pratique des manipulations

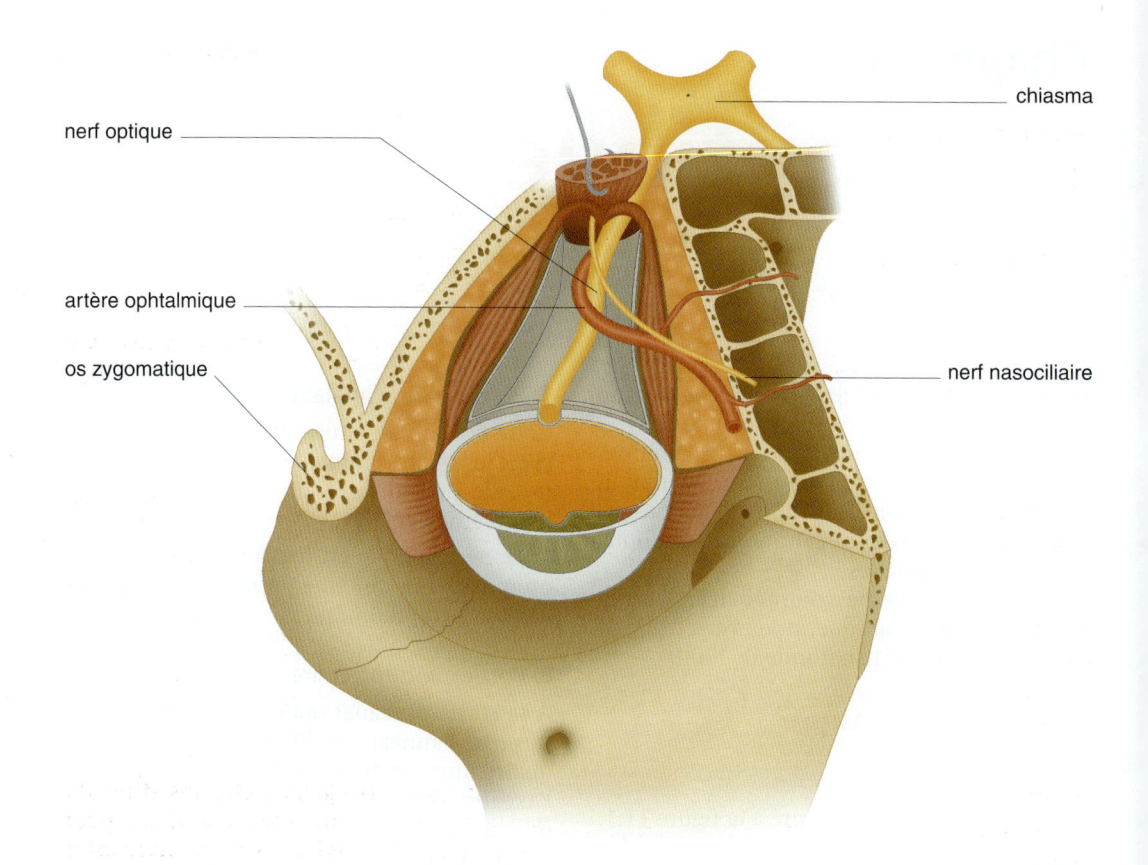

Figure 11.1. Nerf optique.

Labels: nerf optique, artère ophtalmique, os zygomatique, chiasma, nerf nasociliaire

Intérêt ostéopathique

Sur le plan mécanique, les courbes du nerf optique sont importantes pour faciliter les mouvements de l'œil. Retenons que c'est surtout la courbe médiale qui nous intéresse dans nos manipulations. Les techniques de compression–décompression du globe oculaire vont s'adresser au nerf optique et à ses gaines. On peut ressentir, pendant la phase de décompression, un mouvement légèrement sinueux probablement dû à ces courbes.

Gaine durale du nerf optique

Cette gaine est assez solide et fibreuse ; elle est intimement liée à la dure-mère crânienne (figure 11.2). Cette caractéristique nous permet d'avoir un effet dure-mérien général quand on manipule le nerf optique. L'adhérence du nerf optique aux parois du canal par l'intermédiaire des méninges l'implique dans les fractures du crâne et dans les infections sinusales.

Nerf optique

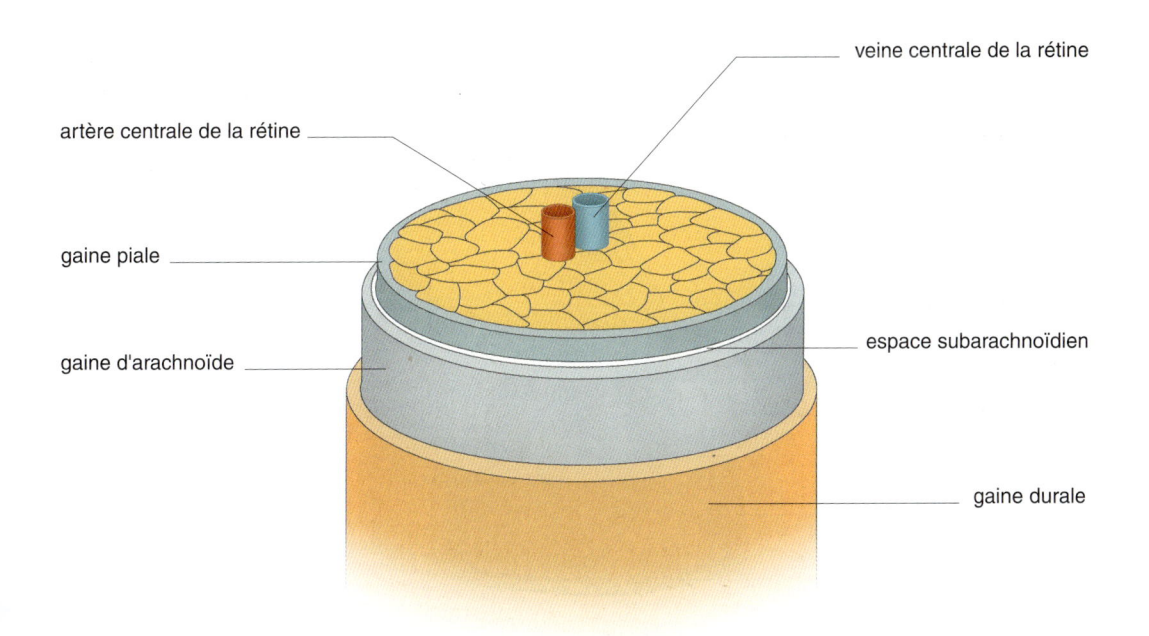

Figure 11.2. Gaine durale du nerf optique.

Rapports utiles

Dans sa traversée orbitaire, le nerf optique répond :

- à l'artère ophtalmique, qui contourne sa face latérale pour devenir supérieure, et aux artères ciliaires postérieures qui l'entourent ;
- aux veines ophtalmiques supérieure et inférieure ;
- aux nerfs ciliaires longs et au ganglion ciliaire situé sur sa face latérale, à l'union du tiers moyen et du tiers postérieur.

■ Portion intrabulbaire

Le nerf optique, dépourvu de myéline, s'affine ; sa largeur est de 1,5 mm. Il répond à la sclérotique et à la choroïde.

Il pénètre le bulbe de l'œil, à 3 mm en dedans et à 1 mm en dessous du pôle postérieur du globe oculaire. Cette insertion du nerf sur l'œil est importante à situer pour optimiser notre effet sur la dure-mère (figure 11.3).

Terminaison du nerf optique

Les neurofibres se dépouillent de leur gaine de myéline lorsqu'elles traversent les mille pertuis de la lamina cribrosa (lame criblée de la sclère) pour aboutir à la rétine.

La gaine durale s'infléchit latéralement sous un angle d'une centaine de degrés pour se continuer avec la sclérotique.

Sur le plan mécanique, cette obliquité durale est certainement adaptée pour permettre de plus amples mouvements latéraux de l'œil.

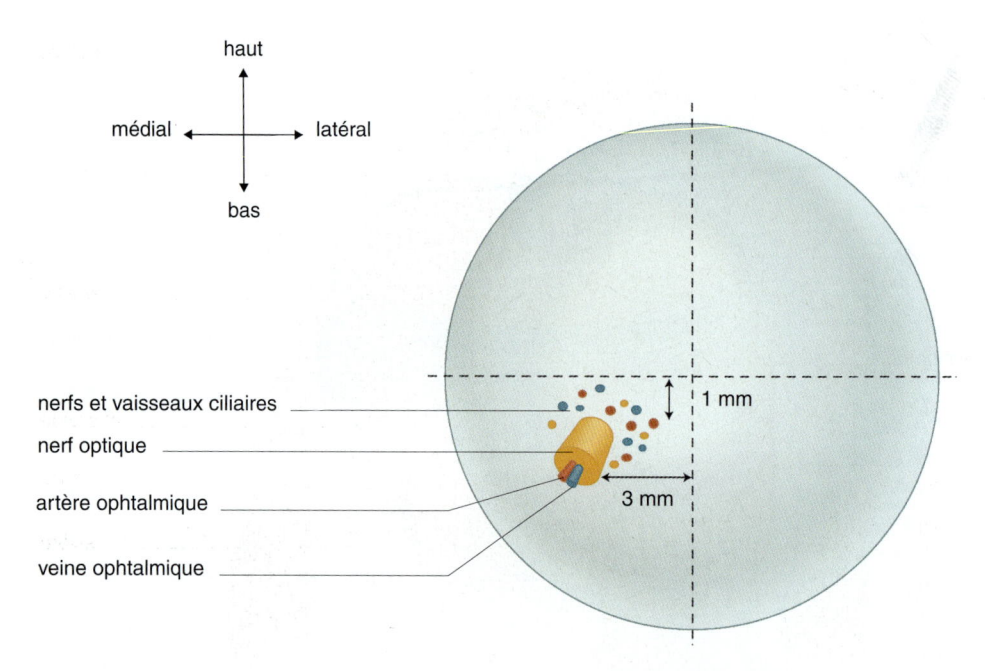

Figure 11.3. Jonction oculaire du nerf optique.

Vascularisation

■ Artères

Le nerf optique a des rapports étroits avec la sinueuse artère ophtalmique et ses branches qui s'enroulent autour de lui.

La vascularisation artérielle est assurée par un réseau pie-mérien dérivant des artères ciliaires courtes postérieures et un réseau axial formé de l'artère centrale de la rétine. Au voisinage du globe oculaire, cette dernière pénètre dans le nerf accompagnée de sa veine.

Les artères ciliaires irriguent le restant de la portion intraorbitaire. Quant aux parties crânienne et intracanalaire, elles reçoivent des artérioles de l'artère cérébrale antérieure et de l'artère tubéro-hypophysaire.

Intérêt ostéopathique

Du fait de la sinuosité des artères ophtalmiques, de leurs branches et de l'artère centrale de la rétine qui est comprise dans le nerf, toute manipulation du nerf optique a un effet vasculaire par déplissage et par effet réflexe.

Nous pensons aussi qu'il est possible d'avoir un effet sur l'hypophyse grâce à l'artère tubéro-hypophysaire et à la contiguïté de sa gaine durale avec la tente de l'hypophyse.

■ Veines

Les veines se drainent dans la veine centrale de la rétine qui se jette dans le sinus caverneux.

■ Lymphatiques

Le nerf optique possède un système lymphatique assez conséquent, ce qui n'est pas le cas de tous les nerfs.

Innervation

Historiquement, c'est sur le nerf optique que Sappey fit les premiers travaux de mise en évidence des nervi nervorum.

Nerf optique

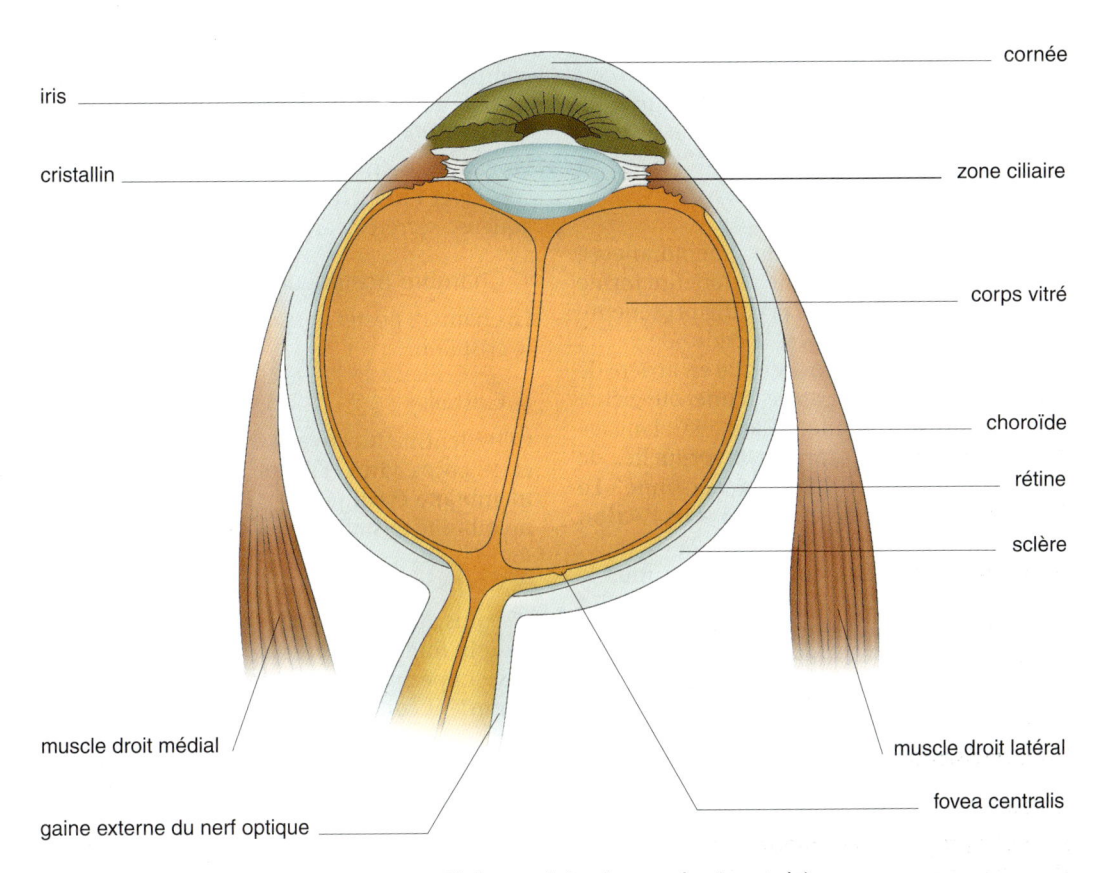

Figure 11.4. Globe oculaire (coupe horizontale).

En effet, le nerf optique possède une très riche innervation intrinsèque. Pour cette raison, de nombreuses atteintes pathologiques du nerf optique sont généralement très douloureuses.

En cas de dysfonction neurale, les désinformations proprioceptives générées par le nerf sont aussi très importantes.

Œil

Nous allons voir brièvement quelques points essentiels de l'anatomie de l'œil. Sachant que le nerf optique adhère à la sclérotique, il nous a semblé important de revoir quelques points d'anatomie de l'œil.

Globe oculaire

Le globe oculaire mesure environ 2,5 cm de diamètre. Sa paroi est opaque et très résistante (figure 11.4).

Paroi de l'œil

La paroi de l'œil est constituée de trois formations : la sclérotique, l'uvée et la rétine.

■ Sclérotique

La sclérotique mesure 1 mm d'épaisseur. C'est une membrane résistante de couleur blanche quand tout va bien (blanc de l'œil). Sa partie centrale est parfaitement transparente ; c'est la cornée. À la périphérie de la cornée se trouve le limbe. À l'intérieur du limbe, on trouve un petit canal (canal de Schlemm) qui permet à l'humeur aqueuse qui remplit la chambre antérieure d'aller dans le système veineux ciliaire.

■ Uvée

L'uvée est une formation membraneuse musculovasculaire. Sa partie antérieure forme l'iris et le corps ciliaire, et sa partie postérieure double la sclérotique ; c'est la choroïde :
- l'*iris* est une membrane tendue en arrière de la cornée. Elle est percée d'une ouverture arrondie, la pupille. Dans le langage courant, l'iris est appelée la prunelle, de couleur différente selon la personne. La pupille se dilate plus ou moins sous l'action des muscles pupillaires ;
- le *corps ciliaire* est constitué par le muscle ciliaire qui modifie la courbure du cristallin dans l'accommodation, et par les procès ciliaires qui sont de nombreux plis radiaires autour du cristallin ;
- la *choroïde* double la sclérotique dans les parties moyenne et postérieure de l'œil. C'est grâce aux pigments noirs qu'elle contient que l'œil a une « chambre noire ».

■ Rétine

La rétine tapisse l'intérieur de la chambre noire. Grâce à ses cônes et à ses bâtonnets, c'est elle qui reçoit toutes les informations de l'œil.

Dans sa partie postérieure, elle a deux taches : la papille et la tache jaune (mucula lutea).

Système optique

Le système optique est formé par les formations transparentes de l'œil : cornée, chambres antérieure et postérieure, cristallin et corps vitré (figure 11.5).

■ Cornée

La cornée se situe à la partie centrale antérieure du globe. Elle est transparente, circulaire et convexe, d'une courbure plus marquée que la sphère oculaire elle-même. On peut la comparer au verre d'une montre.

■ Chambre antérieure

La chambre antérieure est comprise entre la cornée et l'iris. Elle est remplie par l'humeur aqueuse sécrétée par les procès ciliaires.

■ Chambre postérieure

La chambre postérieure est située entre l'iris et le cristallin.

■ Cristallin

Cette lentille biconvexe est placée entre l'iris et le corps vitré. Elle est entourée par une membrane élastique et transparente ; c'est la membrane cristalloïde ou capsule cristalline.

■ Corps vitré

Le corps vitré est de consistance gélatineuse et remplit tout l'intérieur du globe oculaire. Il est enveloppé par la membrane hyaloïde qui le maintient collé à la rétine.

Voies optiques

Nous voulons juste ajouter ici quelques précisions sur le cheminement des voies optiques, que nous avons déjà décrites.

Les neurones antérieurs venant de la rétine subissent dans le chiasma optique une décussation partielle ; c'est-à-dire que les neurones de l'hémirétine gauche des deux yeux vont au corps genouillé externe gauche, et ceux de l'hémirétine droite au corps genouillé droit.

De ces corps genouillés partent les neurones postérieurs qui transmettent les perceptions lumineuses à l'aire visuelle cortico-occipitale. C'est donc l'hémisphère droit qui voit à gauche et le gauche qui voit à droite.

Innervation de l'œil

■ Innervation sensitive

La branche ophtalmique du nerf trijumeau ainsi qu'une branche sympathique du plexus péricarotidien assurent la sensibilité de l'œil.

Nerf optique 109

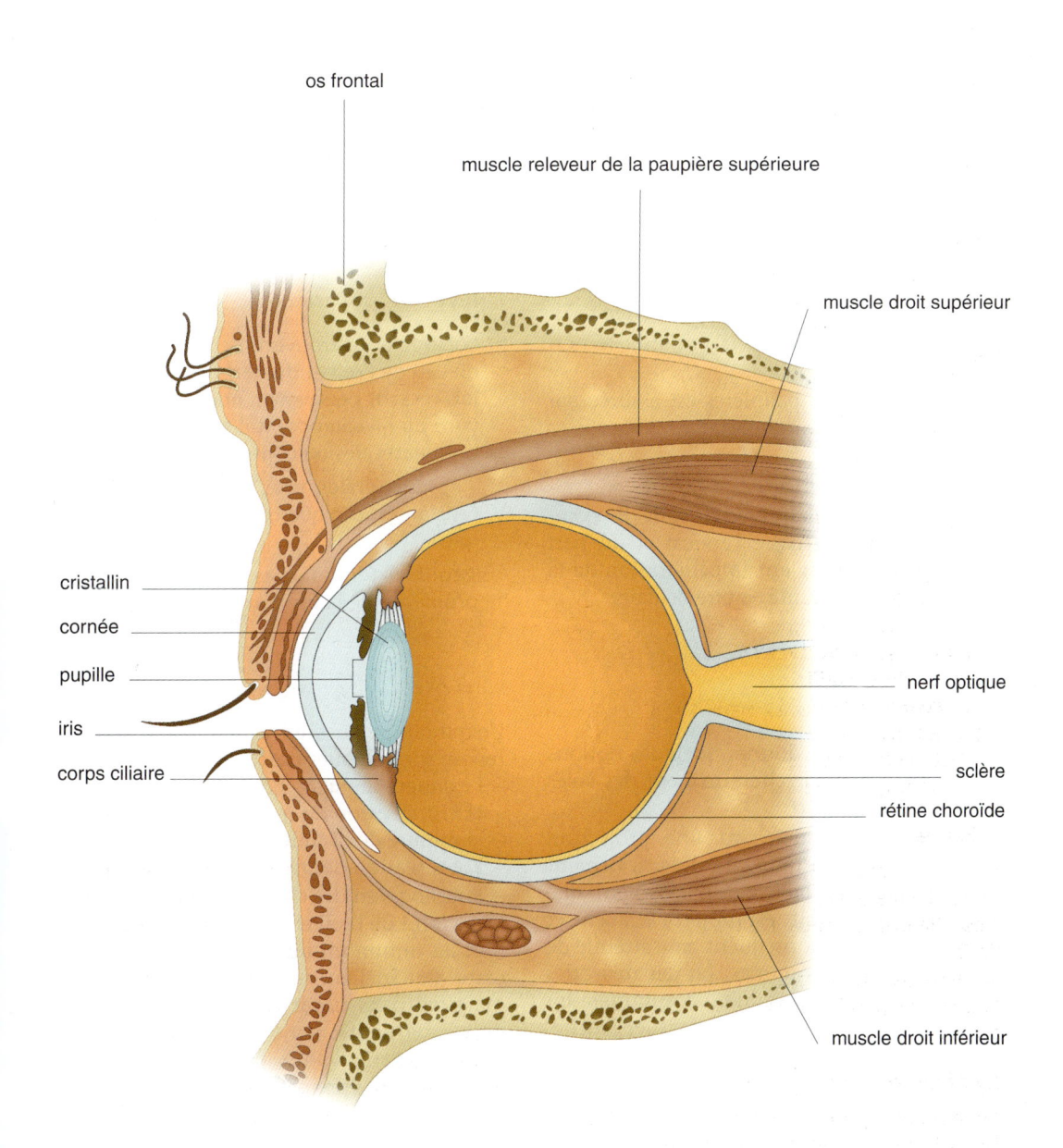

Figure 11.5. Système optique (coupe sagittale).

■ Innervation sensorielle

Le nerf optique et ses 800 000 fibres nerveuses apportent les informations aux aires visuelles cortico-occipitales.

■ Innervation motrice intrinsèque

Il s'agit du système nerveux de la pupille :
– pour la dilatation de la pupille : des fibres du plexus sympathique péricarotidien ;
– pour la contraction de la pupille : le nerf oculomoteur.

La motricité des paupières est assurée par les nerfs oculomoteur et facial.

■ Réflexes pupillaires

Les réflexes pupillaires sont sous la commande du sympathique cervical et du nerf oculomoteur. Ils règlent la pénétration de la lumière dans la chambre noire oculaire.

Rappel physiopathologique

Fonctions des voies optiques

Nous voulons juste donner quelques notions indispensables sur le cheminement des voies optiques (figure 11.6).

Les champs visuels ont une projection « renversée » sur la rétine, tant verticalement (le haut est projeté en bas et inversement) que latéralement (la droite est projetée à gauche et inversement). Par conséquent, une atteinte de la partie droite des rétines, ou des neurones qui en recueillent les influx, occasionnera un défaut de perception du champ visuel gauche, et vice versa.

De la même manière, une lésion de la moitié supérieure des rétines ou des neurones qui en recueillent les influx provoque un défaut de perception dans la partie inférieure du champ visuel.

Les neurones antérieurs venant de la rétine subissent, dans le chiasma optique, une décussation partielle ; c'est-à-dire que les neurones de l'hémirétine gauche des deux yeux vont au corps genouillé externe gauche, et ceux de l'hémirétine droite au corps genouillé droit.

De ces corps genouillés partent les neurones postérieurs qui transmettent les perceptions lumineuses à l'aire visuelle cortico-occipitale. C'est donc l'hémisphère droit qui voit à gauche et le gauche qui voit à droite.

Intérêt ostéopathique

Lorsque nous trouvons des tensions au niveau de l'œil et du nerf optique, il est intéressant de savoir si nous les retrouvons au niveau occipital et si elles sont homolatérales ou controlatérales :

– homolatérales, elles signifient une tension mécanique (dure-mère, nerf optique) ;

– controlatérales, elles indiquent plus un problème de la fonction visuelle.

Clinique

L'exploration de l'œil et des voies optiques repose sur quelques procédures :
– l'examen de l'œil ;
– la visualisation du fond de l'œil ;
– la mesure de l'acuité visuelle ;
– l'observation des réflexes pupillaires ;
– l'observation des champs visuels.

Le fond de l'œil et l'acuité visuelle nécessitent au minimum un ophtalmoscope et une carte de Snellen. Ils restent d'un emploi marginal dans notre discipline. Répétons-le, en cas de doute, il ne faut jamais hésiter à confier le patient à un spécialiste.

Les autres épreuves sont d'une mise en œuvre clinique plus simple ; c'est pourquoi nous les exposons.

Examen de l'œil

■ Anomalies du globe oculaire

Les maladies de l'œil sont multiples et certaines débordent largement du cadre de nos applications. Il est cependant bon de connaî-

Nerf optique   111

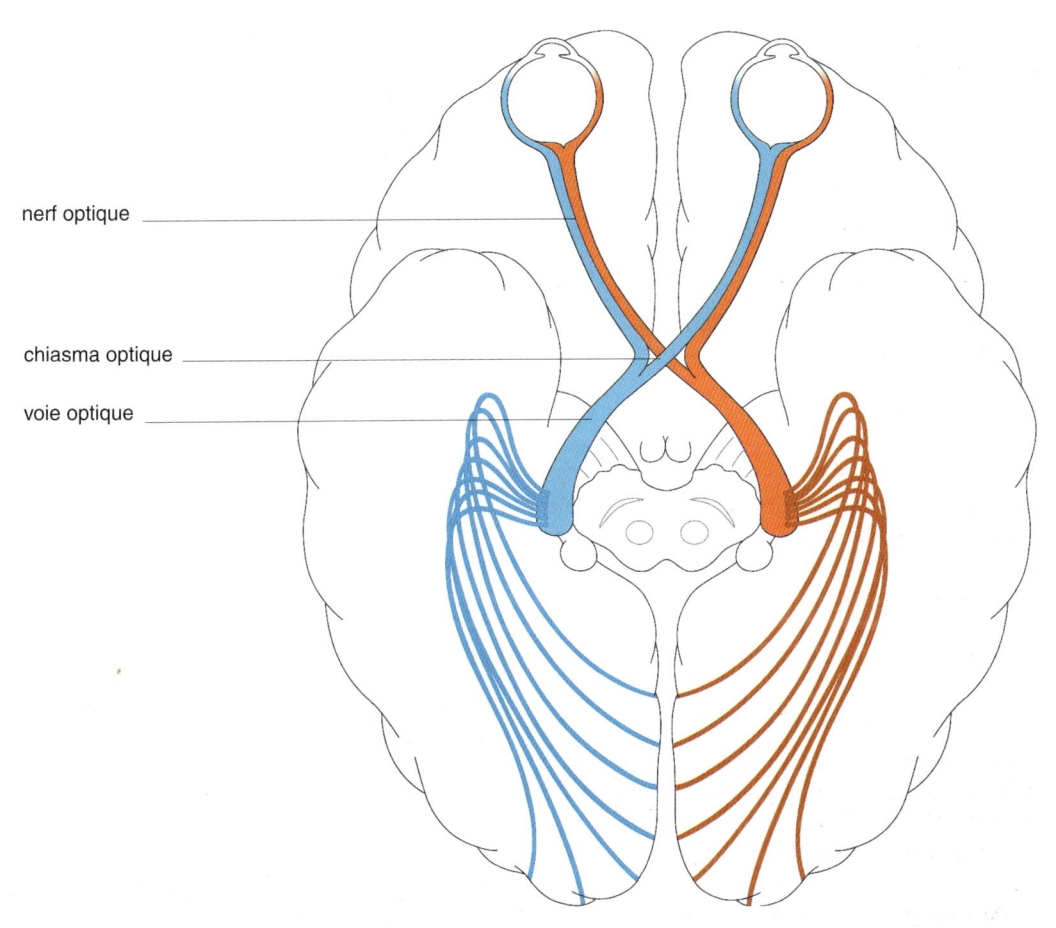

Figure 11.6. Voies optiques.

- nerf optique
- chiasma optique
- voie optique

tre quelques anomalies simples du globe oculaire, puisque c'est par son intermédiaire que nous effectuons nos manœuvres sur le nerf optique. Il existe certaines contre-indications en relation avec ses anomalies de volume et de tension.

Anomalies de volume

– Exophtalmies bilatérales. Les yeux sont de dimension normale, mais ils sont repoussés anormalement en avant. On les trouve dans les problèmes endocriniens, notamment dans la maladie de Basedow, avec goitre modéré, amaigrissement, nervosité et palpitations.

– Exophtalmie unilatérale. On peut évoquer un problème :
   • tumoral ;
   • vasculaire ;
   • inflammatoire.

– Énophtalmie bilatérale. Les globes oculaires sont anormalement enfoncés ; on les trouve dans les états cachectiques (sous-alimentation, avitaminose, déshydratation, infections péritonéales, etc.).

– Énophtalmie unilatérale. Pensez à un syndrome de Claude Bernard-Horner avec énophtalmie, myosis, rétrécissement de la fente palpébrale et vasodilatation faciale homolatérale.

Anomalies de consistance

Si l'œil semble très *dur* à la palpation, on peut suspecter :

– un glaucome aigu, si la pupille est en mydriase. Rappelons que, dans le glaucome aigu, on trouve :
  • une opacité cornéenne ;
  • une mydriase ;
  • un globe oculaire très dur ;
  • de violents maux de tête ;
  • un épiphora (écoulement très abondant de larmes) ;
  • une baisse de l'acuité visuelle.

En présence de ces signes, il faut de toute urgence envoyer le patient consulter un médecin.

– une iridocyclite, si la pupille est en myosis. C'est une inflammation de l'iris, de la cornée et du corps ciliaire ;
– un glaucome chronique, avec ces principaux signes :
  • œil glauque (d'où le nom de glaucome), couleur vert tirant sur le bleu ;
  • pression oculaire très augmentée ;
  • globe oculaire dur ;
  • diminution de l'acuité visuelle ;
  • douleurs frontales sus-orbitaires et temporales.
– un traumatisme de l'œil ; ce peut être une hémorragie du vitré, une cataracte traumatique (opacité du cristallin).

Lorsque l'œil est *mou*, il donne la sensation au toucher d'un ballon dégonflé.

– Si c'est d'origine traumatique et d'installation brutale, l'œil est crevé.
– Si l'installation est différée, c'est une iridocyclite.
– Si l'installation est spontanée sans traumatisme, pensez à un décollement rétinien.

Colorations du blanc de l'œil

Les ecchymoses sous-conjonctivales sont des taches rouges ou violacées pouvant être le fait de la rupture de vaisseaux sanguins spontanée. Pensez à une hypertension artérielle et à une artériosclérose post-traumatique, à un choc direct sur l'œil et aussi à une fracture de la base du crâne.

■ Variations de diamètre de la pupille

Les fibres parasympathiques innervant les muscles intrinsèques de l'œil sont acheminées par le nerf oculomoteur.

Les fibres sympathiques pour ces mêmes muscles proviennent du plexus péricarotidien.

Myosis

Le myosis est un rétrécissement pupillaire persistant à la suite d'une contracture du constricteur ou d'une paralysie du dilatateur pupillaire. Parmi les nombreuses causes, pensez à :

– une irritation du nerf sympathique qui innerve les fibres longitudinales de l'iris ;
– une lésion du trijumeau, en relation avec le système sympathique de l'iris ;
– un problème central, notamment bulbaire ou cortical.

Un myosis paralytique, par atteinte du sympathique, s'intègre dans le syndrome de Claude Bernard-Horner. Il associe un rétrécissement de la fente palpébrale et une énophtalmie.

La longueur du trajet des fibres sympathiques, depuis le thalamus jusqu'aux nerfs ciliaires longs, explique la multiplicité des causes possibles de ce syndrome.

Mydriase

La mydriase est une dilatation anormale et persistante de la pupille. Elle vient d'une contracture du dilatateur pupillaire ou d'une paralysie du constricteur. Elle vient après :

– un glaucome ;
– un traumatisme oculaire ;
– une luxation du cristallin ;

- une cécité ;
- des intoxications (alcool, cocaïne, champignons, belladone, etc.) ;
- des lésions du nerf oculomoteur.

La mydriase peut être le premier signe d'une atteinte du III, avant même l'apparition de la paralysie de la musculature extrinsèque de l'œil.

Anisocorie

L'anisocorie est une inégalité du diamètre des pupilles. L'une est plus ouverte ou plus fermée que l'autre. Pour les ostéopathes, elle est intéressante car, souvent, elle correspond à une fixation de la colonne cervicale ou à un déséquilibre sympaticovagal.

Quand l'anisocorie est d'origine cervicale, c'est en général du côté cervical fixé que le diamètre pupillaire est plus petit.

Remarques. En cas d'anisotension (inégalité de la tension artérielle systolique des deux bras) le rétrécissement pupillaire correspond au côté où la tension est la plus basse.

Rappelons que l'anisotension, en dehors des grands troubles vasculaires, est due à une vasoconstriction artérielle du côté atteint ; c'est une sympathicotonie locale, d'origine cervicale ou thoracique haute.

Réflexes pupillaires

■ Réflexe photomoteur

Une trop forte lumière peut endommager la rétine. Le réflexe photomoteur est un mécanisme destiné à contrôler la quantité de lumière qui pénètre dans l'œil.

La voie afférente du réflexe est assurée par le nerf optique (II) qui envoie des informations au noyau d'Edinger-Westphal. À ce niveau, la stimulation lumineuse active des neurones viscéromoteurs parasympathiques qui empruntent le nerf oculomoteur (III), font relais dans le ganglion ciliaire et gagnent le globe oculaire par les nerfs ciliaires.

On recherche le réflexe photomoteur au moyen d'une lampe de poche, en projetant directement le faisceau lumineux sur l'œil examiné, l'autre étant à l'abri de la lumière.

Cela provoque une constriction brusque et énergique de la pupille (réflexe direct), suivie d'une dilatation plus lente. Cette stimulation unilatérale provoque aussi une contraction pupillaire de l'œil controlatéral non éclairé (réflexe consensuel).

Rappelons que le *muscle sphincter de la pupille* est innervé par des fibres parasympathiques. Lorsque ces fibres sont interrompues, la pupille se dilate, car plus aucune résistance ne s'oppose à l'action du *muscle dilatateur de la pupille*.

L'absence de ce réflexe peut exister en cas de lésion :
- du nerf optique ;
- du tronc cérébral ;
- du nerf oculomoteur (le ralentissement de la réponse pupillaire à la lumière est le premier signe de compression du nerf oculomoteur).

■ Constriction pupillaire à l'accommodation–convergence

La constriction survient dans la vision de près : un constriction pupillaire bilatérale accompagne la convergence des globes oculaires et l'accommodation du cristallin. Il s'agit d'une syncinésie et non d'un véritable réflexe.

Anomalies des champs visuels

L'exploration des champs visuels permet de déceler des lésions des voies visuelles (figure 11.7). Ces dernières se développent souvent de manière insidieuse, de sorte que *les patients ne prennent généralement conscience de modifications de leurs champs visuels que tardivement au cours de l'évolution d'une pathologie.*

Les anomalies du champ visuel résultent de lésions pouvant affecter différentes parties des voies visuelles. Le type d'anomalie dépend de l'endroit auquel ces voies sont interrompues.
- Une section du *nerf optique* droit entraîne une *cécité* au niveau des champs visuels temporal et nasal de l'œil droit.

114   Pratique des manipulations

section du nerf optique droit
cécité de l'œil droit

section du chiasma optique
hémianopsie bitemporale

section du tractus optique droit
hémianopsie homonyme gauche

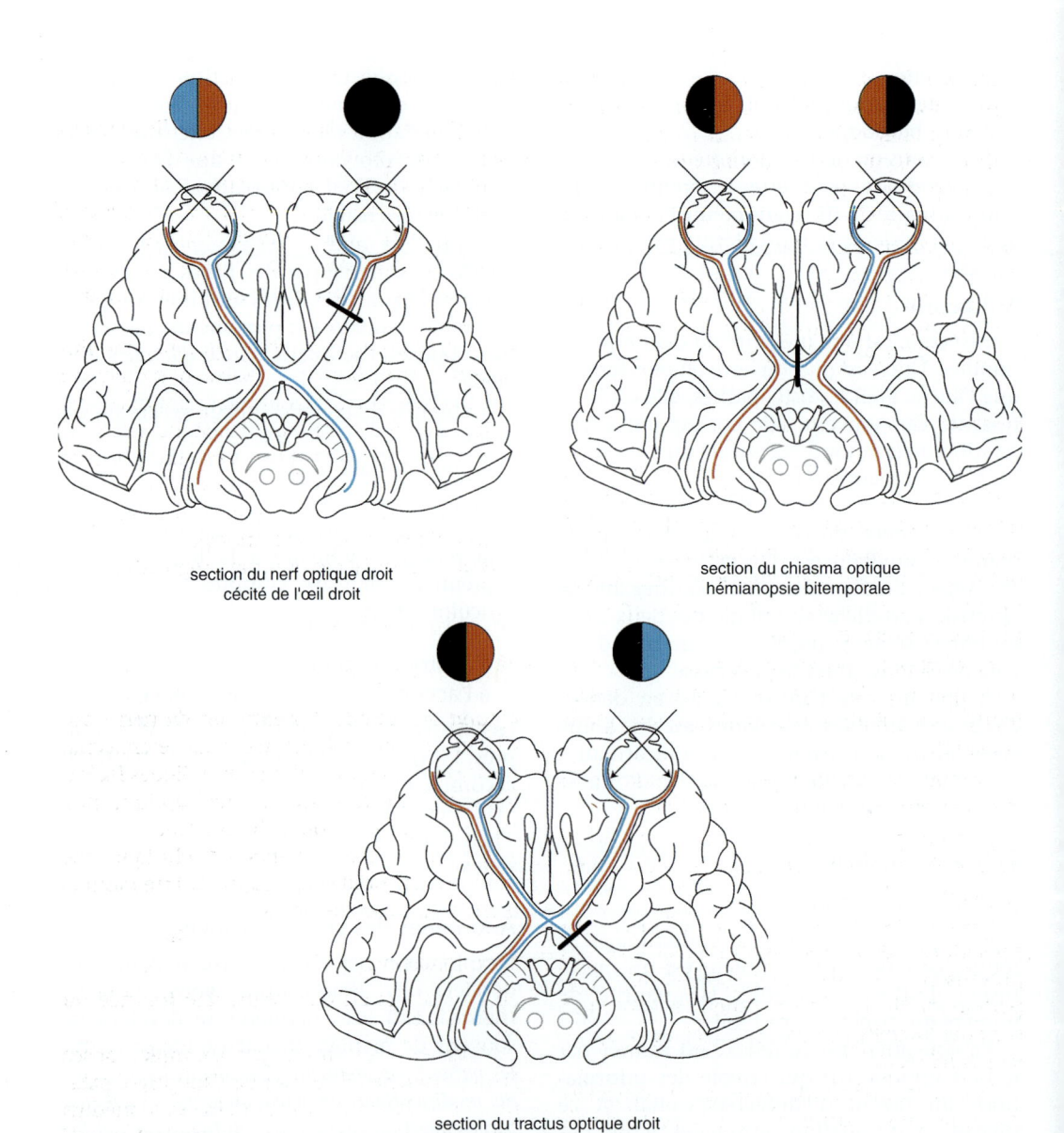

Figure 11.7. Principales anomalies du champ visuel.

– Une section du *chiasma optique* réduit la vision périphérique en provoquant une *hémianopsie bitemporale* (perte de vision dans la moitié du champ visuel de chaque œil).

– Une section du *tractus optique* droit supprime la vision au niveau des champs visuels temporal gauche et nasal droit. Une lésion du tractus optique provoque ainsi une *hémianopsie homonyme controlatérale* (la perte de vision affecte la même moitié du champ visuel des deux yeux). Cette anomalie est la forme la plus courante de perte du champ visuel.

Les anomalies de la vision consécutives à une compression du chiasma optique peuvent résulter d'une tumeur de l'hypophyse, d'un anévrisme de l'artère carotide interne ou de la partie précommissurale de l'artère cérébrale antérieure.

Déficit du nerf optique

Les lésions du nerf optique s'expriment par une baisse de l'acuité visuelle. Elles provoquent la perte totale ou partielle de la vision au niveau de l'œil correspondant. Les névrites optiques sont rarement douloureuses. Elles se manifestent par une sensation de vision floue plus ou moins prononcée.

La cécité est une privation totale de la vue, quel que soit le siège de la lésion causale (cortex occipital, voies optiques ou globe oculaire).

L'amaurose est une perte complète de la vue sans altération des milieux de l'œil.

L'amblyopie correspond à une diminution de l'acuité visuelle en l'absence de cause oculaire décelable.

Les lésions qui impliquent seulement un sous-groupe d'axones dans les voies visuelles produisent des scotomes, c'est-à-dire une perte partielle du champ visuel. Les scotomes sont des lacunes du champ visuel, aussi appelées *blind spots*.

Les neuropathies optiques se manifestent par une perte partielle ou complète de la vision. Elles peuvent être :
– ischémiques, par atteinte artériolaire (artériosclérose, embols, etc.) ; le diabète est la première cause de cécité en France ;
– inflammatoires et infectieuses ;
– toxiques : alcool, tabac, botulisme ;
– traumatiques, par compression du nerf optique.

Lésions du nerf optique

Le nerf optique et la fonction visuelle peuvent être affectés par de nombreuses causes :
– toxi-infections : tabac, alcool, diabète ;
– affections du névraxe : sclérose en plaques, encéphalite, arachnoïdite, sinusites sphénoïdale et ethmoïdale, méningite, uvéites, sarcoïdose, toxoplasmose, tuberculose, etc. ;
– compressions : tumeurs (gliome, méningiome périoptique), abcès, hypertension intracrânienne, hématomes, hydrocéphalie, ischémie thrombophlébitique, etc. ;
– traumatismes : fractures orbitaires, lésions intracanalaires (canal optique) ;
– atteinte du cortex visuel : hémianopsie homolatérale ou quadranopsie ;
– toute neuropathie optique progressive.

Manipulations

Chiasma optique

Quand on regarde l'orientation du nerf optique et de son prolongement sur le chiasma, on se rend compte qu'ils sont obliques latéralement. Rappelons que le nerf optique présente en plus une concavité médiale.

On va effectuer la même technique que pour la fente orbitaire, en ajoutant un mouvement actif du globe oculaire.

Manipulation

Le patient est en décubitus, tête tournée du côté à traiter.

Pour le côté droit, par exemple, posez l'index gauche au niveau de l'apophyse palatine homolatérale du maxillaire, et le médius droit dans l'orifice externe du conduit auditif homolatéral.

Pendant la phase d'expansion, entraînez le maxillaire en avant et la mastoïde en arrière, tout en tournant la tête du patient du côté traité.

Demandez ensuite au patient de regarder à gauche et à droite, sans bouger la tête. Selon la tension ressentie au niveau crânien, choisissez la direction de son regard et faites-lui tourner les yeux pendant la phase d'expansion.

Parfois, en raison de la concavité médiale du nerf optique, on peut demander au patient de tourner la tête du côté opposé. Finalement, c'est la tension ressentie au niveau crânien qui vous donnera la réponse.

Indications

Les indications de manipulation du chiasma optique sont les suivantes :
- les tensions dure-mériennes : en raison de la relation intime de la dure-mère et du nerf optique. Nous pouvons avoir aussi un effet sur le canal optique, au plan ostéodural ;
- les pathologies mécaniques de l'œil (strabisme, mauvaise coordination) ;
- les sinusites : entre autres par l'effet indirect sur le nerf frontal ;
- les problèmes circulatoires de l'œil et de la face ;
- les tics, douloureux ou non.

Nerf optique

Précisions

C'est indirectement par le globe oculaire que nous pouvons avoir un effet sur le nerf optique. Le nerf optique a une course sinueuse qui permet à l'œil de se mouvoir presque dans toutes les directions sans trop l'étirer. En restituant le mouvement du nerf optique, nous jouons aussi sur sa pression intraneurale et sur le système artérioveineux qui l'entoure. La mobilisation du globe oculaire et du nerf optique réalise un véritable déplissage vasculaire et semble jouer un grand rôle dans l'équilibre des pressions intracrâniennes.

■ Course du nerf optique

Il est important de souligner encore que le nerf optique n'a pas une course rectiligne ; sa légère sinuosité lui permet de s'adapter à la mobilité du globe oculaire. Elle lui donne un crédit de longueur. Retenons surtout qu'elle est concave médialement.

■ Insertion oculaire du nerf optique

Rappelons que le nerf optique s'insère très près de la ligne horizontale médiane du globe oculaire, légèrement caudalement et médialement (voir figure 11.3).

Pour avoir une action plus spécifique sur le nerf optique, il faut prendre un appui sur le globe oculaire dans son quadrant caudal et médial et le comprimer postérieurement.

■ Pression intraneurale

En jouant sur la longueur du nerf optique, on a une action de pression–dépression intraneurale. Nous avons vu dans les généralités qu'il existe toujours une relation entre tension et pression. L'étirement d'un nerf accroît sa pression, et son relâchement la diminue.

En poussant le globe oculaire postérieurement, on fait diminuer la pression intraneurale et, en le laissant revenir vers l'avant, on l'augmente.

Certaines maladies comme le diabète ou, plus simplement, un mauvais régime alimentaire, l'alcool, le tabac, certains médicaments peuvent affecter l'élasticité du nerf optique et la pression intraneurale.

■ Déplissage vasculaire

De nombreuses artérioles et veinules accompagnent le nerf optique :
- l'artère centrale de la rétine ;
- l'artère supratrochléaire ;
- l'artère ophtalmique ;
- les artères ciliaires postérieures ;
- l'artère lacrymale ;
- l'artère ethmoïdale ;
- les veines ophtalmiques céphaliques et caudales.

Le déplissage vasculaire qui accompagne la mobilisation du nerf optique a un effet oculaire et circulatoire plus général.

Soulignons l'importance de la veine ophtalmique qui s'anastomose avec les veines de la face et qui se jette dans le sinus caverneux. Une infection située dans la face peut avoir des conséquences fâcheuses sur le sinus caverneux.

Tests

Attention : pour toutes les manœuvres réalisées par l'intermédiaire d'une pression oculaire, méfiez-vous des patients qui présentent une myopie sévère. La rétine de ces patients est très fragile et une pression trop forte peut l'endommager. Si ces cas ne constituent pas une réelle contre-indication, ils nécessitent beaucoup de douceur.

■ Test dit « en retour »

Le patient et en décubitus, les yeux fermés. Prévenez-le que vous allez appuyer sur les globes oculaires sans lui causer de douleur. Si cette mobilisation de l'œil l'effraie, dites-lui qu'il mette l'index sur son œil, et comprimez le globe oculaire en mettant votre pouce sur son index (figures 11.8 et 11.9).
N.B. : Cette technique ne peut se réaliser sur un patient qui porte des lentilles rigides ; il doit les enlever au préalable. Les lentilles souples ne posent généralement pas de problème.

L'appui se fait au niveau du quadrant caudal et médial. Comprimez de vos deux pouces les globes oculaires par un appui progressif non douloureux.

Lorsque vous sentez qu'il est difficile d'aller plus loin, laissez revenir progressivement le globe oculaire en analysant sa course. Le retour doit se faire selon une direction légèrement curviligne. La fixation se trouve du côté où le globe oculaire revient plus difficilement à sa position initiale.

■ Test direct

Le test direct consiste à étirer directement le nerf optique en mobilisant le globe oculaire latéralement et céphaliquement. Il est évident qu'en effectuant ce test, on met en tension les muscles droit médial et oblique supérieur. Pour rendre ce test plus spécifique, on le réalise en comprimant le globe oculaire postérieurement pour relâcher ces muscles, et en attirant ensuite l'œil latéralement et céphaliquement. La fixation est du côté où la résistance est la plus forte.

Manipulations

■ Étirement du nerf optique

L'étirement du nerf optique va consister à ralentir le mouvement du retour de l'œil comme pour les techniques de viscoélasticité.

Comprimez le globe oculaire en direction postérieure, médiale et légèrement caudale. Laissez-le revenir très progressivement en attirant le globe oculaire latéralement et céphaliquement pour augmenter la tension sur le nerf optique.

Exécutez la même technique en induction.

■ Technique oculo-occipitale

Les centres de la vision sont au niveau du cortex occipital. Nous aimons associer la technique du nerf optique à une compression-décompression occipitale (figure 11.10).

Le patient est en décubitus ; placez le pouce d'une main sur le globe oculaire et la paume de l'autre main sous l'occiput homolatéral ou controlatéral selon le mouvement ressenti.

Pendant la compression du globe oculaire, durant la phase de rétraction, la paume occipitale doit sentir, petit à petit, la transmission de pression s'exercer sur elle.

Le pouce et la main vont travailler de concert en induction, pendant la phase d'expansion.

Indications

■ Strabisme

Généralités

Le strabisme a de nombreuses causes que nous allons décrire sommairement. Il est certain qu'au moindre doute, il est bon de confier le patient à un spécialiste.

Le strabisme est caractérisé par une déviation des axes visuels sans atteinte des mouvements oculaires et par un trouble de la vision

118 Pratique des manipulations

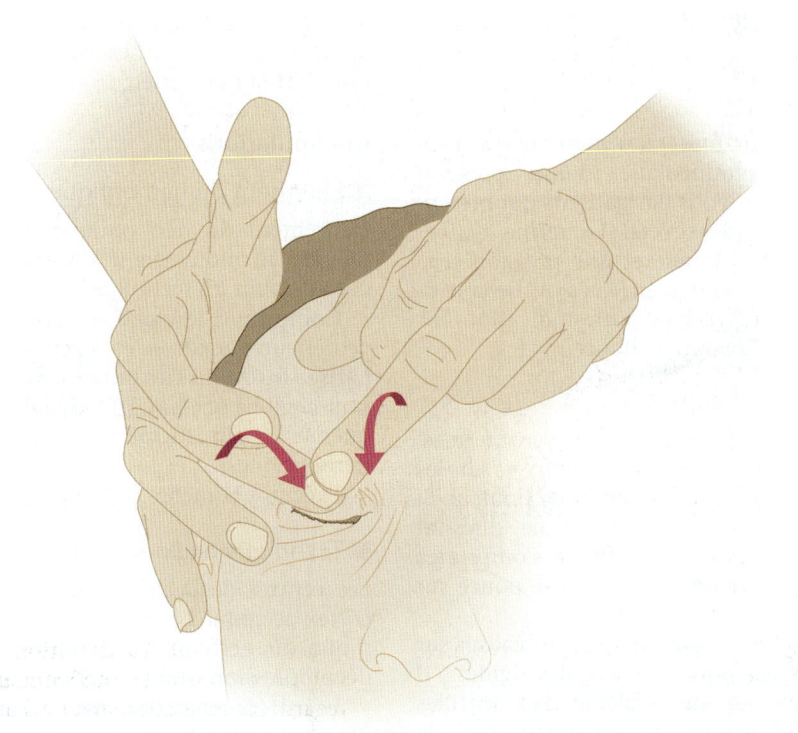

Figure 11.8. Test du nerf optique « en retour ».

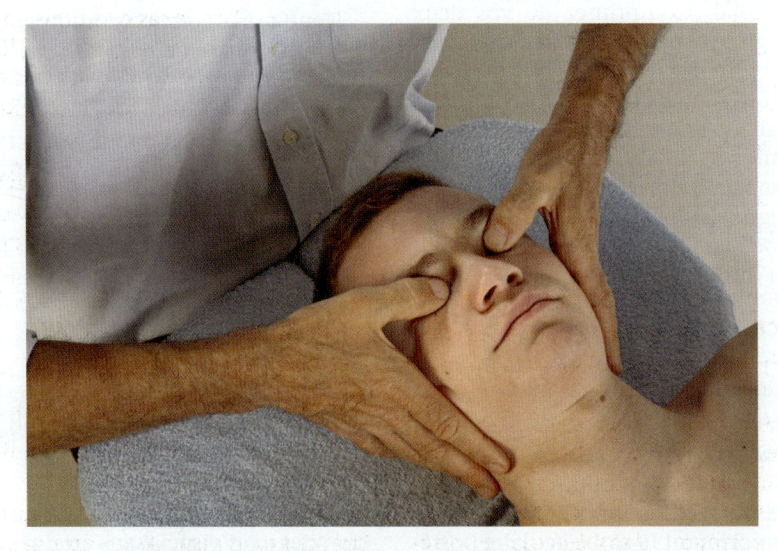

Figure 11.9. Réalisation du test « en retour ».

Nerf optique **119**

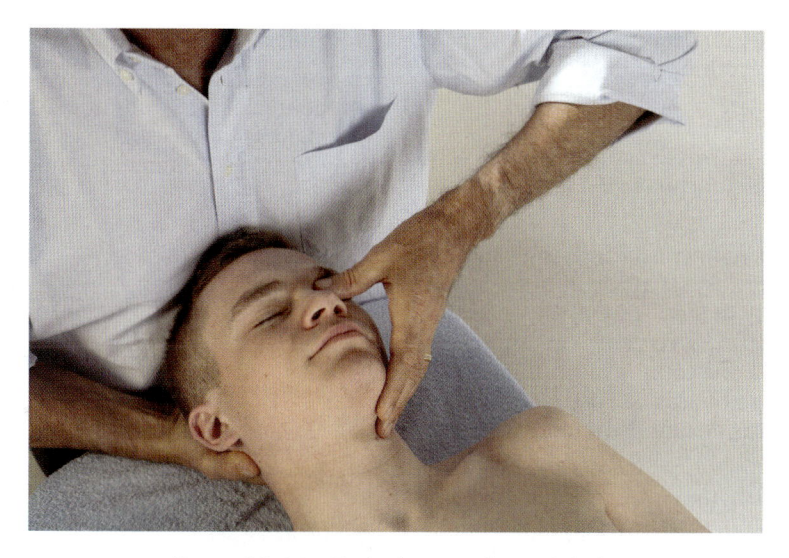

Figure 11.10. Technique oculo-occipitale.

binoculaire. C'est un défaut de convergence des deux axes visuels ; un œil dévie de l'axe de fixation. Il touche plus de 3 % de la population.

On distingue plusieurs strabismes :
– le strabisme absolu : il existe quelle que soit la distance du point fixe ;
– le strabisme accommodatif : il est dû à une accommodation excessive dans l'hypermétropie ;
– le strabisme alternant : il touche alternativement un œil, puis l'autre ;
– le strabisme concomitant : la déviation reste constante ; l'œil atteint suit les mouvements de l'autre œil ;
– le strabisme vertical : l'axe visuel de l'œil atteint est dévié vers le haut (on parle aussi de strabisme sursumvergent) ;
– le strabisme convergent (ésotropie) : la déviation de l'œil est médiale ;
– le strabisme divergent (exotropie) : la déviation de l'œil est latérale.

Il est important de considérer les deux distinctions suivantes dans les cas de strabisme.

– Strabisme banal. La déviation est permanente et constante indépendamment du regard. Elle ne s'accompagne d'aucune limitation dans les mouvements de l'œil atteint. C'est le strabisme banal (loucherie) divergent ou convergent sans trouble fonctionnel. C'est le cas que nous voyons le plus souvent dans nos cabinets. Ils sont dus fréquemment à des contraintes in utero, des malpositions fœtales, la ventouse ou le forceps.

– Strabisme paralytique. La déviation s'accompagne de limitation des mouvements du globe oculaire vers le côté opposé. C'est une paralysie musculaire. Le strabisme est dû à l'action non compensée de l'antagoniste.

Le strabisme s'accompagne de diplopie que le sujet compense en fermant la paupière de l'œil paralysé ou en tournant la tête pour placer l'œil en bonne position.

Attention : il faut toujours se méfier d'un strabisme d'apparition brutale. On peut suspecter une tumeur locale ou centrale, une taie cornéenne, une cataracte, une anomalie du vitré et une rétinopathie.

Strabismes de l'enfant

Nous voyons souvent de jeunes enfants, voire des bébés, qui louchent. Il faut considérer deux cas.

- Strabisme permanent dans tous les mouvements. Il n'existe pas de limitation des mouvements de l'œil dévié. C'est un strabisme banal convergent ou divergent, souvent dû à une compression anormale du crâne in utero ou lors de l'accouchement. Il n'entraîne pas de grands troubles fonctionnels.
- Strabisme avec limitation du globe du côté opposé. Il est de nature paralytique. L'antagoniste ne peut compenser le muscle paralysé.

Il est accompagné de diplopie (le sujet perçoit deux images en regardant un objet ; cela est dû à une atteinte du nerf oculomoteur) et touche en général les deux yeux.

Un patient, par exemple, présentant une paralysie du droit externe de l'œil droit regarde normalement à gauche grâce à l'antagoniste. En regardant droit devant lui, il a un strabisme droit convergent, et s'il regarde à droite, un strabisme bilatéral. Le patient essaie de corriger sa diplopie en fermant l'œil atteint ou en tournant la tête pour se placer en bonne position.

■ **Traumatismes**

La mobilisation du nerf optique par l'intermédiaire du globe oculaire nous permet d'avoir un effet sur la dure-mère crânienne.

■ **Déséquilibres hormonaux**

Cette indication est délicate. Nous la formulons en raison des relations anatomiques étroites entre la dure-mère autour du nerf optique et la tente de l'hypophyse. Il nous semble que cette manipulation a un effet sans que nous puissions en apporter la preuve.

■ **Problèmes vasculaires de l'œil**

En ce qui concerne cette indication, il convient de faire attention aux fragilités vasculaires trouvées entre autres dans le diabète et les traitements anticoagulants au long cours.

■ **Atteintes centrales**

Il s'agit de la sclérose en plaques, de la maladie de Parkinson, etc.

Nous n'avons aucun effet sur les maladies elle-mêmes mais sur certaines de leurs conséquences. Les patients qui ont ce type de maladie apprécient toutes les aides que l'on peut leur apporter.

■ **Autres effets**

Dans le canal optique

La dure-mère s'attache sur le périoste et accompagne le nerf optique jusqu'à l'orbite. Notons qu'elle forme un repli à concavité postérieure, appelé tente du nerf optique, dirigé du limbus sphénoïdal à l'apophyse clinoïde postérieure.

Les gaines durale, arachnoïdienne et piale du nerf optique se continuent avec la sclérotique de l'œil.

Lors d'un traumatisme ou d'une infection, la dure-mère peut se fixer et se fibroser dans le canal optique et limiter son extensibilité physiologique.

Sur le tendon de Zinn

Le tendon de Zinn est un cône à base antérieure et sommet postérieur formé par les muscles oculomoteurs.

Le nerf optique entouré de la dure-mère (et des autres méninges) traverse la partie céphalique et médiale du tendon de Zinn entre les muscles droit supérieur et médial.

Toute manipulation du nerf optique a un effet sur les méninges et sur le tendon de Zinn, ce qui est particulièrement intéressant pour les strabismes.

En résumé, nous utilisons la manipulation du nerf optique pour ses effets sur :

– la dure-mère ;

– le système microvasculaire de l'œil ;

– les problèmes de mécanique oculaire ;

– les troubles de la vision ;

– l'équilibre des pressions intracrâniennes.

Points clés de la mécanique craniosacrée

Pour globaliser le traitement, n'oubliez pas de vérifier la mécanique du système craniosacré et les éléments du mécanisme respiratoire primaire, surtout à ces différents niveaux :
– dure-mère périoptique : tente du cervelet ;
– sphénoïde (petite aile) ;
– orbite osseuse.

Chapitre 12
Nerf oculomoteur

Rappel anatomique

Rappel physiopathologique

Manipulations

Chapitre 12
Nerf oculomoteur

Le nerf oculomoteur (III) est le plus gros des nerfs moteurs de l'œil. Il fournit l'innervation de tous les muscles de l'orbite, à l'exception des muscles droit latéral et oblique supérieur. Il véhicule aussi des neurofibres parasympathiques destinées au muscle sphincter pupillaire et au muscle ciliaire.

Rappel anatomique

Origine

L'origine du nerf oculomoteur est le pédoncule cérébral, sur la partie médiale, par une dizaine de filets nerveux.

On lui distingue un groupe de fibres médiales ou interpédonculaires et un groupe de fibres latérales émergeant de la face antérieure du pédoncule.

Toutes ces fibres se rejoignent pour former un cordon nerveux dont nous allons voir le trajet.

Trajet

À la sortie du pédoncule, le nerf oculomoteur se dirige en avant, latéralement et très légèrement céphaliquement vers la partie latérale de l'apophyse clinoïde postérieure (figure 12.1).

Avant l'apophyse clinoïde postérieure, il traverse la dure-mère pour entrer dans la paroi latérale du sinus caverneux. De là, il pénètre la fissure orbitaire supérieure.

Rapports utiles

Avec le système artériel basilaire

Le tronc basilaire sépare les deux nerfs oculomoteurs, qui passent ensuite entre l'artère cérébrale postérieure et l'artère cérébelleuse supérieure.

Dans le sinus caverneux

Le nerf oculomoteur se situe dans la partie la plus céphalique de la paroi du sinus caverneux.

Dans la fissure orbitaire supérieure

Le nerf oculomoteur traverse cette fente à sa partie la plus large et pénètre dans l'orbite à travers l'anneau de Zinn formé par les deux tendons du muscle droit latéral (figure 12.2).

Anastomoses et connexions

Le nerf oculomoteur a des anastomoses et connexions :
– avec le nerf ophtalmique (branche du trijumeau) ;
– avec le sympathique, principalement avec des ramifications venant du plexus carotidien.

Distribution

Le nerf oculomoteur se sépare en deux branches soit en entrant dans l'orbite, soit juste avant (figure 12.3).

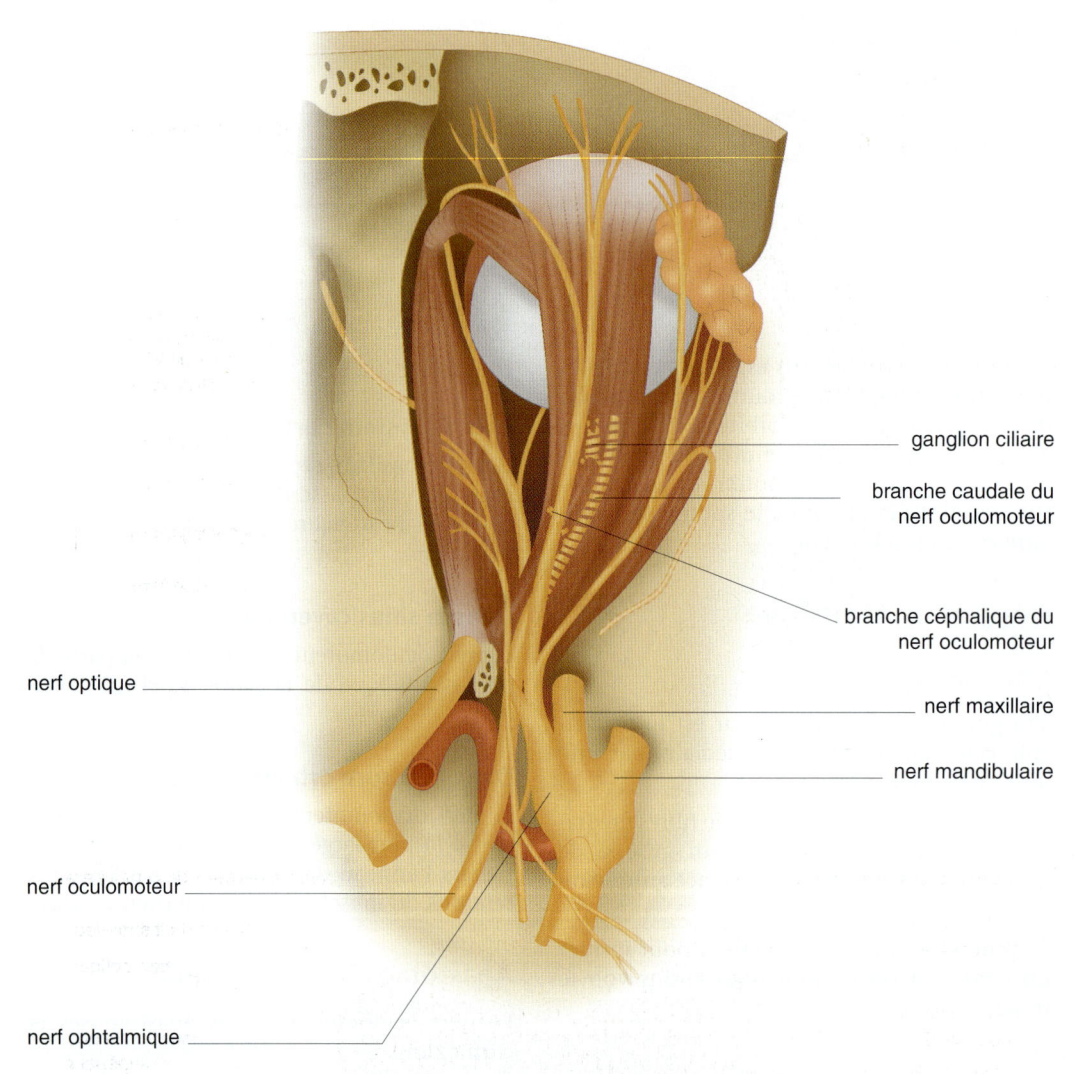

Figure 12.1. Trajet du nerf oculomoteur (vue supérieure).

Il donne un rameau supérieur (branche céphalique) et un rameau inférieur (branche caudale), dans l'intervalle desquels se trouve le nerf nasociliaire (branche de l'ophtalmique).

Rameau céphalique

Situé d'abord latéralement puis céphaliquement par rapport au nerf optique, le rameau céphalique rejoint le droit supérieur de l'œil. Un filet se détache pour innerver le muscle releveur de la paupière supérieure.

Rameau caudal

Le rameau caudal est plus important que le rameau céphalique. Il se divise en trois filets :
– un filet médial, pour le muscle droit médial ;

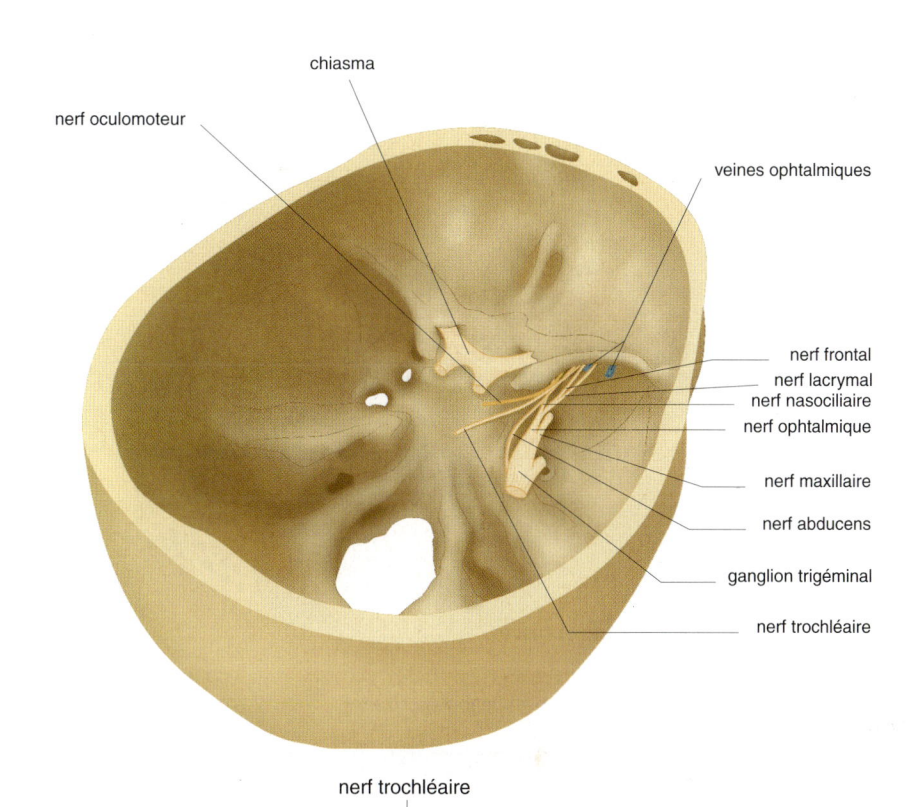

Nerf oculomoteur   **127**

*Figure 12.2. Le nerf oculomoteur dans la fissure orbitaire supérieure.
A : vue intracrânienne. B : coupe frontale.*

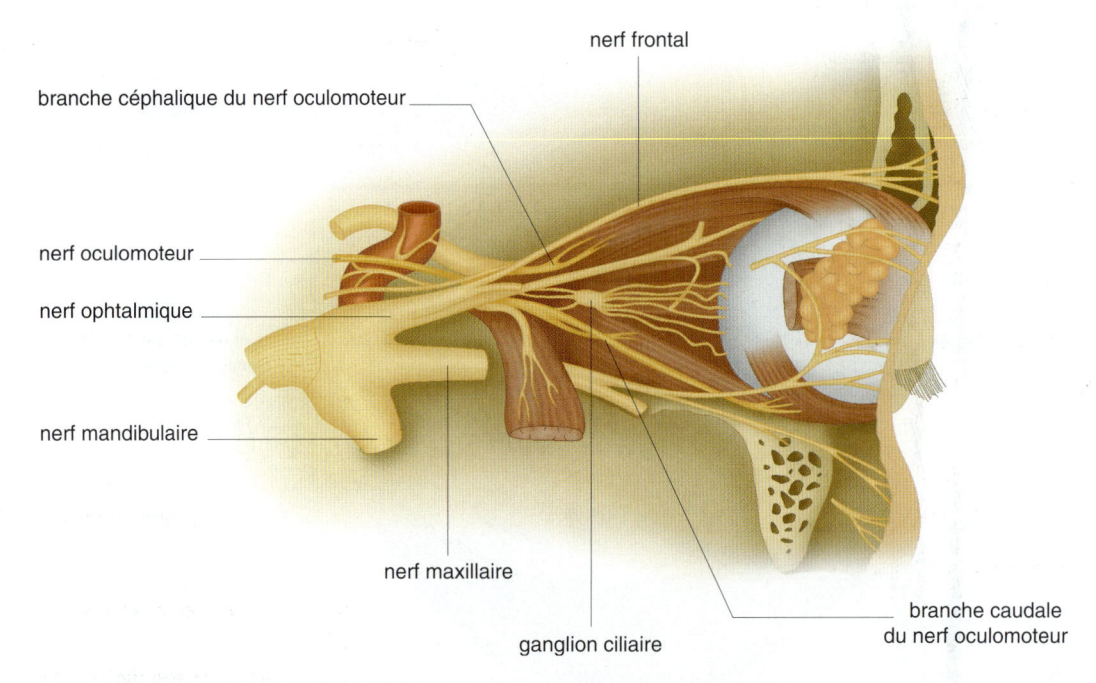

Figure 12.3. Nerf oculomoteur (vue latérale).

- un filet caudal, pour le muscle droit inférieur ;
- un filet antérieur, pour le muscle oblique inférieur.

Il donne la racine oculomotrice du ganglion ciliaire.

Ganglion ciliaire

Le ganglion ciliaire est situé contre la face latérale du nerf optique. Il reçoit :
- du plexus carotidien, la racine sympathique ;
- du V, la racine nasociliaire ;
- du III, la racine oculomotrice parasympathique.

Le ganglion ciliaire donne les nerfs ciliaires courts.

Rappel physiopathologique

Fonctions

Fonction motrice oculaire

Le nerf contrôle l'adduction (muscle droit médial), l'abaissement (muscle droit inférieur), l'élévation (muscle droit supérieur) et la rotation latérale (muscle oblique inférieur) de l'œil (figure 12.4).

La paralysie d'un muscle entraîne un strabisme.

Fonction motrice palpébrale

Le nerf oculomoteur assure l'élévation de la paupière supérieure.

Fonction viscéromotrice

Cette fonction est assurée par les efférences parasympathiques que véhicule le nerf oculomoteur.

Nerf oculomoteur 129

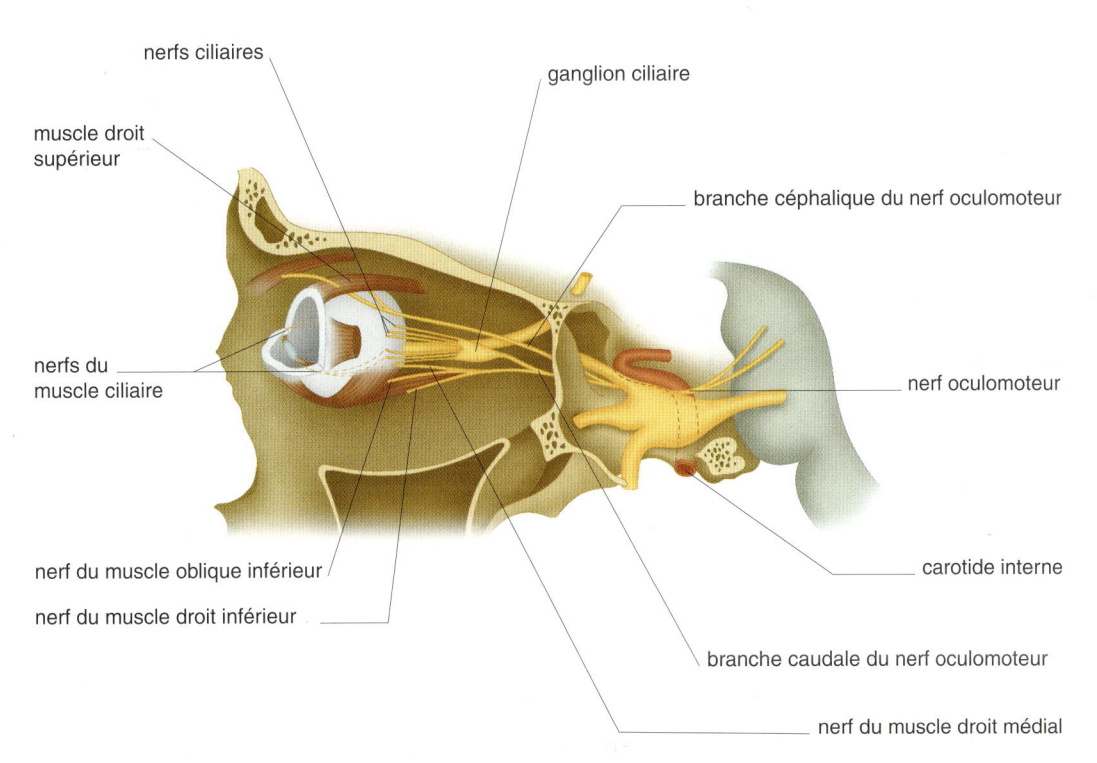

Figure 12.4. Systématisation du nerf oculomoteur.

Les corps cellulaires des neurones viscéromoteurs du III sont localisés dans le noyau d'Edinger-Westphal. Les neurones préganglionnaires quittent le tronc cérébral avec les neurones à destinée somatique pour constituer le III. Les neurones parasympathiques sont situés à la superficie du nerf. Par conséquent, en cas de compression du nerf, ce sont les premiers à perdre leur fonction.

Ils se détachent du nerf destiné au muscle oblique inférieur et se terminent dans le ganglion ciliaire.

Les axones postganglionnaires quittent le ganglion ciliaire par six à dix nerfs ciliaires courts qui pénètrent dans le globe oculaire par sa face postérieure, près de l'insertion du nerf optique. Dans le globe oculaire, les nerfs convergent vers l'avant, entre la choroïde et la sclère, pour se terminer dans le corps ciliaire et le muscle constricteur de la pupille.

Les fibres viscéromotrices contrôlent le tonus de ces deux muscles et, par conséquent, le diamètre de la pupille et la forme du cristallin.

■ Réflexe pupillaire

Nous avons exposé en détail les mécanismes de ce réflexe dans le chapitre 11, p. 113. Rappelons simplement que l'influx lumineux est transmis par le nerf optique au noyau prétectal qui projette le signal au noyau oculomoteur accessoire, provoquant la contraction du muscle sphincter de la pupille, se traduisant par un myosis.

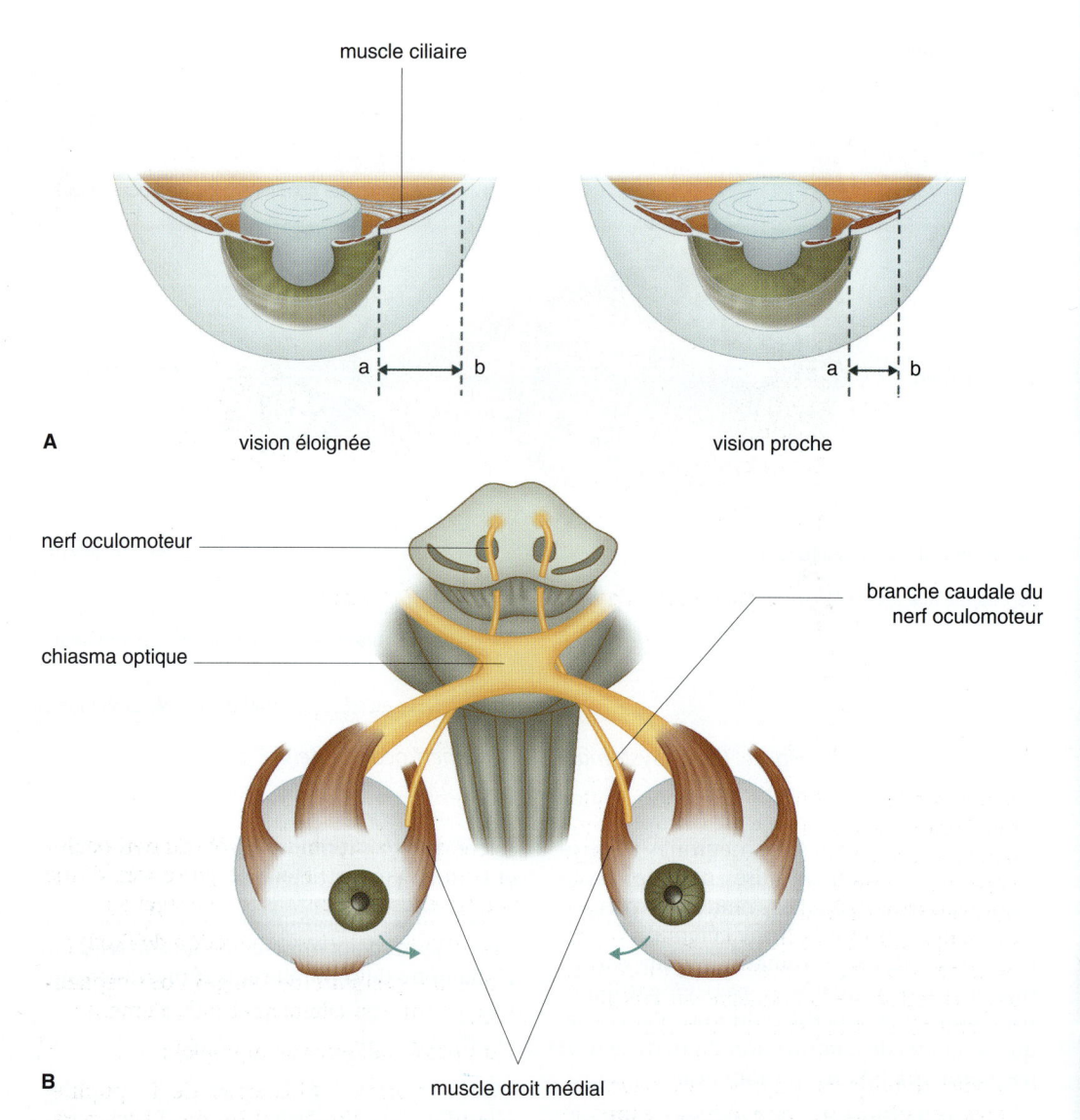

Figure 12.5. Réflexe d'accommodation. A : coupe de face. B : vue frontale.

■ **Réflexe d'accommodation**

L'accommodation est une adaptation du dispositif optique de l'œil pour permettre la vision de près (figure 12.5). Elle s'opère par un triple phénomène.

– Augmentation de la courbure du cristallin. Le ligament suspenseur du cristallin est inséré à la périphérie de ce dernier. Au repos, le ligament maintient une certaine tension sur la périphérie de la lentille que

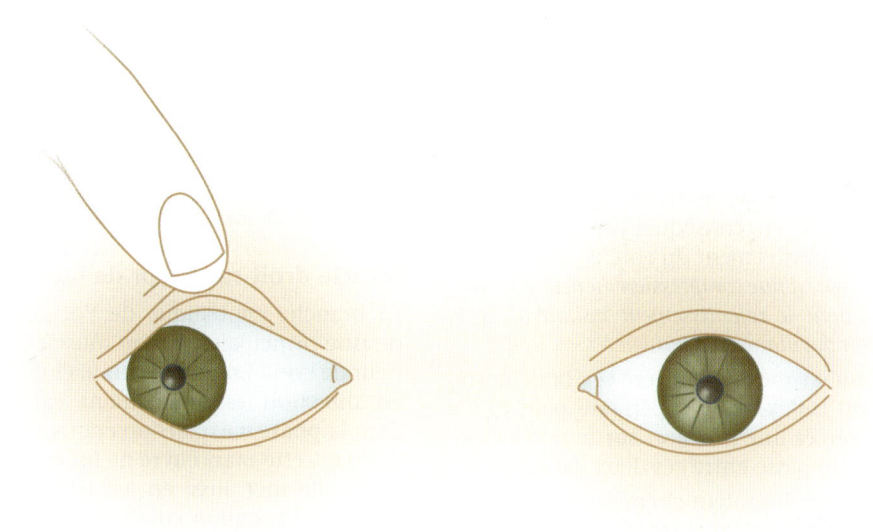

Figure 12.6. Paralysie du nerf oculomoteur.

représente le cristallin, la maintenant aplatie. Durant l'accommodation, les neurones parasympathiques du noyau d'Edinger-Westphal commandent la contraction du muscle ciliaire (diminuant la distance a–b sur la figure 12.5), ce qui relâche une partie de la tension du ligament et autorise une augmentation de la courbure du cristallin, qui voit ainsi sa convexité s'accroître.

– Constriction de la pupille. Les neurones parasympathiques commandent au muscle constricteur de la pupille de se contracter. La diminution du diamètre pupillaire aide à affiner l'image sur la rétine.

– Convergence des yeux. Les noyaux oculomoteurs envoient des influx pour contracter les deux muscles droit médial, ce qui occasionne une convergence des deux yeux.

Paralysie

Pour mieux comprendre le rôle du nerf oculomoteur, étudions ce qui se passe lors d'une paralysie totale (figure 12.6). Le sujet a :
– un strabisme latéral (abduction de l'œil) ;
– une impossibilité de bouger l'œil céphaliquement, caudalement et médialement ;
– un ptosis (absence de diplopie) ;
– une mydriase (dilatation de la pupille) résultant de l'interruption des fibres parasympathiques destinées à l'iris ;
– une absence de réflexe pupillaire (pas de constriction de la pupille sous l'effet d'une lumière vive) ;
– une perte de l'accommodation à distance (pas d'augmentation de convexité du cristallin permettant une vision rapprochée) consécutive à la paralysie du muscle ciliaire.

Étiologie

Une augmentation rapide de la pression intracrânienne, par exemple lors d'un hématome sous-dural, comprime souvent le III contre la crête de la partie pétreuse de l'os temporal. Comme les fibres parasympathiques du III sont superficielles, elles sont affectées en premier lieu. En conséquence, la pupille se dilate progressivement du côté de la lésion. *Le premier signe d'une compression du nerf oculomoteur est donc le ralentissement ipsilatéral de la rétraction pupillaire à la lumière.*

Un anévrisme d'une artère cérébrale postérieure ou cérébelleuse supérieure peut également exercer une pression sur le nerf oculomoteur qui passe entre ces deux vaisseaux.

Le nerf oculomoteur chemine dans la paroi latérale du sinus caverneux ; il peut donc aussi être lésé en cas d'infection ou de traumatisme de ce sinus.

Fait clinique intéressant

Le nerf oculomoteur croise la grande circonférence de la tente du cervelet et passe à la partie latérale de l'apophyse clinoïde postérieure. Ce positionnement peut expliquer, d'après Lazorthes, la compression du nerf lors de chocs transversaux du crâne, et l'engagement temporal lors d'une hypertension crânienne.

Manipulations

Manœuvre de la fissure orbitaire supérieure

Nous appliquons la manipulation de la fissure orbitaire. Comme le nerf oculomoteur est très médial, accompagné latéralement de l'abducens et médialement du nasociliaire, nous insistons plus sur la partie médiale de la fissure en tournant la tête du patient du même côté que la fissure concernée. Cette manœuvre a aussi un effet sur le foramen rond où passe le nerf maxillaire. D'une manière générale, cette technique est systématiquement effectuée en faisant une rotation de la tête des deux côtés. On est parfois surpris de trouver d'autres fixations. De la théorie à la pratique !

Manœuvres du globe oculaire

L'ensemble des muscles innervés par le nerf oculomoteur sont représentés à la figure 12.7.

Muscle droit supérieur de l'œil

La branche céphalique de l'oculomoteur se destine principalement au muscle droit supérieur de l'œil. En mobilisant le globe supérieur en direction essentiellement caudale, pendant la phase d'expansion crânienne, on peut l'étirer. Cette manœuvre ne lui est pas spécifique ; elle met aussi en jeu les nerfs frontal, ciliaire, le ganglion ciliaire et l'artère ophtalmique, pour ne citer qu'eux.

Muscle droit médial

Le nerf du muscle droit médial vient de la branche caudale du nerf oculomoteur. On étire le globe oculaire en direction latérale pendant la phase d'expansion crânienne.

Muscle droit inférieur

Le nerf du muscle droit inférieur vient aussi de la branche caudale de l'oculomoteur. On étire en direction céphalique le globe oculaire, toujours pendant la phase d'expansion.

Muscle oblique inférieur

Le muscle oblique inférieur prend son origine à la partie médiale du bord caudal de l'orbite pour se diriger latéralement. Son innervation vient aussi de la branche caudale de l'oculomoteur. Étirez le globe oculaire latéralement et céphaliquement, pendant l'expansion crânienne (figure 12.8).

Points clés de la mécanique craniosacrée

Pour globaliser le traitement, n'oubliez pas de vérifier la mécanique du système craniosacré

Nerf oculomoteur 133

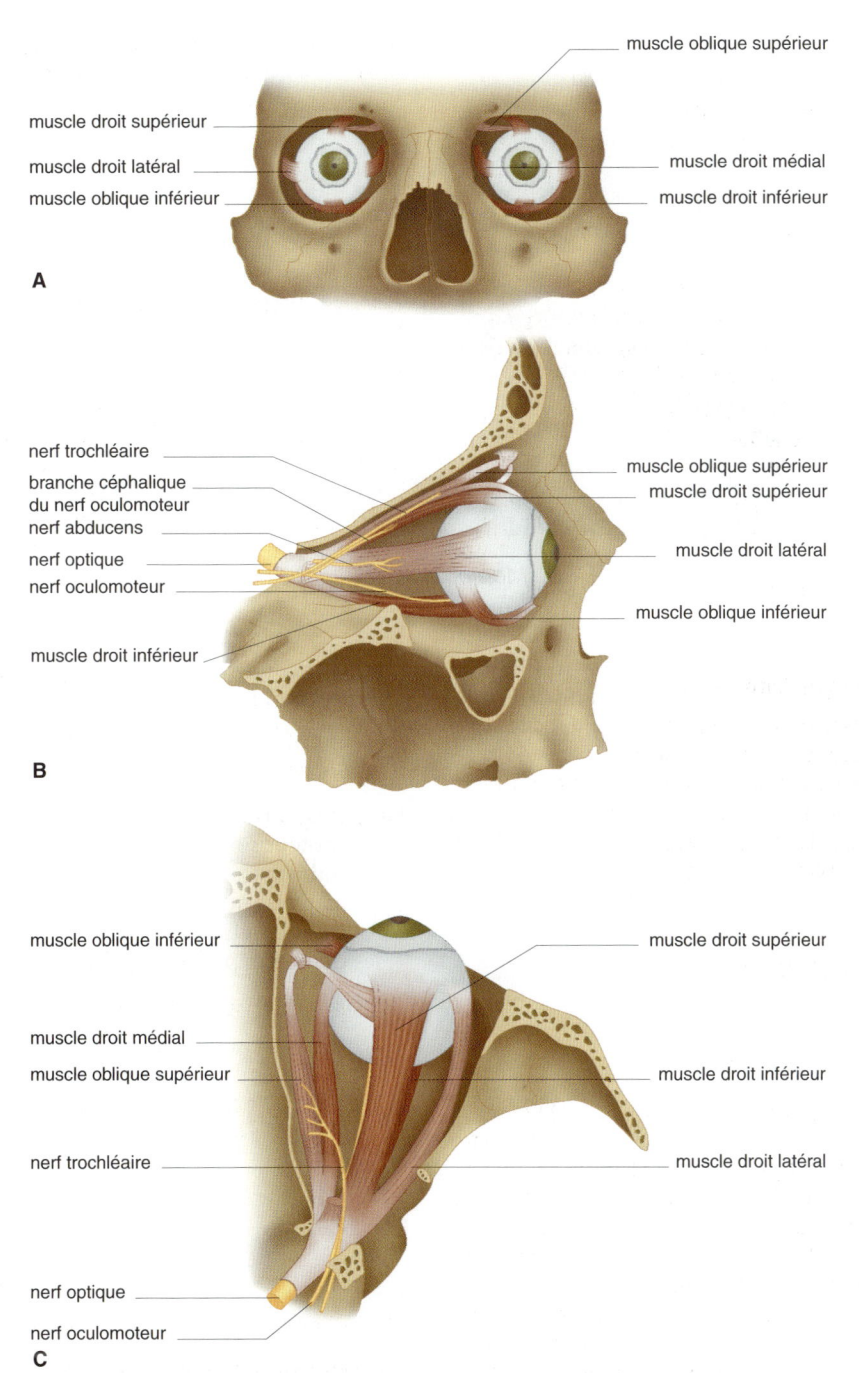

*Figure 12.7. Muscles de l'œil innervés par le nerf oculomoteur.
A : vue de face. B vue sagittale. C : vue de dessus.*

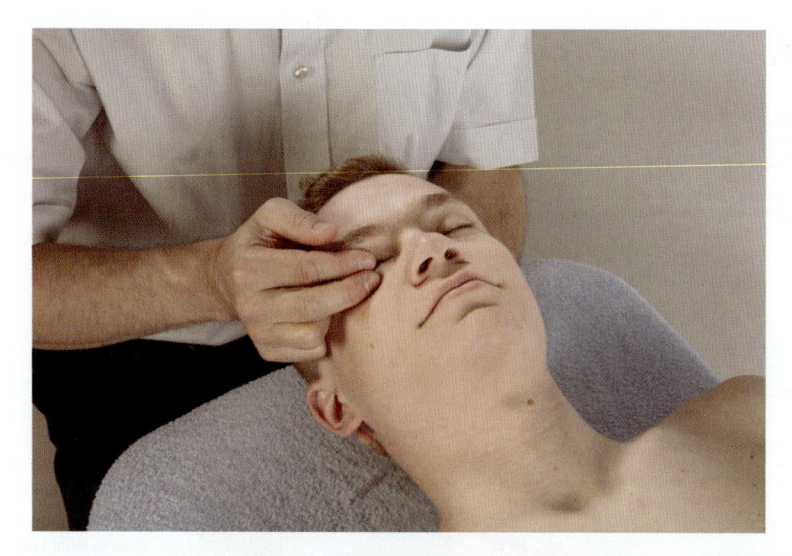

Figure 12.8. Manipulation du globe oculaire.

et les éléments du mécanisme respiratoire primaire, surtout à ces différents niveaux :
- dure-mère : manchon intraorbitaire, tente du cervelet ;
- tendon de Zinn ;
- sphénoïde : fissure orbitaire supérieure (petite aile/grande aile) ;
- suture frontosphénoïdale (lame horizontale/petite aile) ;
- suture pétrosphénoïdale ;
- paroi du sinus caverneux : tente du cervelet et pression intracaverneuse.

Indications

Les indications de manipulation du nerf oculomoteur sont :
- le strabisme ;
- la mauvaise accommodation ;
- les troubles visuels ;
- les désordres proprioceptifs.

Chapitre 13
Nerf trochléaire

Rappel anatomique

Rappel physiopathologique

Manipulations

Chapitre 13
Nerf trochléaire

Le nerf trochléaire (IV ; anciennement, nerf pathétique) présente deux particularités intéressantes : c'est le plus grêle, mais aussi celui qui a le trajet le plus long de tous les nerfs crâniens.

C'est un nerf uniquement moteur destiné à un seul muscle : l'oblique supérieur de l'œil.

Rappel anatomique

Origine

L'origine du nerf trochléaire est l'isthme de l'encéphale, face postérieure (directement en arrière des tubercules quadrijumeaux postérieurs–colliculus inférieurs).

Trajet

À la base de l'encéphale, le nerf trochléaire se dirige en avant pour traverser la dure-mère, là où s'entrecroisent les deux circonférences de la tente du cervelet (figure 13.1).

Il s'engage dans le sinus caverneux et ensuite dans la fente orbitaire pour rejoindre l'orbite.

Rapports utiles

À la base de l'encéphale

Le trochléaire se situe entre les nerfs oculomoteur, médialement, et trijumeau, latéralement.

Dans le sinus caverneux

Le nerf trochléaire chemine au-dessus de l'ophtalmique (V1) et en dessous de l'oculomoteur. Il croise l'oculomoteur en arrière de la fente orbitaire (figure 13.2).

Dans la fissure orbitaire supérieure

Le nerf trochléaire traverse la fissure orbitaire à sa partie supéromédiale en dehors de l'anneau tendineux commun (Zinn).

Anastomoses

Le nerf trochléaire a des anastomoses :
– avec des fibres sympathiques du plexus carotidien ;
– avec des fibres du nerf ophtalmique V1, en général par deux rameaux :
  - le nerf récurrent de la tente du cervelet (ou nerf récurrent d'Arnold) qui envoie de nombreux filets à la tente du cervelet à la partie caudale de la faux du cerveau ;
  - le nerf lacrymal.

Distribution

Dure-mérienne

Le nerf trochléaire participe, avec le nerf récurrent d'Arnold, à la sensibilité de la dure-mère de la région crânienne qu'il parcourt.

Orbitaire

Le nerf trochléaire croise la branche céphalique du nerf oculomoteur, et les muscles rele-

© 2006 Elsevier Masson SAS. Tous droits réservés.
Manipulations des nerfs crâniens

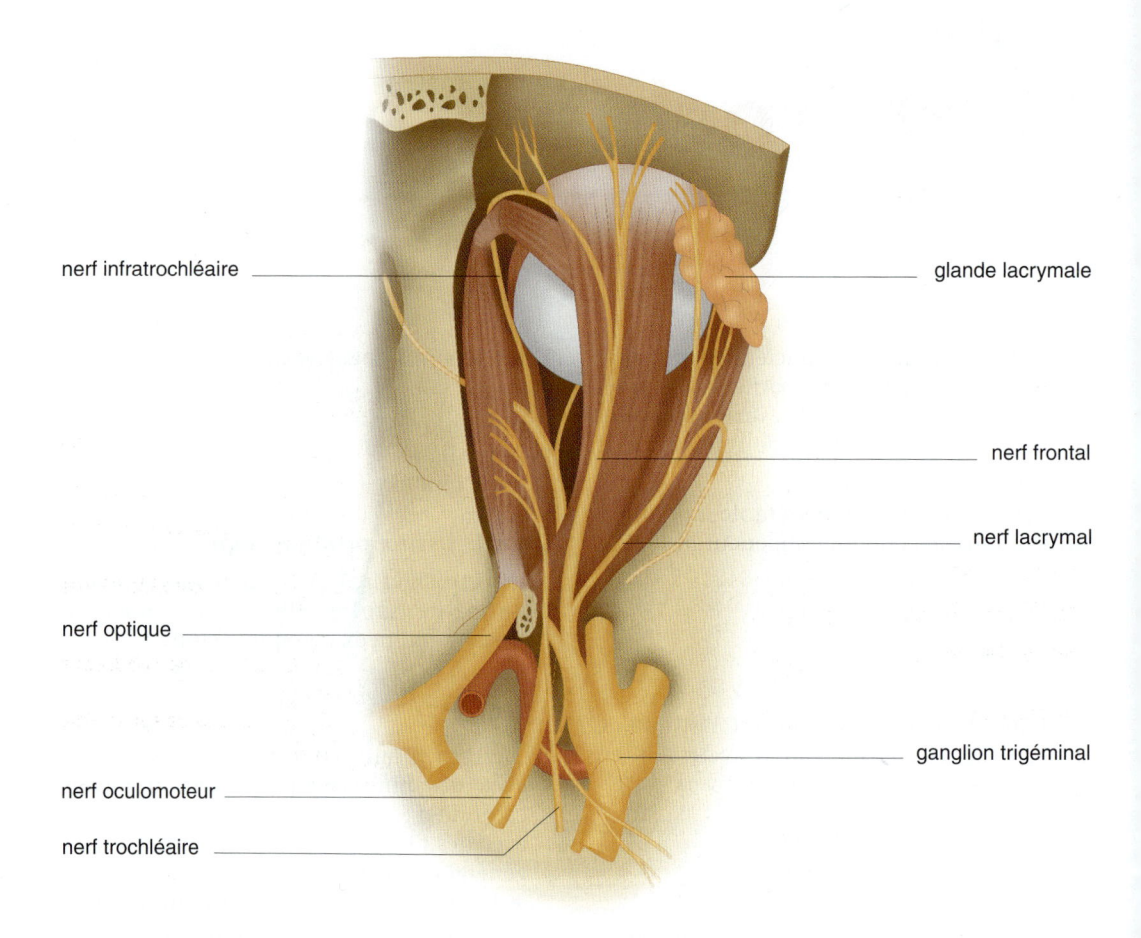

Figure 13.1. Trajet du nerf trochléaire.

veur de la paupière et droit supérieur de l'œil. Il donne enfin l'innervation de l'oblique supérieur de l'œil.

Rappel physiopathologique

Fonction

Le nerf trochléaire est abaisseur latéral et rotateur médial du globe oculaire : la pupille se déplace en bas et latéralement.

Déficit

La lésion du nerf entraîne (figure 13.3) :
- une déviation du globe oculaire vers le haut (regard pathétique) ;
- une limitation des mouvements vers le bas ;
- une diplopie homonyme (pour compenser cette diplopie, le patient incline la tête du côté opposé).

L'atteinte du IV est souvent combinée avec celle du III et du VI au cours de leur trajet,

Nerf trochléaire **139**

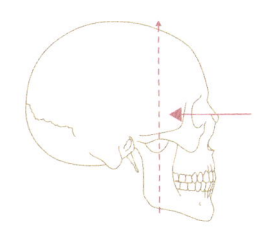

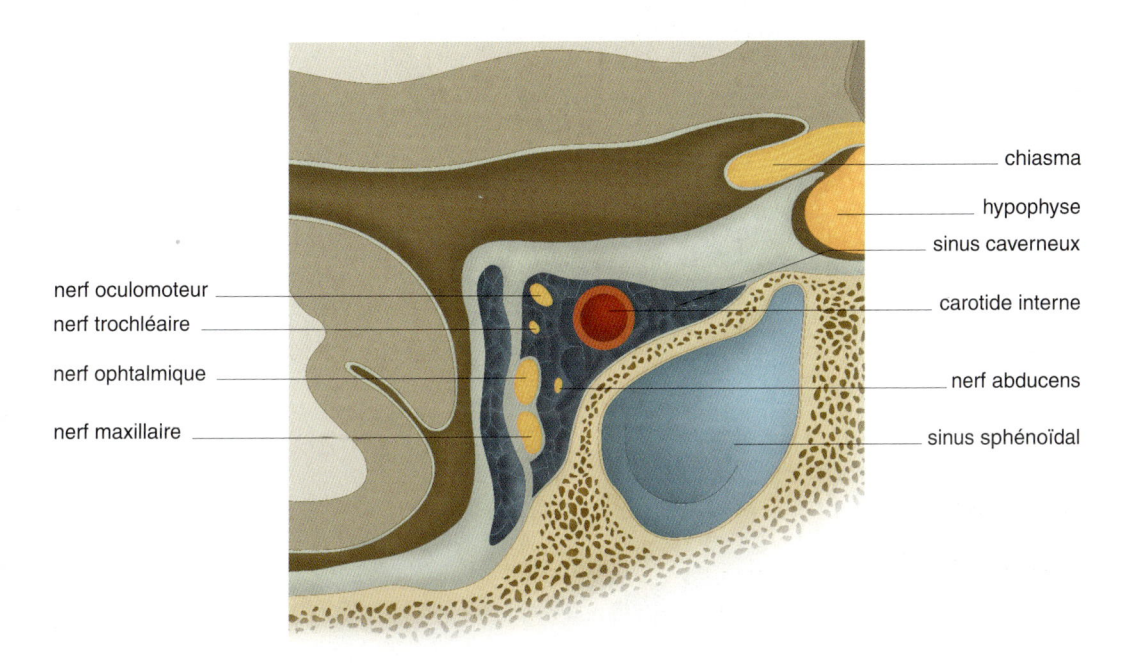

Figure 13.2. Nerf trochléaire et sinus caverneux.

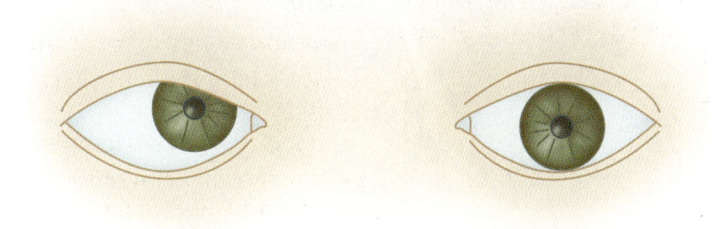

Figure 13.3. Paralysie du nerf trochléaire.

140 Pratique des manipulations

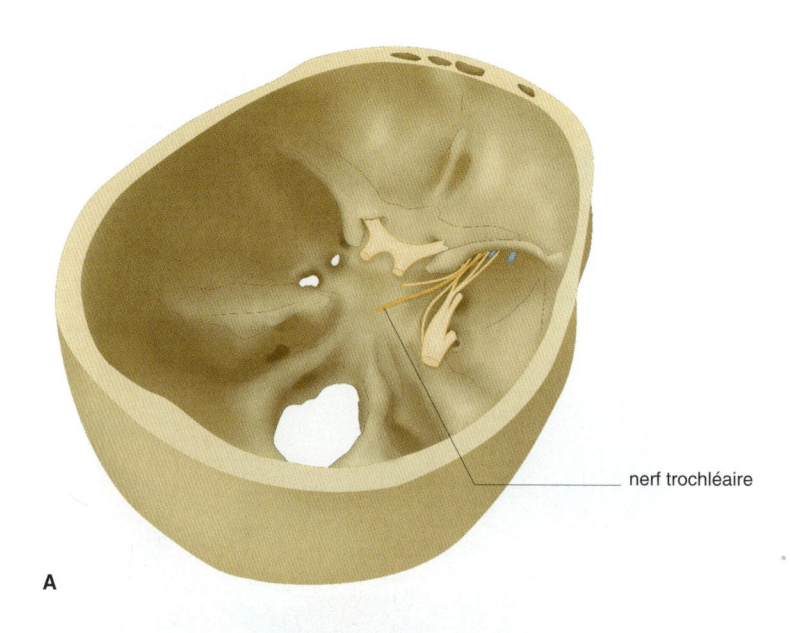

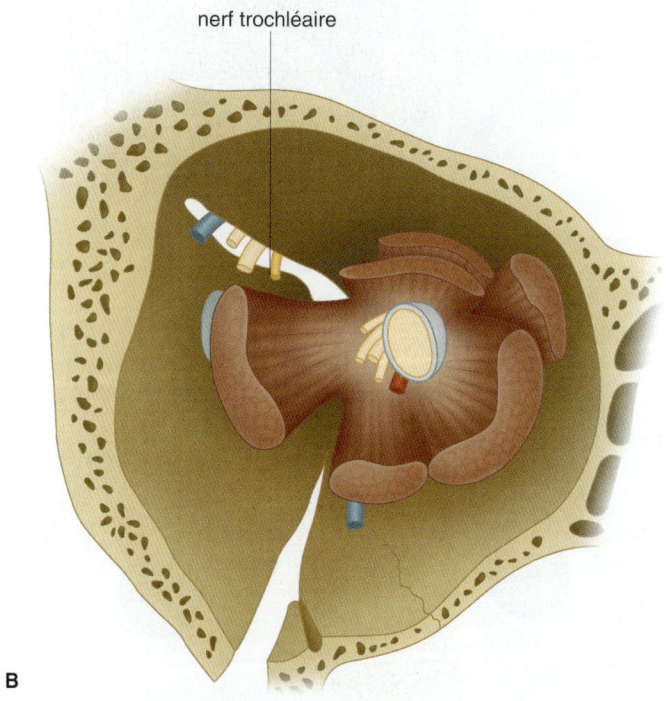

*Figure 13.4. Le nerf trochléaire dans la fissure orbitaire supérieure.
A : vue intracrânienne. B : coupe frontale.*

Nerf trochléaire **141**

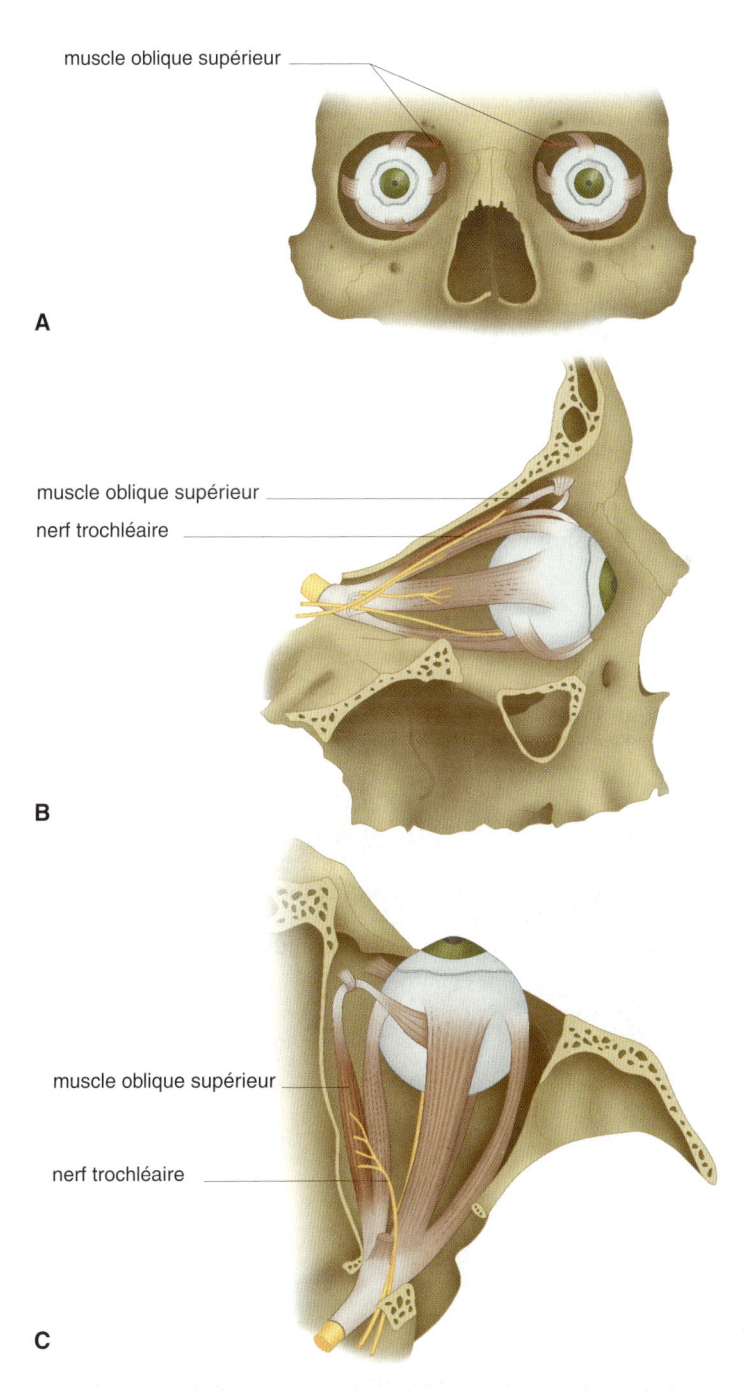

*Figure 13.5. Muscle de l'œil innervé par le nerf trochléaire.
A : vue de face. B : vue sagittale. C : vue de dessus.*

dans la paroi du sinus caverneux (syndrome de Foix), dans la fissure orbitaire supérieure ou encore au niveau de l'apex orbitaire (syndrome de l'apex de Rollet).

Manipulations

Fissure orbitaire supérieure

Le nerf trochléaire occupe la partie médiale de la fissure orbitaire supérieure, là où elle est assez large (figure 13.4). Il est entouré latéralement du nerf frontal et médialement du nerf abducens. Cette manœuvre est indispensable à effectuer conjointement avec celle du muscle oblique supérieur.

C'est une manœuvre ostéoméningée qui se fait pendant la phase d'expansion crânienne (voir p. 76).

Globe oculaire

On peut étirer le nerf trochléaire par l'intermédiaire du muscle oblique supérieur. Entraînez le globe oculaire en direction caudale et médiale pendant la phase d'expansion crânienne (figure 13.5).

Points clés de la mécanique craniosacrée

Pour globaliser le traitement, n'oubliez pas de vérifier la mécanique du système craniosacré et les éléments du mécanisme respiratoire primaire, surtout à ces différents niveaux :

– dure-mère : manchon intraorbitaire, tente du cervelet ;
– tendon de Zinn ;
– sphénoïde : fissure orbitaire supérieure (petite aile/grande aile) ;
– suture frontosphénoïdale (lame horizontale/petite aile) ;
– suture pétrosphénoïdale ;
– paroi du sinus caverneux : tente du cervelet et pression intracaverneuse.

Indications

Strabisme et défaut de convergence

C'est surtout pour les strabismes latéraux que l'on utilise cette manœuvre ; mais en règle générale, on applique cette technique pour les deux yeux, même celui qui apparemment n'a pas de strabisme.

Traumatismes crâniens

Le nerf trochléaire s'anastomose avec le nerf ophtalmique du trijumeau qui donne la sensibilité de la tente du cervelet par le nerf récurrent d'Arnold. Le trochléaire donne aussi des petites fibres à la dure-mère qui l'entourent et qui rejoignent d'autres filets nerveux.

On le manipule à la suite de traumatismes crâniens, de chirurgie du crâne et de paralysie.

Séquelles neurologiques

Dans toutes les suites de paralysie et les lésions neurologiques d'origine centrale, pensez au nerf trochléaire.

Chapitre 14
Nerf trijumeau

Rappel anatomique

Rappel physiopathologique

Manipulations

Nerf trijumeau et migraine

Chapitre 14
Nerf trijumeau

Le nerf trijumeau (V) est un nerf mixte, sensitif pour les régions de la face et moteur pour les muscles masticateurs.

Par ses connexions, il possède des neurofibres sensorielles et sécrétoires. Il se compose d'une racine sensitive volumineuse et d'une racine motrice grêle.

Sur le trajet de la racine sensitive se trouve le ganglion trigéminal (Gasser). Il se divise en trois branches, les nerfs ophtalmique (V1), maxillaire (V2) et mandibulaire (V3).

Le nerf mandibulaire est un nerf mixte et les autres sont sensitifs.

Rappel anatomique

Origine

L'origine du nerf trijumeau est la protubérance annulaire, à la limite des pédoncules cérébelleux par deux racines de volume inégal (figure 14.1) :
- la grosse racine, sensitive, qui comprend une cinquantaine de faisceaux ;
- la petite racine, ou racine de Wrisberg, motrice, qui est constituée de six ou sept faisceaux nerveux.

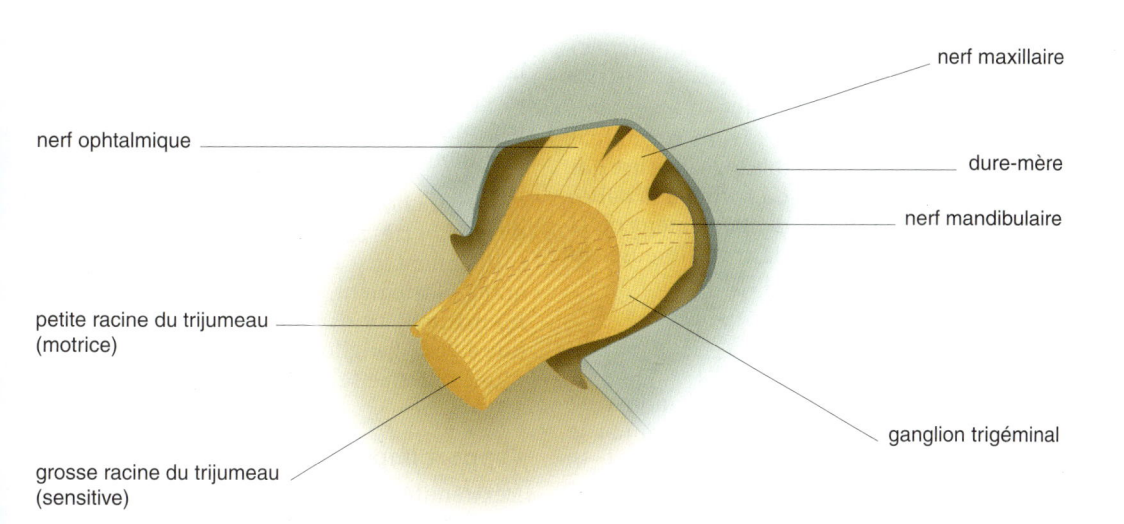

Figure 14.1. Racines du nerf trijumeau.

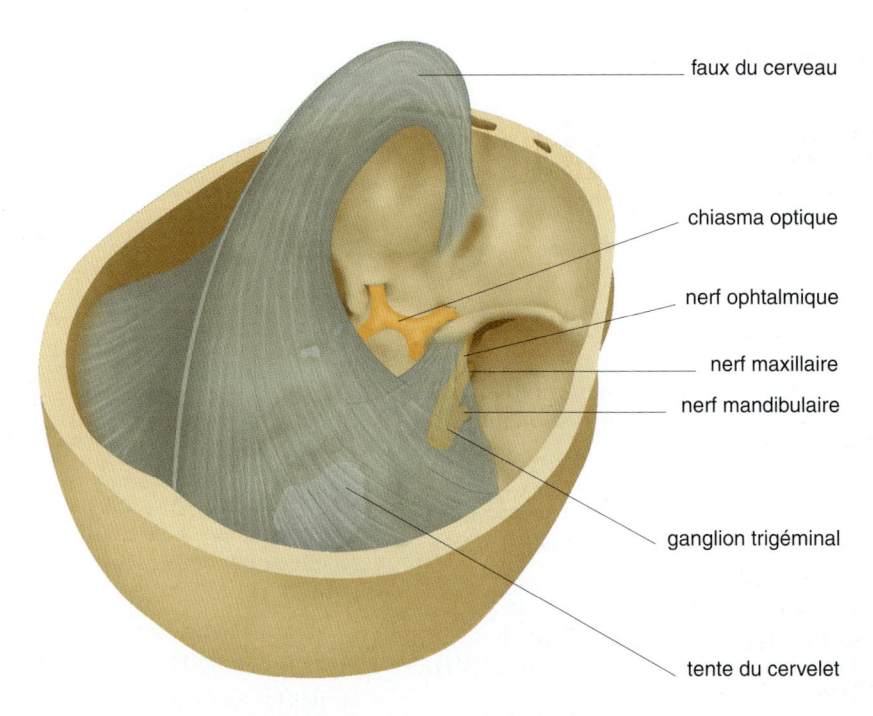

Figure 14.2. Cavum trigéminal.

Trajet

De la protubérance annulaire, les deux racines se dirigent obliquement en avant, latéralement et céphaliquement vers la partie médiale et antérieure du rocher.

Elles se dirigent vers le cavum trigéminal (cavum de Meckel), véritable loge fibreuse qui occupe la face antérieure du rocher à sa partie la plus médiale. C'est le dédoublement de la dure-mère qui constitue la loge fibreuse du cavum de Meckel (figure 14.2).

Ganglion trigéminal

Anciennement connu sous le nom de ganglion de Gasser, le ganglion trigéminal se niche dans le cavum de Meckel, et c'est de là que se divisent les trois branches du nerf trijumeau (figure 14.3) :
– le nerf ophtalmique ou V1, le plus grêle ;
– le nerf maxillaire ou V2 ;
– le nerf mandibulaire ou V3, le plus volumineux.

La petite racine prolonge le côté médial de la grosse racine jusque dans le cavum de Meckel. Elle passe en dessous du ganglion trigéminal pour fusionner ensuite avec le nerf mandibulaire.

Le ganglion trigéminal a une vague forme de haricot très aplati. Sa face antérolatérale est intimement liée à la dure-mère, à laquelle elle adhère fortement. Ce fait est important pour les manipulations ; nous verrons une technique à visée ganglionnaire où la tension mécanique obtenue se fait par la dure-mère.

Rapport important

L'extrémité médiale du ganglion trigéminal répond à la carotide interne ; une simple lame fibreuse les sépare. Il reçoit des filets sympathiques du plexus carotidien.

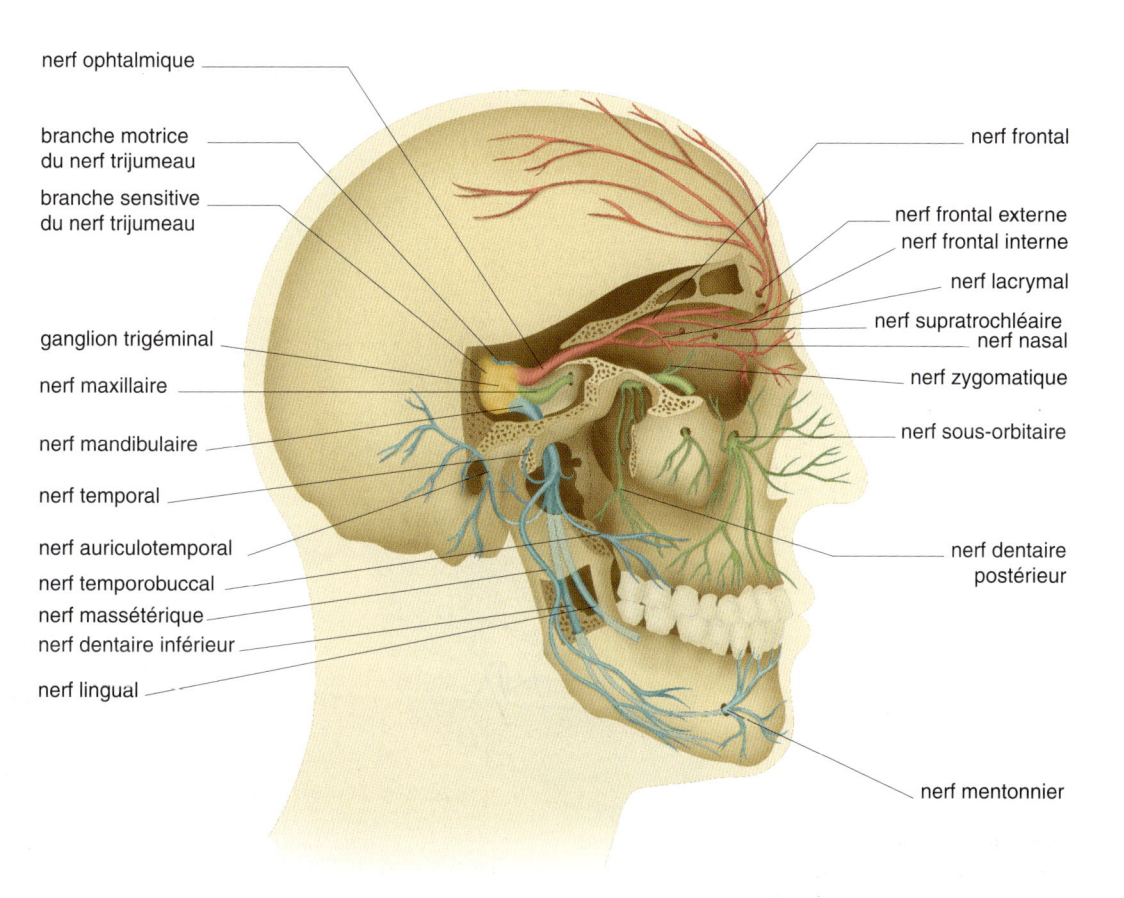

Figure 14.3. Branches du nerf trijumeau.

Branches terminales

Les branches terminales du ganglion trigéminal sont :
- le nerf ophtalmique ;
- le nerf maxillaire ;
- le nerf mandibulaire.

Le ganglion trigéminal donne aussi quelques fibres qui vont à la dure-mère de la région sphénotemporale et au sinus pétreux.

Rappel physiopathologique

Fonctions

Fonction sensitive

Le territoire sensitif du V concerne la face (figure 14.4). Il est limité par la ligne coronale passant par le vertex, le tragus et le bord inférieur de la mandibule.
- La zone supraoculaire est innervée par le nerf ophtalmique.

territoire du nerf ophtalmique

territoire du nerf maxillaire

territoire du nerf mandibulaire

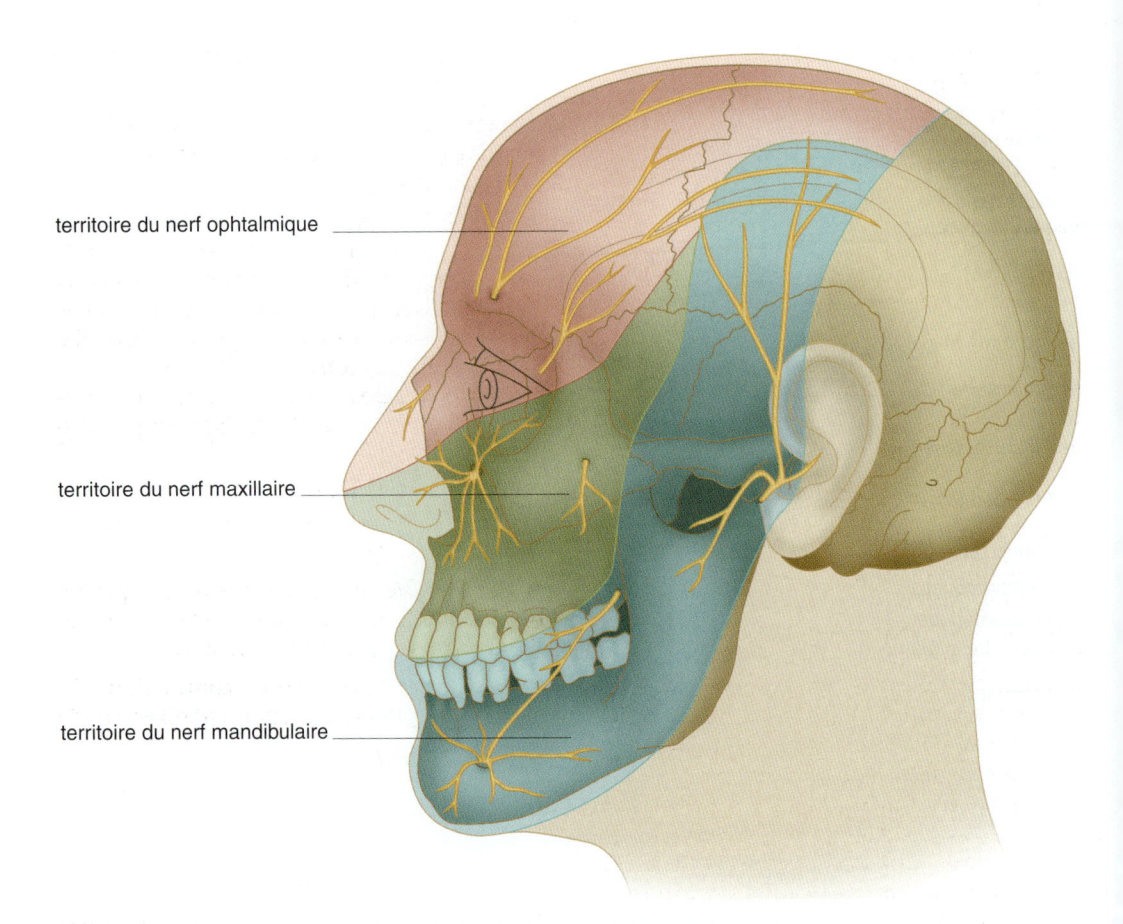

Figure 14.4. Territoire sensitif du nerf trijumeau.

– La zone inter-oculo-buccale est innervée par le nerf maxillaire.
– La zone infrabuccale est innervée par le nerf mandibulaire.

Fonction motrice

Le trijumeau assure la fonction masticatrice.

Clinique

Sclérose en plaques

D'après les neurologues français Marsot et Dupuch, 40 % des patients atteints de sclérose en plaques ont une neuropathie du trijumeau et, dans 10 % des cas, c'est le premier symptôme. Au début de la maladie, il est extrêmement difficile de porter un diagnostic. Ainsi, nous nous souviendrons toujours d'une patiente qui avait toujours besoin de se gratter la cuisse ; c'était le premier symptôme de sa maladie !

Névralgie

La névralgie trigéminale ou faciale est induite ou aggravée par la palpation des points d'émergence des nerfs V1, V2 et V3.

L'atteinte tronculaire donne une anesthésie ou une hypo-esthésie topographique. Par exemple, une hypo-esthésie de la houppe du menton est toujours pathologique et traduit une pathologie sur le trajet du V3.

Névralgies de la face

Appelées aussi prosopalgies, les névralgies de la face illustrent bien l'intensité extrême que peut revêtir la douleur neurale. Malgré leur nom, elles intéressent le territoire du nerf trijumeau, soulignant l'importance nociceptive de ce dernier et son implication dans les algies faciales et les migraines.

■ Névralgie faciale essentielle

La névralgie faciale essentielle est aussi appelée maladie de Trousseau (névralgie épileptiforme du trijumeau). Rappelons qu'en médecine, on dit « essentiel » quand la cause est inconnue. Pour nous, même si ce n'est pas toujours le cas, ce type de névralgie est souvent en relation avec une compression mécanique, au niveau canalaire ou orificiel.

La névralgie faciale essentielle est déclenchée par un stimulus même léger sur des *trigger-zones*, notamment sur les émergences du trijumeau du facial, parfois tout simplement par le rire, la mastication, les grimaces, les émotions, etc.

Elle est de courte durée, ne dépassant pas 30 s.

Au début, elle est unilatérale.

La douleur est aiguë, intense, provoquant parfois des tics douloureux.

Il n'existe pas de douleur en dehors des crises et il n'y a pas de troubles de la sensibilité.

■ Névralgies secondaires

Les signes les plus caractéristiques des névralgies secondaires – différents de la névralgie faciale essentielle – sont les suivants :
- les douleurs perdurent parfois à un moindre degré entre les crises ;
- la sensibilité des téguments est touchée ;
- plusieurs branches du nerf sont concernées à la fois.

Certaines névralgies dues à des problèmes dentaires ou auriculaires sont aggravées par la pression sur la zone douloureuse.

L'atteinte nucléaire correspond à des plages concentriques partant des lèvres. L'atteinte des noyaux du tronc cérébral peut s'observer en cas de sclérose en plaques, de gliome ou de métastase, de rhombencéphalite (herpès, *Listeria*), de syringohydromyélie ou de pathologies vasculaires (malformation artérioveineuse, cavernome, accident ischémique, dissection).

L'abolition du réflexe cornéen est un signe fidèle de l'atteinte du trijumeau, la cornée étant innervée par le V1.

La paralysie unilatérale n'entraîne pas de trouble fonctionnel en raison de la compensation par les muscles controlatéraux.

Le réflexe massétérin, contraction du muscle après sa percussion, est aboli en cas de paralysie.

Manipulations

Ganglion trigéminal

Il est intéressant de rappeler que la rotation céphalique influence la tension mécanique des racines du nerf trijumeau (Breig).

Ce fait mécanique est confirmé cliniquement. Dans la maladie appelée « tic douloureux », le simple fait de tourner la tête à fond peut déclencher le tic. En effet, le ganglion trigéminal et ses racines sont tendus quand la tête est en rotation controlatérale. Cette tension dure-mérienne accroît l'irritation du nerf.

Rappelons que le ganglion trigéminal et les racines du trijumeau sont encapsulés par la dure-mère. Toute fixation de cette dernière peut gêner le glissement intraforaminal et intradural du ganglion trigéminal ainsi que de ses racines.

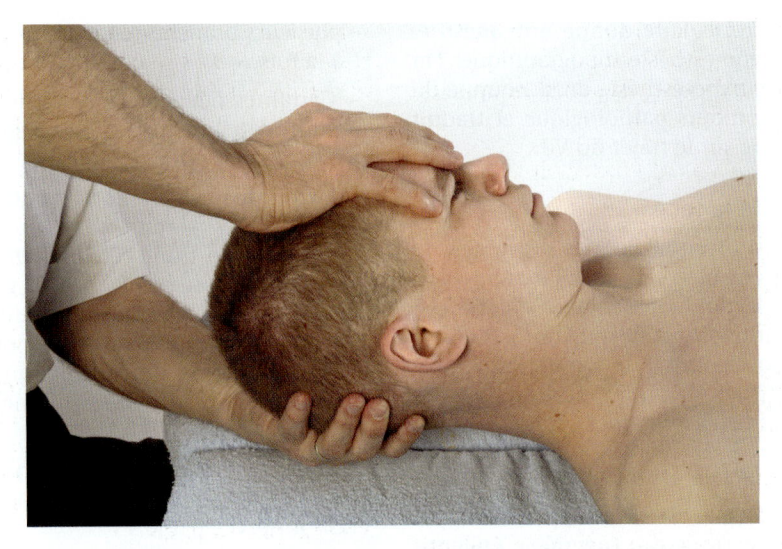

Figure 14.5. Manipulation du ganglion trigéminal.

Technique

La technique met en jeu le ganglion trigéminal, les racines du trijumeau, la dure-mère du cavum trigéminal et la branche récurrente d'Arnold du V1 (figure 14.5).

Notre but est de faire jouer ces éléments dans le cavum, ainsi que dans les foramens grand rond et oval.

Le patient est en décubitus, la tête reposant sur la paume d'une main. L'autre paume est appliquée sur le crâne, en avant de la suture coronale, proche de la suture sagittale, en direction du ganglion trigéminal.

■ 1re modalité

Faites inspirer le patient pendant la phase d'expansion crânienne. Demandez-lui de rester un petit moment en apnée inspiratoire.

Quand vous sentez que la pression intracrânienne est à son maximum, tournez progressivement la tête du patient du côté opposé au ganglion trigéminal à manipuler.

Revenez à la position initiale pendant la phase de rétraction crânienne et l'expiration. Recommencez plusieurs fois.

Vous pouvez demander au patient d'effectuer lui-même la rotation du côté opposé et, pendant ce temps, vous entraînez la colonne cervicale en flexion pour augmenter la pression intracrânienne.

■ 2e modalité

Maintenez la tête en rotation pendant la phase d'expiration et de rétraction crânienne, tout en comprimant de votre paume la partie crânienne en regard du ganglion trigéminal.

N.B. : Nous le reverrons, mais sachez que, pour avoir un effet plus spécifique sur le nerf mandibulaire, qui est plus vertical, on peut ajouter une traction axiale céphalique pendant la phase d'inspiration. Cette action est plus focalisée sur le trou ovale.

Points clés de la mécanique craniosacrée

Pour globaliser le traitement, n'oubliez pas de vérifier la mécanique du système craniosacré et les éléments du mécanisme respiratoire primaire, surtout à ces différents niveaux :

- dure-mère : cavum trigéminal, qui est un dédoublement de la tente du cervelet ;
- temporal : bord postérosupérieur du rocher.

Indications

Les indications de manipulation du nerf trijumeau sont :
- les fixations antérolatérales de la dure-mère intracrânienne d'origine post-traumatique et postchirurgicale ;
- les fixations unilatérales de la tente du cervelet ;
- les névralgies du trijumeau ;
- les paralysies faciales (en raison des anastomoses du trijumeau avec le facial).

Contre-indications

Les contre-indications sont peu nombreuses. Il faut surtout être prudent dans les cas suivants :
- hypertension artérielle ;
- pathologies artérielles intracrâniennes (AVC hémorragique) ;
- hypertension intracrânienne.

Nerf trijumeau et migraine

Très longtemps, la migraine a été considérée comme résultant uniquement d'un problème vasculaire cérébral. À une phase de vasoconstriction provoquant une oligémie (diminution du débit sanguin), succédait une phase de vasodilatation entraînant une hyperémie.

Les nouvelles recherches par PET-scan ont permis la découverte d'autres facteurs plus subtils. Le problème est de savoir pourquoi le système vasculaire est d'abord en sous-activité puis en suractivité.

Nous nous référons aux recherches effectuées par Gilles Géraud, chef de service de neurologie au centre hospitalo-universitaire de Toulouse-Rangueil et à notre expérience de cliniciens.

Mise en cause du système nerveux

Au début de l'attaque de migraine, il existe une activation neuronale dans le tronc cérébral et l'hypothalamus. Les neurophysiologistes lui ont donné le nom de *cortical spreading depression* ou dépression corticale envahissante. C'est une dépolarisation massive et transitoire des neurones, se produisant lors de l'aura migraineuse qui touche 20 % des patients migraineux.

L'aura s'exprime par des symptômes visuels à type de scotomes scintillants.

Dépression corticale envahissante

La dépolarisation massive de certains neurones du cortex visuel engendre un signal électrique. Ce signal, provenant de migrations considérables d'ions sodium et potassium, se propage à la surface du cortex à la vitesse de 2 à 5 mm par minute.

Suite à cette décharge, les neurones n'émettent plus de signal, le temps de récupérer.

Gilles Géraud émet deux hypothèses :
- l'hypoperfusion serait la conséquence de la dépression neuronale ;
- l'hypoperfusion serait due à l'activation des neurones vasoconstricteurs du tronc cérébral, l'oligémie favorisant alors le déclenchement de la dépression corticale envahissante.

Système trigémino-cervical

Les vaisseaux du cortex, de la pie-mère et de la dure-mère reçoivent leurs fibres sensitives, surtout du ganglion trigéminal. Des fibres venant d'autres nerfs crâniens, de la moelle allongée et de la région cervicale haute apportent aussi leur contribution à cette sensibilité. C'est le système trigémino-cervical.

Chez le rat, la stimulation électrique du ganglion trigéminal libère des substances algogènes (neuropeptides, substance P et neurokinines A). Elles provoquent une inflammation des vaisseaux méningés, entraînant vasodilatation et fuite plasmatique. On trouve ensuite une quantité importante de sérotonine dans le sang, puissant facteur vasoconstricteur.

Physiologie de la crise migraineuse

De nombreux facteurs (génétiques, hormonaux, digestifs, sensoriels, psychologiques, climatiques, électromagnétiques) suractivent le ganglion trigéminal. Cela produit une vasodilatation des artères intracrâniennes qui transmettent aux neurones du trijumeau un signal activateur, délivré au tronc cérébral.

Cette activation implique le système nerveux périphérique, le thalamus et le cortex. Les circuits nociceptifs deviennent hyperactifs. Leur seuil de stimulation étant abaissé, tous les stimulus un peu trop intenses peuvent entraîner une migraine.

Intérêt ostéopathique

Nous l'avons souvent souligné : le nerf trijumeau est pour nous l'un des plus importants nerfs crâniens. Il donne la sensibilité aux méninges, aux artères méningées et corticales. Son rôle dans la migraine est indéniable.

Les manipulations neurales du trijumeau ont un effet vasculaire immédiat et différé. Certains patients connaissent déjà, bien avant de leur montrer, les points *trigger* du trijumeau. En massant ces points, ils parviennent à diminuer l'intensité de la crise.

Il est difficile d'apporter la preuve que nos manipulations ont un effet au niveau de la conduction électrique du nerf. Toutefois, l'expérience nous montre que la mobilisation des structures intraneurales ne suffit pas à expliquer nos résultats.

C'est lorsque les migraines partent de la région occipito-cervicale pour irradier vers l'avant que nous obtenons les meilleurs résultats. Rappelons que le nerf sous-occipital d'Arnold échange des anastomoses au niveau du scalp avec la branche frontale du nerf ophtalmique, issue du ganglion trigéminal.

De manière générale, les migraines sont toujours plus complexes à analyser et à traiter que les céphalées.

Chapitre 15
Nerf ophtalmique

Rappel anatomique

Manipulations

Chapitre 15
Nerf ophtalmique

Rappel anatomique

Origine

L'origine du nerf ophtalmique (V1) est le ganglion trigéminal (Gasser), partie médiane.

Trajet

Le nerf ophtalmique se dirige obliquement en haut en avant et médialement pour aller vers la fente sphénoïdale (fissura orbitalis) (figure 15.1).

Rapports utiles

Le nerf ophtalmique est situé en dessous du nerf trochléaire, latéralement par rapport à la carotide et le nerf oculomoteur.

Anastomoses

Le nerf ophtalmique échange des filets nerveux avec les trois nerfs moteurs de l'œil :
– le trochléaire (IV) ;
– l'oculomoteur (III) ;
– l'abducens (VI).

Branches collatérales

Le nerf ophtalmique envoie un important rameau sensitif à la tente du cervelet et à la partie postérieure de la faux du cerveau : le *nerf méningé récurrent d'Arnold* (figure 15.2). Celui-ci nous permet d'avoir un effet sur les membranes intracrâniennes.

Branches terminales

Les branches terminales du nerf ophtalmique sont les nerfs nasociliaire, frontal et lacrymal (figure 15.3).

Nerf nasociliaire

Le nerf nasociliaire passe par la partie supéro-médiale de la fente sphénoïdale à travers l'anneau de Zinn. Il se dirige vers la partie médiale de la cavité orbitaire pour se terminer au foramen orbitaire médial antérieur.

■ Branches collatérales

Les collatérales du nerf nasociliaire sont :
– le ganglion ophtalmique ;
– les nerfs ciliaires ;
– un filet sphéno-ethmoïdal pour les sinus sphénoïdal et ethmoïdal.

■ Branches terminales

Les terminales du nerf nasociliaire (figure 15.4) sont :
– le nerf infratrochléaire (nasal externe), dont un rameau va au canal lacrymal et la partie médiale de la paupière. On peut le palper au-dessus de la trochlée ;
– le nerf supratrochléaire (nasal interne). On l'appelle aussi filet ethmoïdal, pour la lame criblée ;
– un rameau pour la dure-mère frontale ;
– des rameaux pour le nez.

© 2006 Elsevier Masson SAS. Tous droits réservés.
Manipulations des nerfs crâniens

156 Pratique des manipulations

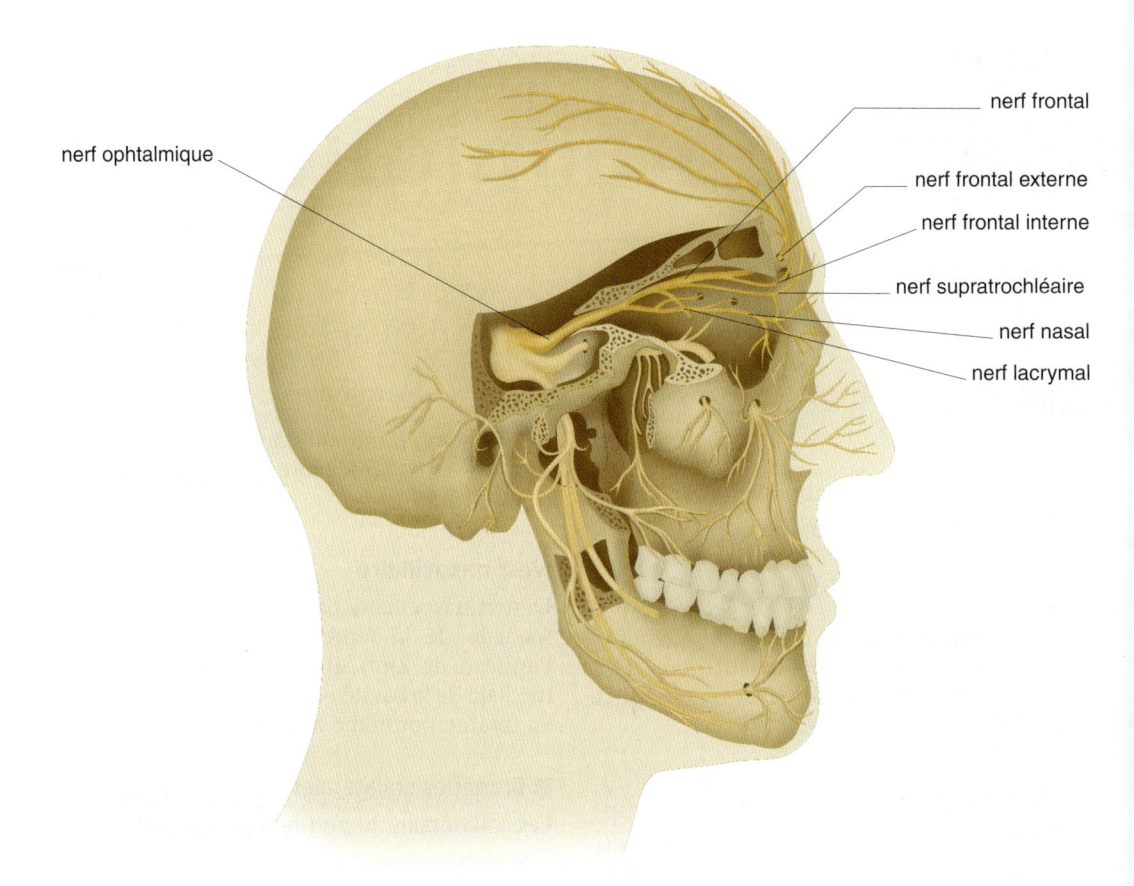

Figure 15.1. Trajet du nerf ophtalmique.

Intérêt ostéopathique

Grâce aux branches du nerf nasociliaire, on peut avoir un effet au niveau des sinus ethmoïdaux et sphénoïdaux, de la dure-mère frontale et du canal lacrymal.

Nerf frontal

Le nerf frontal se dirige vers l'orbite, en passant par la partie supéromédiale de la fissure orbitaire supérieure, sans traverser l'anneau de Zinn.

■ Branches terminales

Le nerf frontal se divise en deux rameaux :
- le *nerf supratrochléaire* (frontal interne) se dirige vers l'angle médial de l'œil ; il donne des filets pour le périoste frontal, la peau du front, la paupière supérieure et sa muqueuse ;
- le *nerf supraorbitaire* (frontal externe) passe par l'échancrure ou le foramen supraorbitaire. Il innerve la conjonctive, la paupière supérieure et la peau du front. Il donne aussi des filets au muscle frontal, à la suture lambdoïde, au diploé frontal, à la muqueuse des sinus frontaux et va rejoin-

Nerf ophtalmique

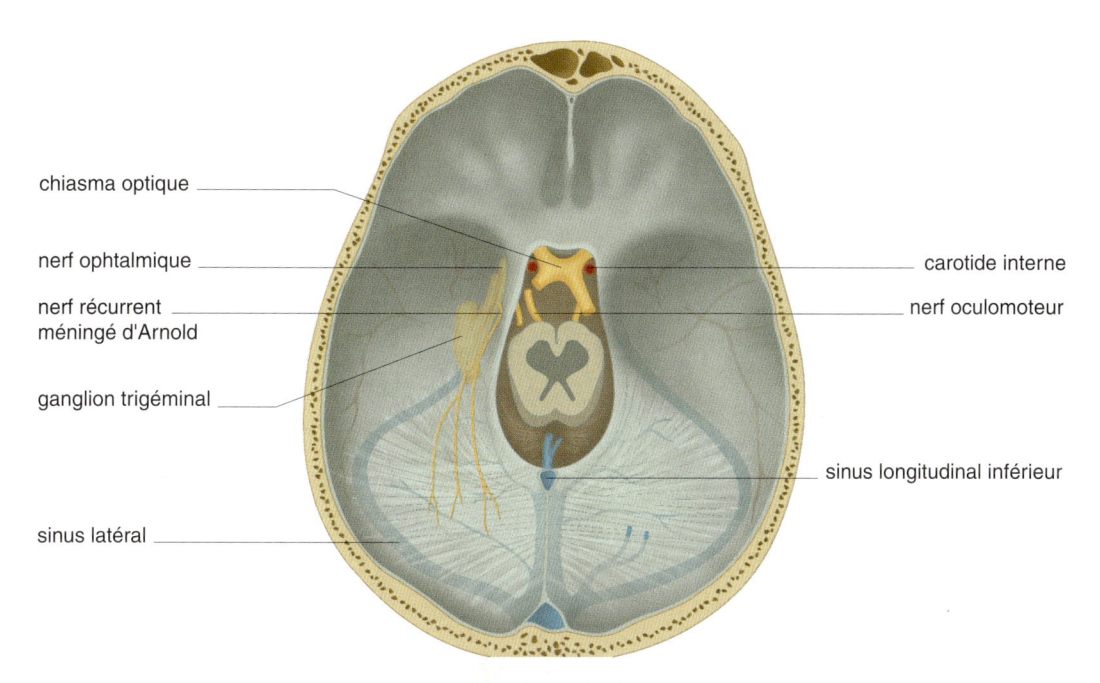

Figure 15.2. Nerf méningé récurrent d'Arnold.

dre quelques branches cutanées du 2e nerf sous-occipital ou nerf d'Arnold.

Intérêt ostéopathique

Le nerf frontal permet d'atteindre le sinus frontal et la suture lambdoïde. Rappelons que les traités d'anatomie sont très discrets sur l'innervation des sutures crâniennes. Pour nous, c'est en grande partie du nerf trijumeau que ces sutures tiennent leur innervation.

Les sutures lambdoïdes sont fortement impliquées lors des chutes en arrière, quand la tête cogne directement le sol ou les appui-têtes. Il est important de manipuler le ganglion trigéminal et le nerf frontal dans ce type de traumatisme. Autre fait important, les rameaux frontaux du nerf supratrochléaire s'anastomosent avec quelques branches du nerf d'Arnold. Ce dernier doit être relâché pour obtenir une libération du nerf supratrochléaire.

Nerf lacrymal

Le nerf lacrymal est la plus fine des trois branches du nerf ophtalmique. Il passe dans l'orbite par la partie la plus étroite de la fente sphénoïdale pour rejoindre la glande lacrymale.

■ Anastomoses

Le nerf lacrymal s'anastomose avec le nerf trochléaire et le rameau orbitaire du nerf maxillaire.

Certains de ses rameaux terminaux vont à la glande lacrymale, et d'autres au niveau de la paupière supérieure à sa partie latérale.

158 Pratique des manipulations

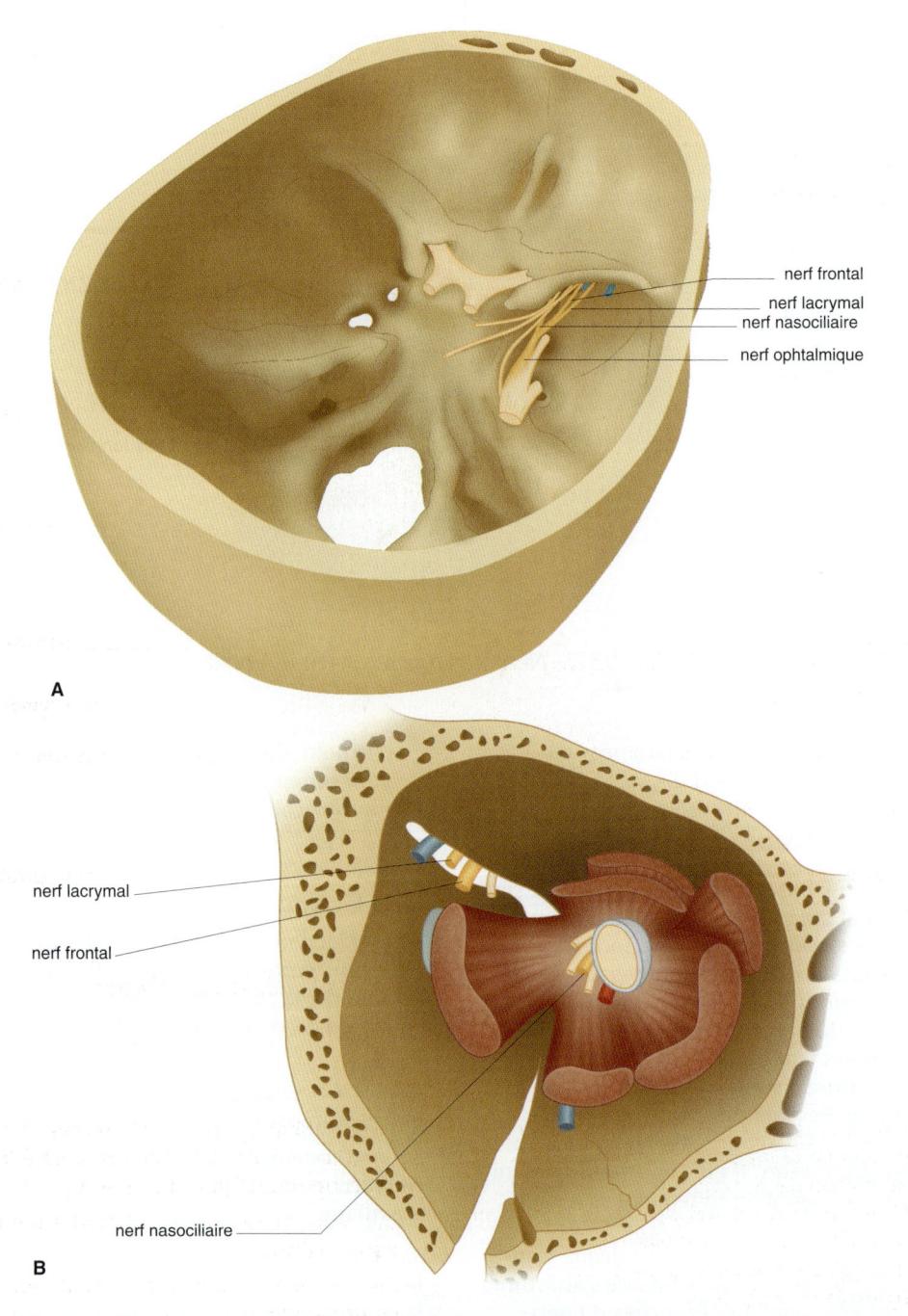

Figure 15.3. Branches terminales du nerf ophtalmique dans la fissure orbitaire supérieure. A : vue intracrânienne. B : coupe frontale.

Nerf ophtalmique | **159**

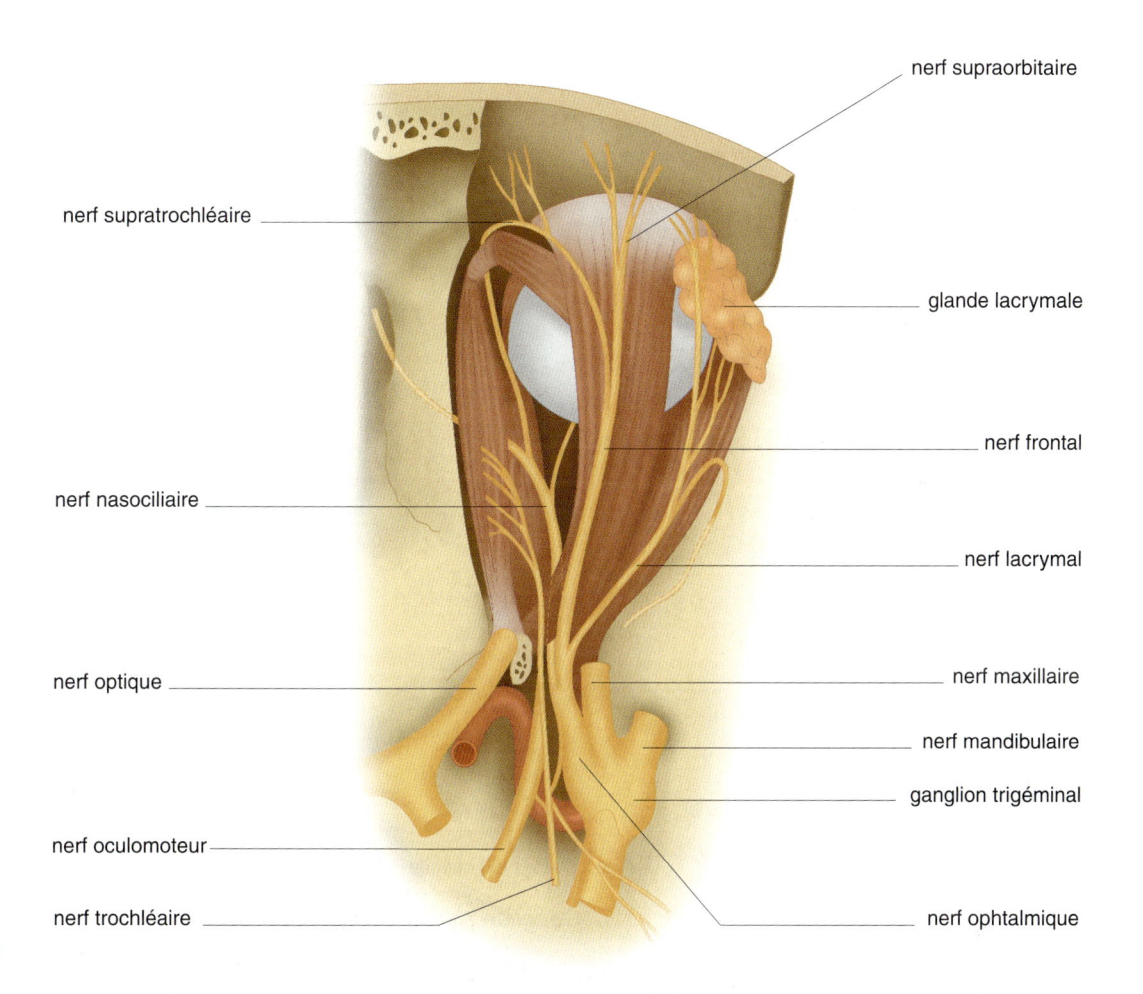

Figure 15.4. Branches terminales du nerf ophtalmique dans l'orbite.

Intérêt ostéopathique

On peut atteindre le nerf lacrymal au niveau de la glande lacrymale et, surtout, au niveau de la paupière.
Grâce au nerf frontal et à ses branches, on a un effet sur les sinus frontaux, sphénoïdaux et ethmoïdaux, et sur la dure-mère frontale et occipitale.

Ganglion ciliaire

Anciennement appelé ganglion ophtalmique, le ganglion ciliaire est situé sur le côté latéral du nerf optique (figure 15.5). Il reçoit :
– des branches sensitives efférentes des nerfs nasociliaires ;
– des branches motrices venant du nerf oculomoteur ;

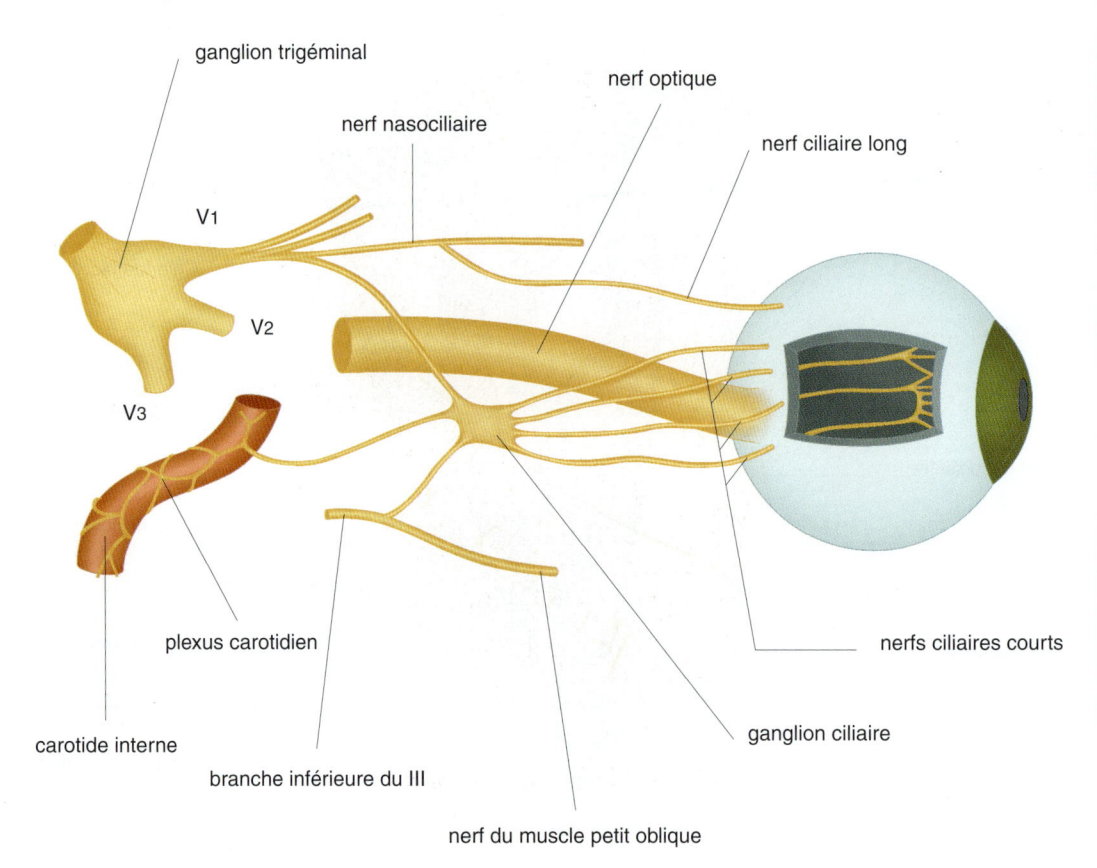

Figure 15.5. Ganglion ciliaire.

— une branche sympathique venant du plexus carotidien interne.

Les branches efférentes sont constituées par les nerfs ciliaires fournissant quelques filets à la gaine durale du nerf optique, à l'artère ophtalmique et à ses branches ainsi qu'à l'œil et à ses constituants (sclérotique, choroïde, muscle ciliaire, iris et cornée). Le ganglion ciliaire est le lieu où naissent les influx qui modifient la pression intraoculaire.

Intérêt ostéopathique

Par l'intermédiaire du nerf supratrochléaire (branche terminale des nerfs nasociliaires), on peut espérer avoir un effet au niveau de l'œil et de sa circulation.

Nerf ophtalmique 161

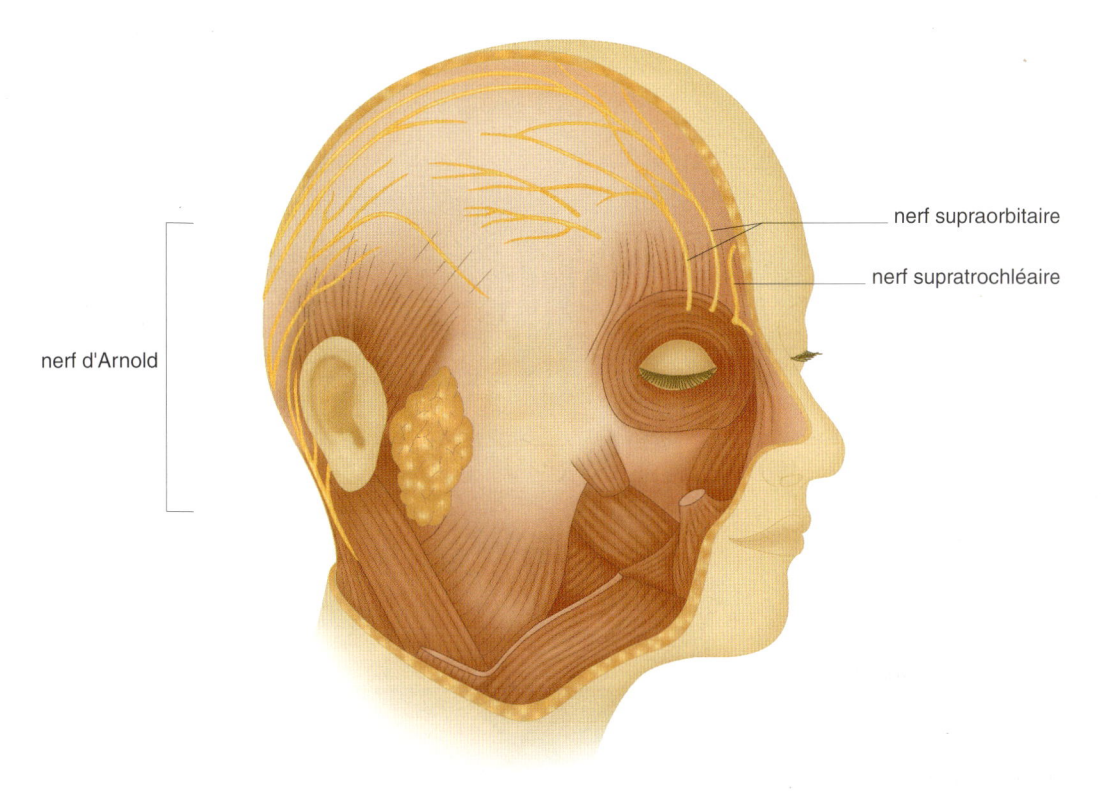

Figure 15.6. Anastomoses du nerf frontal et du nerf d'Arnold.

Manipulations

C'est par l'intermédiaire des nerfs frontal et nasal que l'on a un effet sur le nerf ophtalmique.

Nerfs frontal et sous-occipital d'Arnold

Nous avons souligné précédemment que le nerf supratrochléaire, branche du frontal, envoie des anastomoses au nerf sous-occipital d'Arnold. Ce sont des petits filets qui parcourent les téguments du crâne en direction céphalique pour rejoindre quelques filets sensitifs du nerf frontal (figure 15.6).

Ils donnent la sensibilité du scalp et, grâce au nerf frontal, ils sont connectés aux sinus frontaux et au diploé.

Le nerf frontal est une branche terminale du nerf ophtalmique ; il a un nerf récurrent appelé le nerf récurrent d'Arnold qui se distribue à la faux et à la tente du cervelet. Ce nerf, même s'il partage le patronyme d'Arnold, n'a rien à voir avec le nerf sous-occipital d'Arnold.

Nous pensons que, par l'intermédiaire des anastomoses avec le supraorbitaire, nous avons un effet profond sur les membranes intracrâniennes. Avant toute manipulation du nerf frontal et du trijumeau en général, il faut relâcher le nerf d'Arnold.

Même si nous avons exposé cette technique dans notre livre *Manipulations des nerfs périphériques*, nous préférons la décrire à nouveau en y ajoutant quelques détails.

Pratique des manipulations

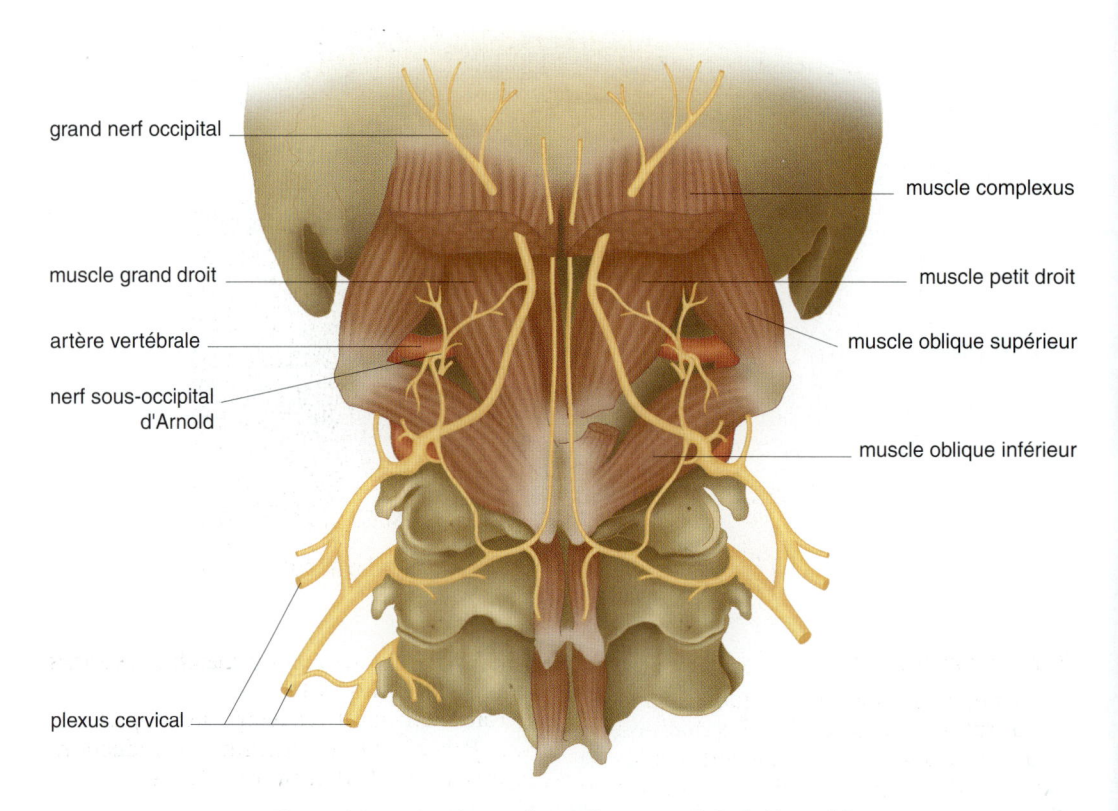

Figure 15.7. Repérage du nerf sous-occipital d'Arnold.

Labels: grand nerf occipital ; muscle grand droit ; artère vertébrale ; nerf sous-occipital d'Arnold ; plexus cervical ; muscle complexus ; muscle petit droit ; muscle oblique supérieur ; muscle oblique inférieur

Repérage du nerf sous-occipital d'Arnold

L'émergence du nerf sous-occipital d'Arnold est située entre C1 et C2 à trois travers de doigt en dessous de la protubérance occipitale externe et à environ un travers de doigt latéralement par rapport à l'épineuse de l'axis (figure 15.7).

Palpation du nerf sous-occipital d'Arnold

Le patient est en décubitus, la colonne cervicale en très légère extension (figure 15.8). De votre index, cherchez une petite zone sensible ou un bourgeon de 2 mm environ. Il est plus facile d'explorer cette région en faisant glisser le doigt le long de la colonne cervicale pour atteindre la région sous-occipitale, en palpant minutieusement les espaces interlamellaires.

Manipulation

Il est possible soit de mettre directement la pulpe de l'index sur la partie sensible ou le bourgeon du nerf sous-occipital d'Arnold, soit d'interposer entre les deux le médius de l'autre main. Cela permet d'éviter d'irriter la racine. Comprimez légèrement plusieurs fois le nerf sous-occipital d'Arnold pour stimuler ses propriocepteurs et faites une induction qui vous amène le plus souvent en direction caudale ou céphalique (figures 15.9 et 15.10).

Nerf ophtalmique **163**

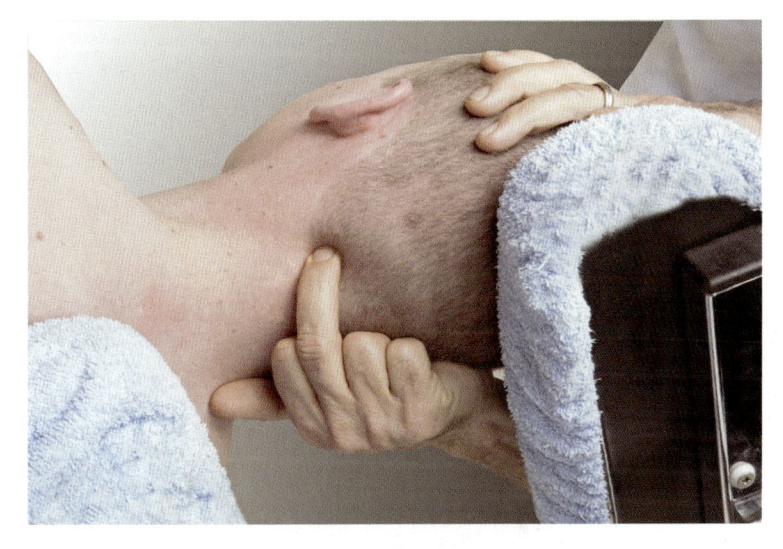

Figure 15.8. Palpation du nerf sous-occipital d'Arnold.

Zone remarquable

L'expérience nous a montré que c'est autour de la suture coronale (la plus importante suture du crâne) que se trouvent le plus de fixations des nerfs frontal et sous-occipital d'Arnold.

Cette zone correspond à des filets nerveux qui semblent donner la sensibilité de la suture coronale.

Méplats du scalp

Les points de fixation de ces filets nerveux sont souvent situés sur des zones de méplats tégumentaires. En principe, quand on palpe le crâne, on ressent de manière assez uniforme sa convexité. Ces méplats forment une sorte de microcuvette dont le centre est très sensible et où les téguments sont plus adhérents.

C'est le plus souvent dans la région située autour de la suture coronale que se trouvent ces méplats.

Technique des méplats

Le patient est en décubitus, placez la paume de la main non dominante sous l'occiput et du pouce de l'autre main rechercher ces zones de méplat (figure 15.11).

Faites un point d'ancrage sur la partie la plus sensible en le mobilisant en induction, jusqu'à ce que la douleur disparaisse.

Nerf supraorbitaire

Le nerf supraorbitaire est situé à la sortie de l'échancrure ou du foramen supraorbitaire, qui se trouvent à environ 2 à 3 cm de la ligne verticale, médiane, séparant le visage en deux (figure 15.12).

Faites glisser l'index dans le sens horaire puis antihoraire sur le rebord orbitaire jusqu'à sentir une zone punctiforme sensible, parfois un peu indurée. Il faut toujours comparer les deux côtés. Ce sont ces tests de consistance et de sensibilité qui permettent de savoir si ce nerf crânien doit être manipulé.

Technique en induction

Simple, la technique en induction consiste à travailler ce point en induction jusqu'à cessation de la douleur et de la zone indurée. Quand le nerf supraorbitaire mérite d'être

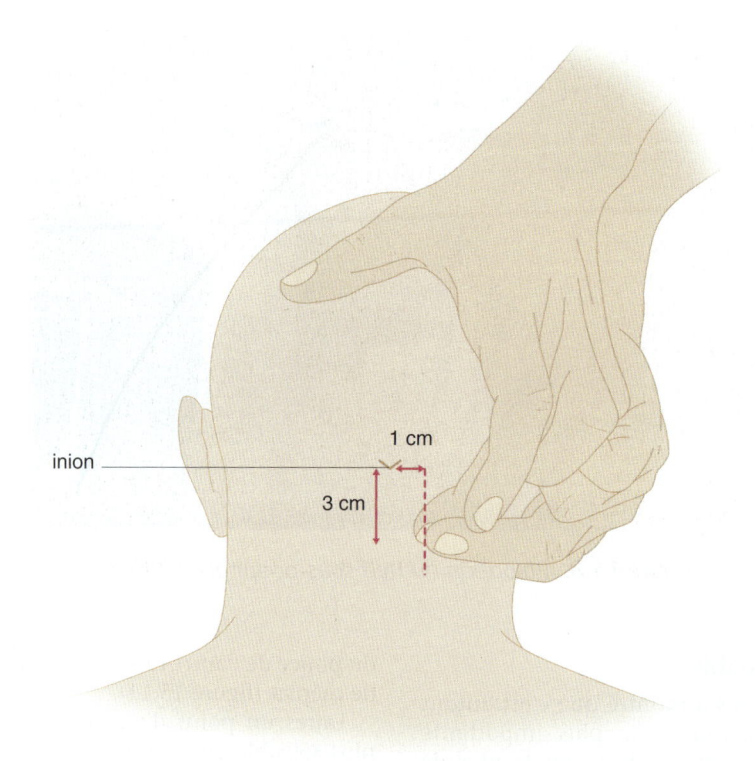

Figure 15.9. Contact digital pour manipulation du nerf sous-occipital d'Arnold.

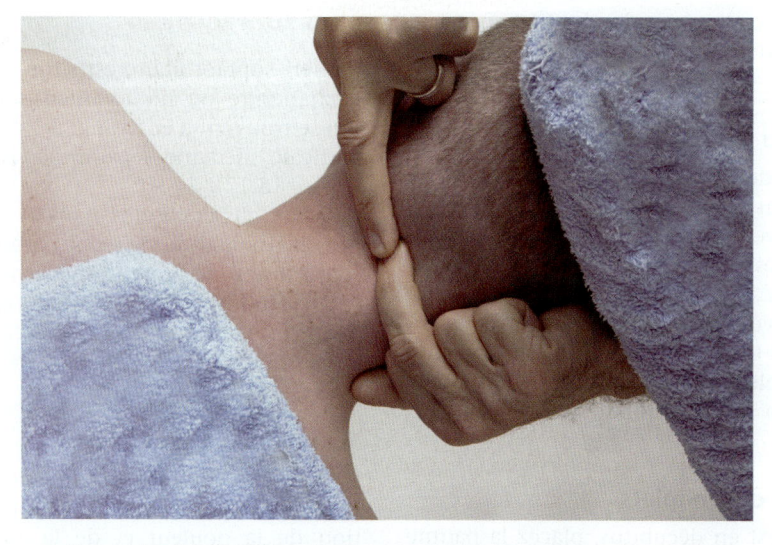

Figure 15.10. Manipulation du nerf sous-occipital d'Arnold.

Nerf ophtalmique | **165**

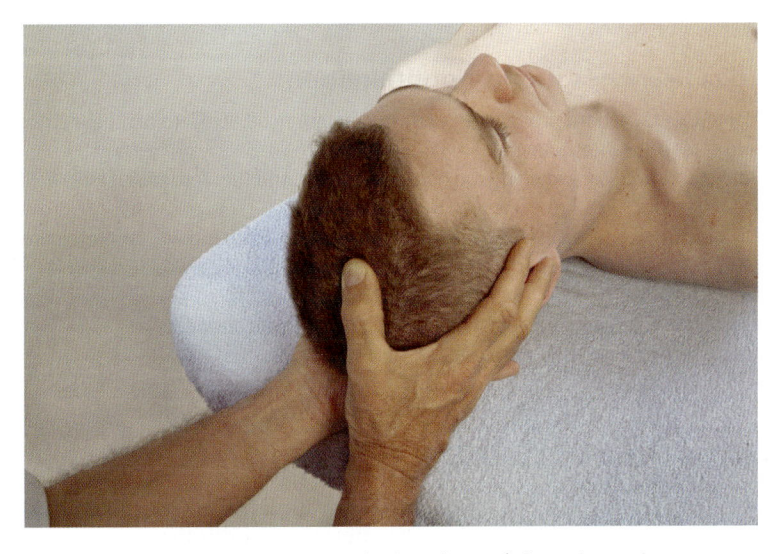

Figure 15.11. Manipulation des méplats du scalp.

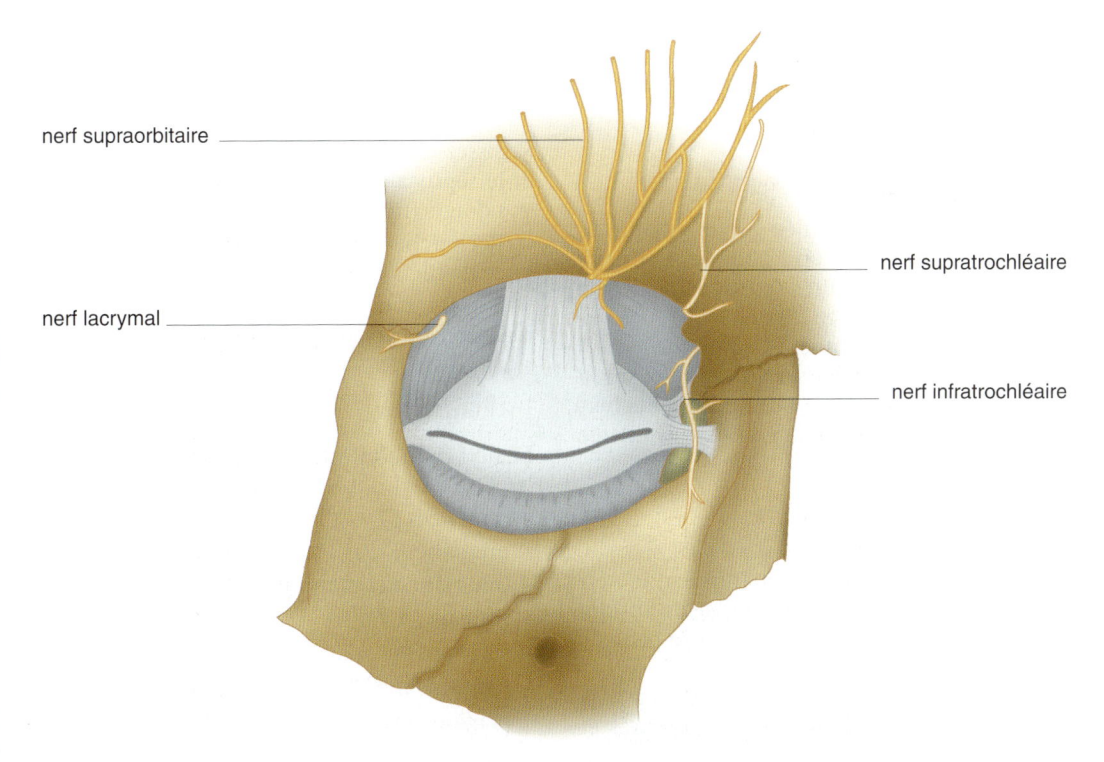

Figure 15.12. Nerf supraorbitaire.

Encadré

> **Repérage des branches du nerf ophtalmique**
>
> La partie supéromédiale du rebord orbitaire est particulièrement riche. Avec un peu de méthode, il est assez simple de retrouver les différentes branches.
>
> Le *nerf frontal latéral* sort avec l'artère du même nom par l'échancrure supraorbitaire, située à 3 cm de la ligne médiane.
>
> Le *nerf frontal médial* sort avec les vaisseaux médiaux en dedans de l'échancrure supraorbitaire.
>
> À la jonction du bord supérieur et du bord médial de la crête de l'orbite, il est aisé de palper la trochlée (poulie du muscle oblique supérieur) :
> – au-dessus de cette dernière, on peut sentir les fibres du *nerf supratrochléaire* ;
> – au-dessous de celle-ci, on trouve les fibres du *nerf sous-trochléaire*.

traité, on ressent un petit bourgeon sensible contre la paroi orbitaire supérieure.

Technique cutanée

Saisissez entre le pouce et l'index la zone cutanée en regard du foramen supraorbitaire. Faites un petit massage roulé des tissus cutanés et sous-cutanés, et demandez à votre patient de la faire lui-même dans les jours qui suivent la séance.

Nerfs supra- et infratrochléaires

Rappelons que la trochlée est la poulie de réflexion du muscle grand oblique. Les nerfs supra- et infratrochléaires se trouvent de part et d'autre de la trochlée (figure 15.13).

Selon le même protocole que pour le nerf supraorbitaire, faites glisser votre index sur la partie médiale du rebord orbitaire à la recherche de points sensibles que vous travaillerez en induction.

Nerf lacrymal

Plus difficile à trouver et à manipuler, le nerf lacrymal est situé à la partie latérale de l'orbite (figure 15.14). Notons qu'il innerve la peau de l'angle latéral de l'œil.

Faites rouler la peau sous vos doigts à la recherche de petits filets nerveux indurés et sensibles, qu'il convient de travailler en induction.

Paupière supérieure et septum

La paupière supérieure est innervée par les nerfs supraorbitaires, supra- et infratrochléaires, lacrymal et une branche du nerf maxillaire. Le septum orbitaire est la partie qui sépare les structures superficielles orbitaires de celles des orbites.

Technique

Saisissez entre le pouce et l'index la paupière et le septum et faites glisser ces parties entre vos doigts (figure 15.15).

Recherchez une zone sensible, accompagnée de filets nerveux indurés.

Sur les zones sensibles et indurées, vous réaliserez de vos deux doigts une induction.

Indications

Le nerf ophtalmique et ses branches terminales sont à manipuler en cas de :
– céphalées ;
– migraines ;
– traumatismes craniofaciaux ;
– sinusite ;
– fixations suturales ;
– fixations membraneuses intracrâniennes ;
– plagiocéphalies ;
– paralysie faciale (anastomose avec le nerf facial) ;

Nerf ophtalmique 167

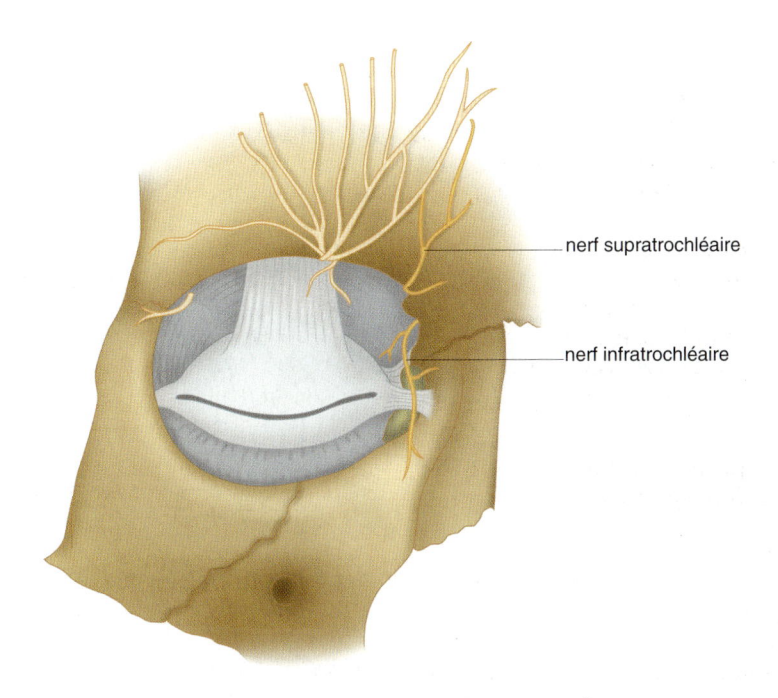

Figure 15.13. Nerfs supra- et infratrochléaires.

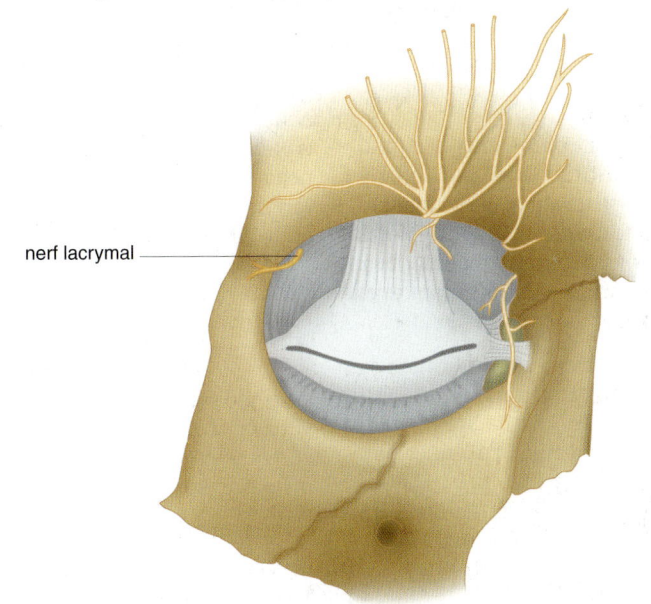

Figure 15.14. Nerf lacrymal.

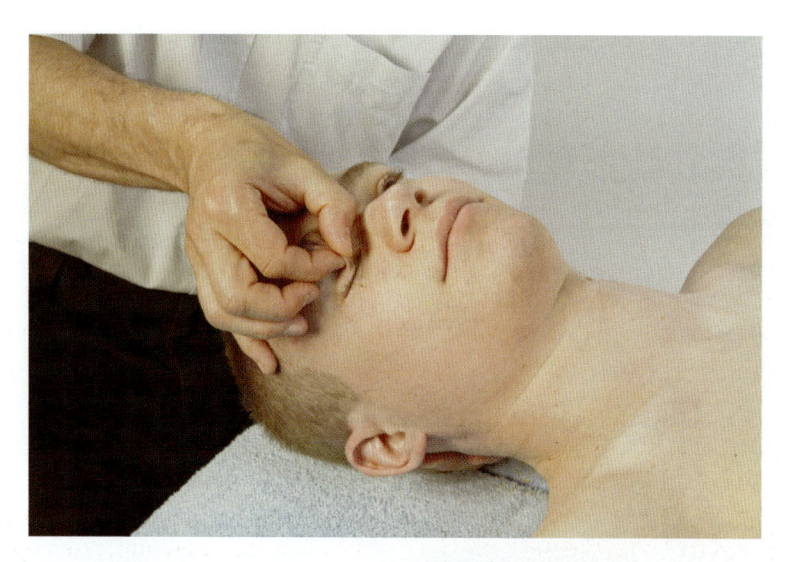

Figure 15.15. Manipulation des rameaux palpébraux.

– ronflements ;
– problèmes de perméabilité du canal lacrymal.

Remarques

Par l'intermédiaire du nerf sous-occipital d'Arnold et du nerf frontal, il est possible de relâcher une fixation suturale et cervicale. Les anastomoses des nerfs crâniens sont multiples et certainement pas toutes répertoriées. Celles-ci sont bien connues des anatomistes et des ostéopathes.

Il existe aussi des effets sur les organes. Ainsi, les personnes qui souffrent de la vésicule biliaire et du foie connaissent bien l'expression : « Aujourd'hui, j'ai mal aux cheveux ». Cette douleur du scalp est théoriquement due aux filets sensitifs venant des nerfs sous-occipital d'Arnold et frontal.

Il est difficile ou trop facile de trouver une explication logique ; chacun peut trouver une connexion fasciale, neurale, fluidique ou émotionnelle à ce fait. Nous nous fondons sur des faits cliniques rencontrés quotidiennement. Le principe d'homolatéralité neuroviscérale n'est pas entièrement valable au début de la crise vésiculaire. C'est plutôt le côté gauche qui est irrité, ensuite le côté droit et, enfin, les deux côtés.

N.B. : Apprenez aux patients à se traiter eux-mêmes ; il leur est possible de masser la peau en regard des points d'émergence orbitaires, surtout en cas de céphalée, de migraine et de sinusite.

Points clés de la mécanique craniosacrée

Pour globaliser le traitement, n'oubliez pas de vérifier la mécanique du système craniosacré et les éléments du mécanisme respiratoire primaire, surtout à ces différents niveaux :

– dure-mère (faux du cerveau, tente du cervelet) ;
– orbite osseuse : frontal, sphénoïde, maxillaire, malaire, palatin, lacrymal, ethmoïde ;
– fissure orbitaire supérieure ;

Nerf ophtalmique 169

Manœuvres combinées

Avec les nerfs cervicaux

On peut associer – et c'est même recommandé – la technique sur les nerfs d'Arnold et celle des filets du scalp du nerf frontal et du point supraorbitaire (figure 15.16). En règle générale, quand le nerf supraorbitaire est sensible, on retrouve la même sensibilité sur les points émergents infraorbitaire et mentonnier.

Il faut intégrer dans le même traitement ces différents points.

Avec le nerf optique

Le nerf ophtalmique suit approximativement la même direction que le nerf optique. Toutes les techniques s'adressant au nerf optique ont un effet sur le nerf ophtalmique. Combinez les deux approches pour être plus efficace.

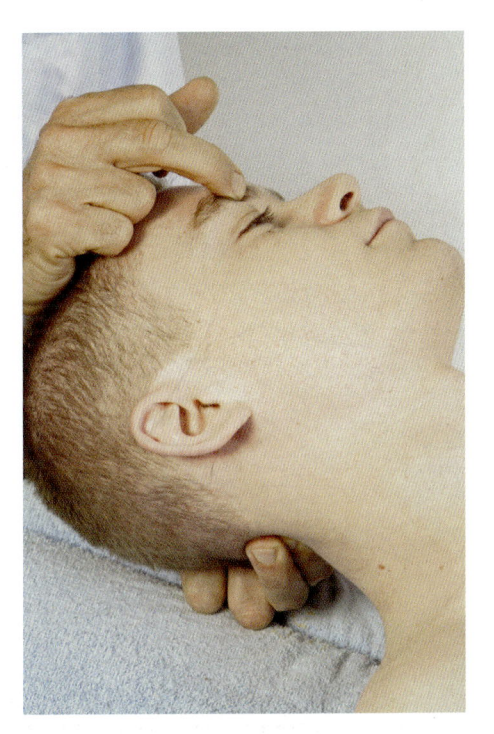

Figure 15.16. Manipulation combinée du nerf ophtalmique et des nerfs cervicaux.

Chapitre 16
Nerf maxillaire

Rappel anatomique

Manipulations

Chapitre 16
Nerf maxillaire

Rappel anatomique

Origine

Le nerf maxillaire (V2) a pour origine le ganglion trigéminal à sa partie caudale entre l'ophtalmique, médial, et le mandibulaire, latéral.

Trajet

Le nerf maxillaire traverse le foramen grand rond, long de 5 mm, pour arriver dans la partie supérieure de la fosse ptérygopalatine (figure 16.1). Il s'engage dans la fissure orbitaire inférieure, puis dans le sillon infraorbitaire et, enfin, émerge au niveau de la face par le foramen infraorbitaire. À son origine, il est entouré par un dédoublement de la dure-mère.

Branches collatérales

Le nerf maxillaire possède les branches collatérales suivantes (figure 16.2) :

– une branche crânienne : le rameau méningé moyen ;

– quatre branches exocrâniennes :
  • le rameau orbitaire ;
  • les rameaux du ganglion sphénopalatin ;
  • les rameaux dentaires postérieurs ;
  • le rameau dentaire antérieur.

Rameau méningé moyen

Le rameau méningé moyen donne des filets nerveux à la dure-mère avoisinant le rocher, le sphénoïde et l'orbite.

Rameau orbitaire

■ Rameau lacrymopalpébral

La partie lacrymale s'anastomose avec l'ophtalmique. La portion palpébrale va à la paupière supérieure pour l'innerver avec les nerfs supraorbitaire, supra- et infratrochléaires, et lacrymal.

■ Rameau temporomalaire

Le rameau temporomalaire pénètre dans le conduit malaire et se divise en un filet malaire, palpable à la face externe de l'os malaire, et un filet temporal.

Rameaux du ganglion ptérygopalatin

Le ganglion ptérygopalatin est suspendu au nerf maxillaire qui lui envoie quelques fibres. Il se trouve dans la fosse ptérygopalatine. Nous allons étudier un peu plus loin ce ganglion.

Rameaux dentaires postérieurs

Les rameaux dentaires postérieurs se séparent du nerf maxillaire, juste avant la gouttière infraorbitaire (figure 16.3).

Ils vont jusqu'aux molaires en donnant au préalable quelques fibres nerveuses buccogingivales. Il existe des filets nerveux pour :

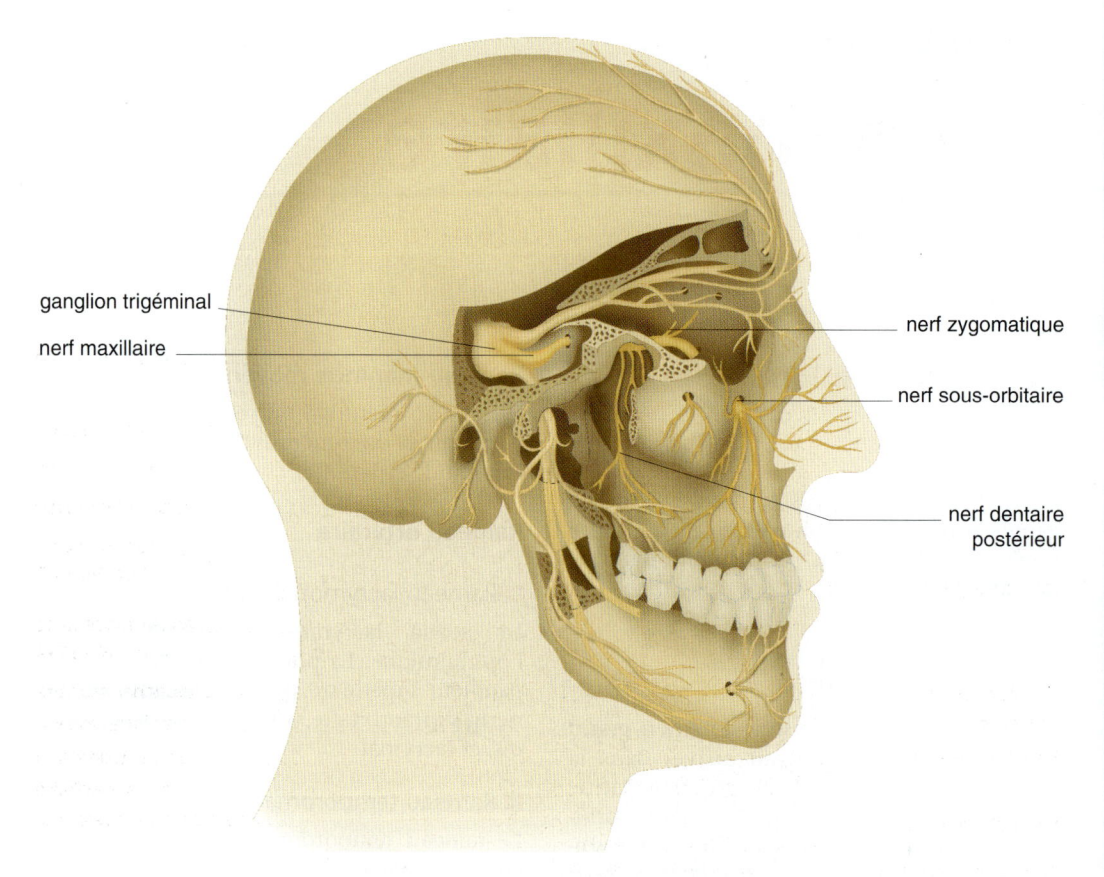

Figure 16.1. Trajet du nerf maxillaire.

- les molaires et les prémolaires ;
- les alvéoles ;
- le sinus maxillaire ;
- l'os maxillaire.

Rameau dentaire antérieur

Le rameau dentaire antérieur prend son origine à 1 cm environ en arrière du trou infraorbitaire. Il suit un petit canal osseux amenant des filets nerveux pour :
- la muqueuse nasale ;
- les deux incisives et leur canine ;
- l'os maxillaire.

Terminaison

La terminaison du nerf maxillaire est le nerf infraorbitaire. Testut appelle les rameaux de ce nerf le « bouquet infraorbitaire ». Ceux-ci sortent de l'orifice infraorbitaire, situé à 5 mm du bord caudal de l'orbite et à 3 cm de l'axe médian.

Le nerf infraorbitaire donne des filets nerveux pour :
- les paupières ;
- la lèvre supérieure ;
- le nez.

Nerf maxillaire 175

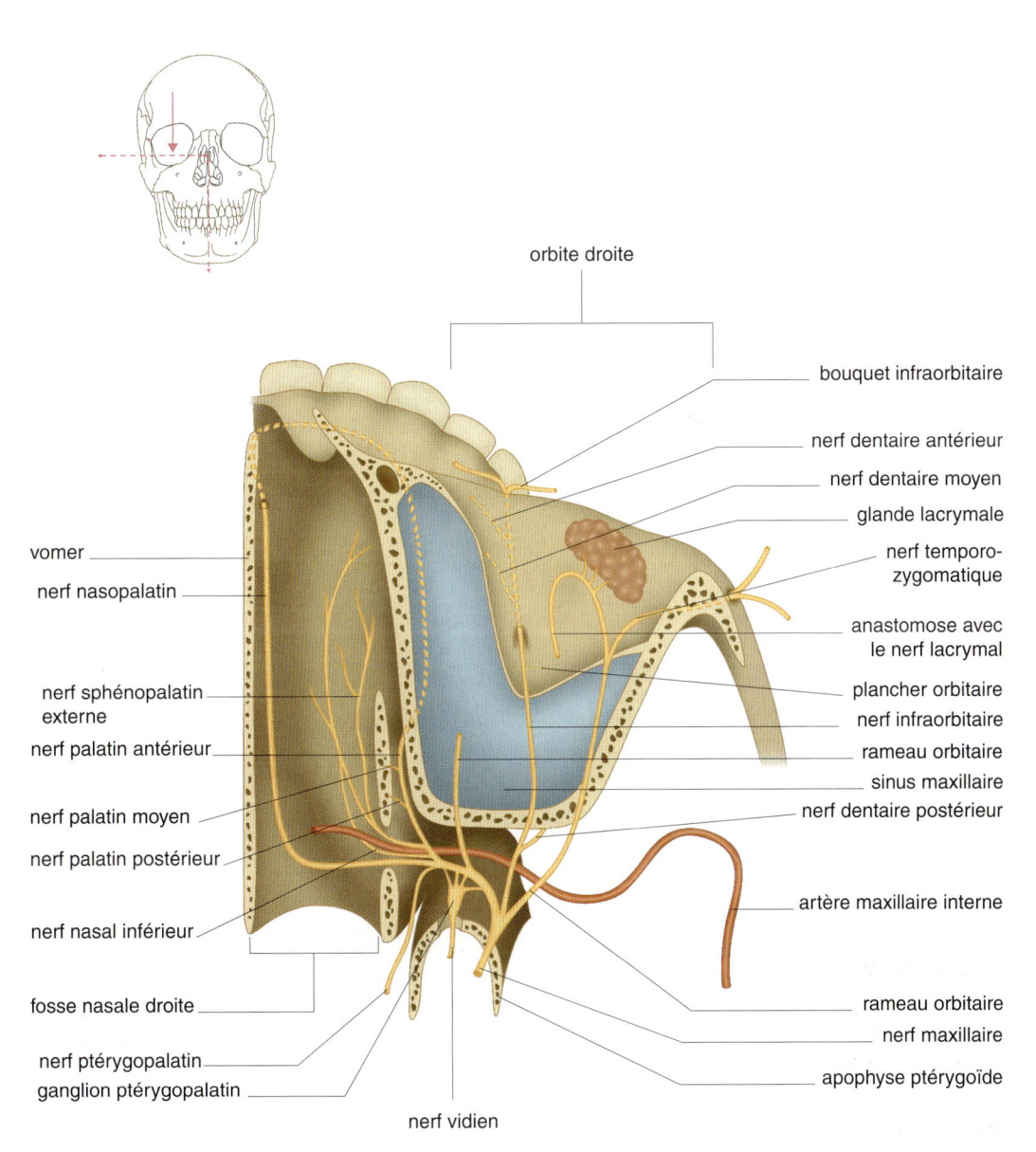

Figure 16.2. Branches collatérales du nerf maxillaire.

Intérêt ostéopathique

On peut atteindre le nerf maxillaire au niveau :
– de la paupière supérieure ;
– de l'os malaire ;
– de la lèvre supérieure ;
– du trou infraorbitaire.

Pratique des manipulations

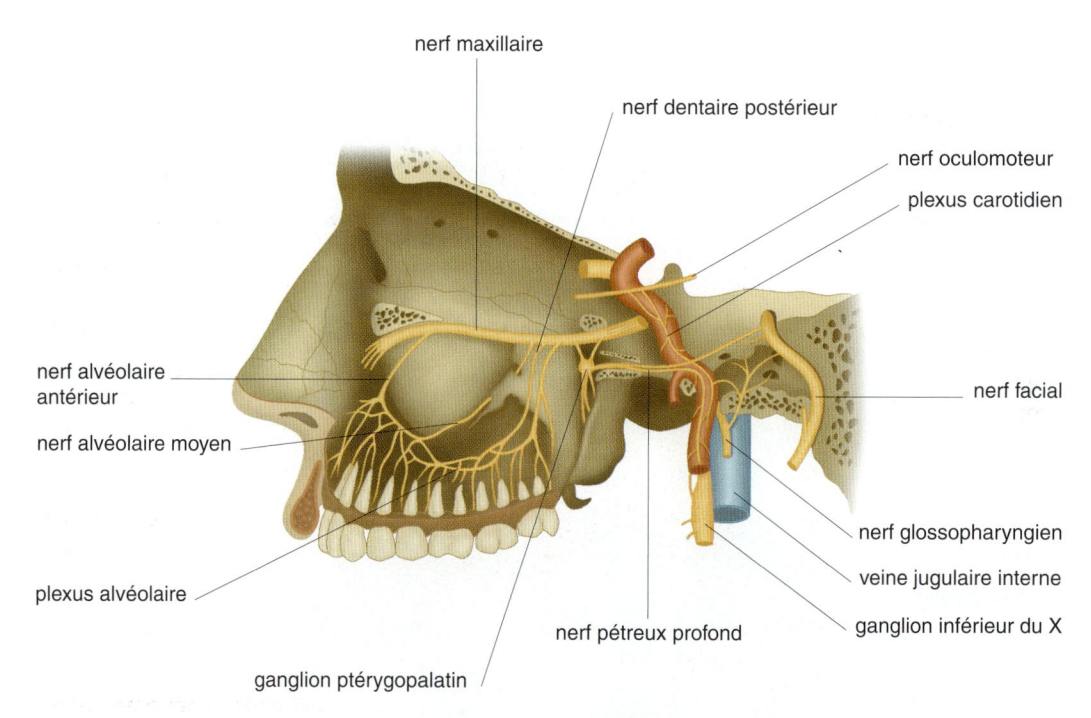

Figure 16.3. Rameaux dentaires.

Ganglion ptérygopalatin

Anciennement connu sous le nom de ganglion sphénopalatin, le ganglion ptérygopalatin a la taille d'une lentille. Il est situé dans la fosse ptérygopalatine (figure 16.4).

Branches afférentes

Nous avons que le ganglion ptérygopalatin reçoit des filets du nerf maxillaire. Il reçoit en plus trois autres racines réunies en un nerf appelé le nerf vidien.

■ Nerf vidien

Le nerf vidien rejoint le ganglion ptérygopalatin à sa partie postérieure. Il parcourt un canal osseux qui lui est propre et se compose d'un rameau carotidien et d'un rameau crânien.

Le rameau crânien est constitué du :
– nerf grand pétreux qui parcourt le hiatus de Fallope et provient du nerf facial ;
– rameau communicant avec le nerf grand pétreux qui vient de la caisse du tympan et provient du nerf glossopharyngien.

Intérêt ostéopathique

Par l'intermédiaire du ganglion ptérygopalatin, il est possible d'avoir un effet sur le nerf facial, le nerf glossopharyngien et le plexus sympathique carotidien.

Branches efférentes

Les branches efférentes du ganglion ptérygopalatin sont :
– un rameau pharyngien et nasal ;
– des filets orbitaires ;
– le nerf ptérygopalatin.

Nerf maxillaire 177

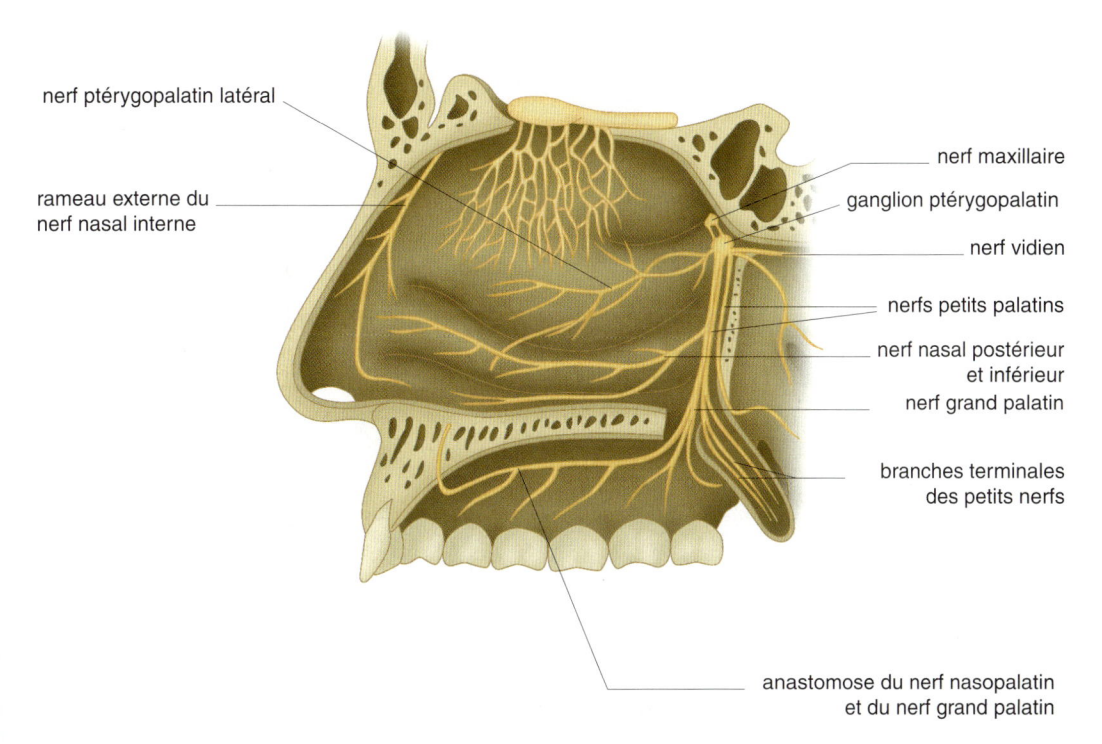

Figure 16.4. Nerfs ptérygopalatins.

Nous allons décrire le nerf ptérygopalatin et les nerfs palatins qui sont les plus intéressants pour nous car ils sont accessibles à la palpation.

■ Nerf ptérygopalatin

Le nerf ptérygopalatin naît de la partie médiale du ganglion ptérygopalatin, va dans les fosses nasales en traversant le trou ptérygopalatin.

Il se divise en deux branches :

- le nerf ptérygopalatin latéral : il va aux fosses nasales ;
- le nerf nasopalatin : il longe le septum nasal, traverse le conduit palatin antérieur et arrive au niveau de la voûte palatine.

■ Nerfs palatins

Les nerfs palatins viennent de la partie caudale du ganglion ptérygopalatin et vont rejoindre caudalement dans des conduits osseux la voûte palatine (figure 16.5).

Nerf grand palatin

Anciennement nerf palatin antérieur, c'est le plus gros des nerfs palatins. Il donne des filets au voile du palais, aux gencives, à la voûte palatine, au sinus maxillaire et aux fosses nasales. Il s'anastomose avec le nerf nasopalatin.

Nerf petit palatin

Anciennement désigné sous les termes de nerf palatin moyen et de nerf palatin postérieur, ce nerf est constitué de deux rameaux grêles. Ils arrivent au niveau du palais osseux en passant

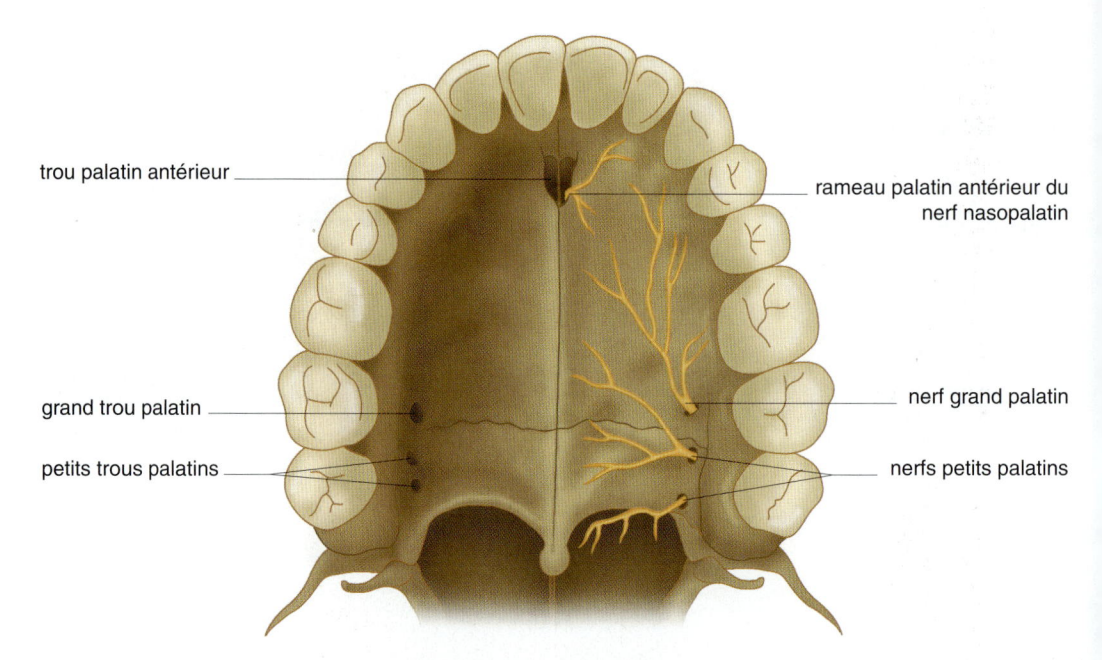

Figure 16.5. Nerfs palatins.

au travers des deux conduits osseux postérieurs. Ils donnent des filets sensitifs au voile du palais et des filets moteurs aux muscles péristaphylin interne et palatostaphylin.

Intérêt ostéopathique

Le nerf maxillaire peut être atteint :
– à la partie émergente du canal malaire ;
– sur la voûte palatine, au niveau des incisives et des molaires ;
– au foramen infraorbitaire ; ce dernier permet d'atteindre de nombreuses fibres nerveuses ;
– à la partie interne de la joue.

Fonctions du nerf maxillaire

Les fibres sensitives du nerf maxillaire vont :
– à la joue ;
– à la paupière inférieure ;
– à l'aile du nez ;
– à la lèvre supérieure ;
– à la partie postérocaudale des fosses nasales ;
– au voile du palais ;
– aux dents et gencives du maxillaire.

Avec les nerfs facial et glossopharyngien ainsi que les relais de ce dernier avec le système sympathique (ganglion ptérygopalatin), le nerf maxillaire assure l'innervation sécrétoire des glandes lacrymales et nasales, et la vasomotricité des fosses nasales.

Manipulations

Nous allons commencer par le bouquet infraorbitaire qui, par ses multiples fibres terminales, permet d'avoir un effet sur les nombreuses structures intra- et extracrâniennes.

Bouquet infraorbitaire

Le foramen infraorbitaire se trouve sur l'apophyse zygomatique du maxillaire à envi-

Nerf maxillaire 179

nerf zygomatique

bouquet infraorbitaire

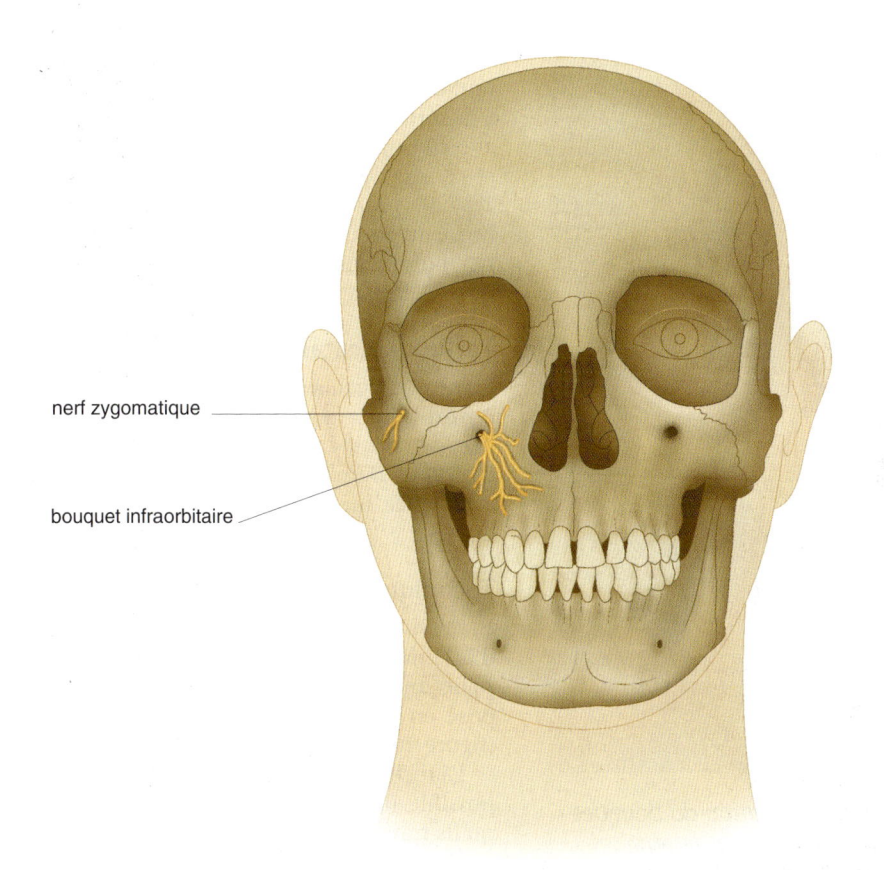

Figure 16.6. Bouquet infraorbitaire.

Encadré

Repérage de l'échancrure infraorbitaire.

C'est un orifice situé à 5 mm du bord inférieur de l'orbite, sur la même verticale que le trou supraorbitaire et le foramen mentonnier. Souvent sensible, il est situé à l'union du tiers interne et des deux tiers externes du bord inférieur de l'orbite, à 3 cm de la ligne médiane.
Son bord céphalique est tranchant, concave caudalement et médialement. Son bord caudal est mousse et se prolonge par une gouttière dirigée vers la fosse canine.
Le nerf maxillaire s'épanouit en terminales dans un plan sus-jacent à celui du muscle canin.

ron 2 à 3 cm de la ligne médiane verticale de la face. Cet orifice est plus important que le supraorbitaire (figure 16.6).

On peut effectuer la technique infraorbitaire par voie externe et, pour certaines fibres, par voie buccale à la partie interne de la joue.

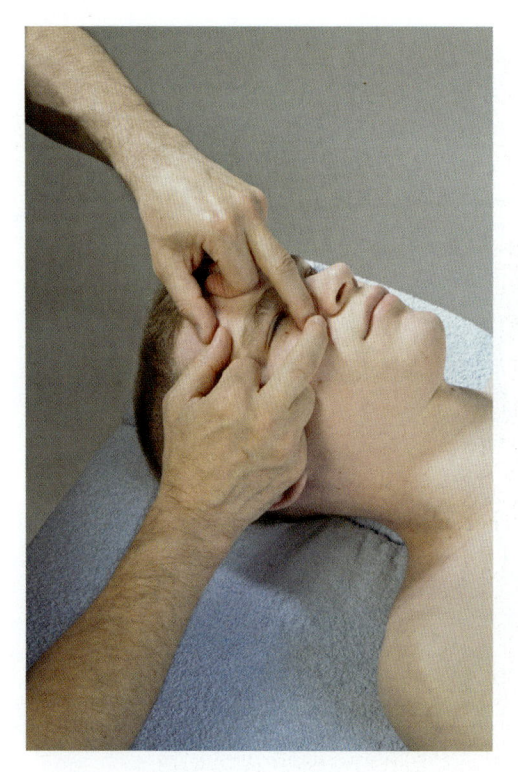

Figure 16.7. Manipulation du bouquet infraorbitaire par voie externe.

Technique externe

Le patient est en décubitus ; vous pouvez vous placer soit derrière lui, soit latéralement (figure 16.7).

Repérez le rebord orbitaire inférieur et repoussez délicatement les tissus mous en direction caudale. Explorez d'abord le pourtour du foramen orbitaire où il est possible de ressentir comme un petit anneau de tissu conjonctif. Relâchez par induction les parties les plus indurées de cet anneau.

Il est aussi possible de sentir à la partie émergente du foramen infraorbitaire un bourgeon de 2 à 3 mm que l'on traite par induction.

Le test se fait en compression–décompression écoute. Il permet de déterminer les fibres nerveuses à traiter.

Comme pour tous les orifices, il est important de sentir le jeu des fibres émergentes juste à la sortie du foramen infraorbitaire. On doit avoir l'impression de pouvoir les faire entrer et sortir de l'orifice, sans effet retard. Travaillez le bouquet infraorbitaire en induction ; au début, le mouvement est assez sagittal, puis devient progressivement plus oblique. Comparez toujours les deux côtés.

Technique cutanée

Prenez la peau entre le pouce et l'index en regard du filet infraorbitaire. Faites un massage-roulé cutané sur les zones sensibles, que vous demanderez au patient d'effectuer aussi chez lui, jusqu'à cessation totale de la douleur.

Technique interne

La technique interne se réalise avec l'index d'une main à la partie interne de la joue et le pouce ou l'index de l'autre main à son regard, posé en direction du foramen infraorbitaire (figure 16.8).

La technique consiste à faire joindre le plus possible les doigts internes et externes pour qu'ils travaillent de concert en induction.

Foramen malaire

Le foramen malaire permet d'avoir accès à la branche malaire du nerf temporomalaire.

On le trouve sur l'os malaire, au coin latérocaudal de l'orbite ; c'est un point souvent sensible. Comme pour tous les orifices pairs, il est important de vérifier les deux côtés.

Bien moins volumineux que le bouquet infraorbitaire, il est cependant intéressant à manipuler en induction.

Paupière

La paupière permet de relâcher le nerf lacrymopalpébral en faisant jouer la paupière avec le pouce et l'index. Comprimez de vos doigts légèrement la zone sensible et faites glisser les tissus en induction (figure 16.9).

Nerf maxillaire 181

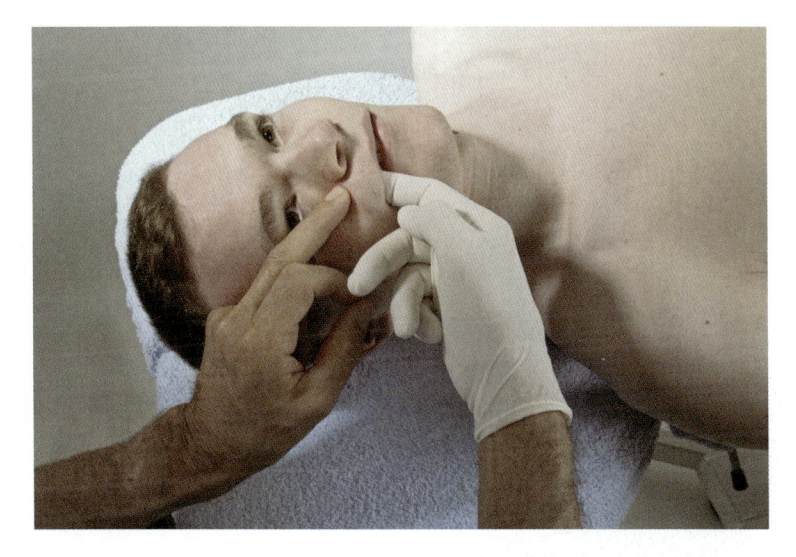

Figure 16.8. Manipulation du bouquet infraorbitaire par voie interne.

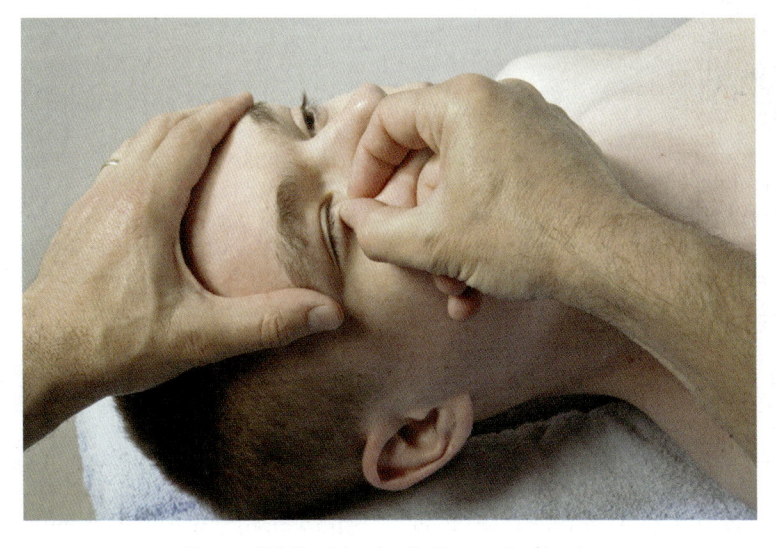

Figure 16.9. Manipulation palpébrale.

Cette technique, que nous avons déjà vue pour les branches de l'ophtalmique, s'adresse aussi aux nerfs supra- et infratrochléaires et lacrymal.

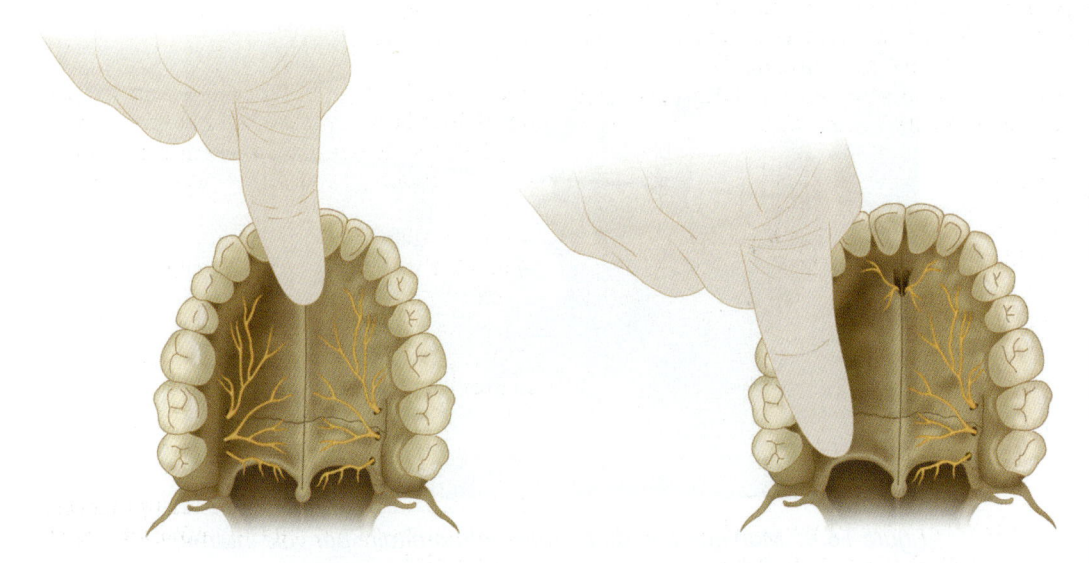

Figure 16.10. Manipulation des nerfs palatins.

Nerf nasopalatin

Les apophyses palatines du maxillaire forment la voûte palatine. À la partie antérieure de la suture interpalatine se situe le canal incisif, au niveau duquel on trouve le nerf nasopalatin.

Placez l'index au niveau de la jonction des deux incisives, à 1 cm environ en arrière du bord alvéolaire. Cherchez un point sensible que vous travaillez en compression–induction.

Sa manipulation n'est pas aisée à réaliser.

Nerfs palatins

Le foramen grand palatin est un orifice qui permet la sortie du nerf grand palatin. Les nerfs petits palatins passent par les foramens petits palatins qui se situent juste en arrière du foramen grand palatin (voir figure 16.5).

Il est souvent difficile de différencier ces orifices qui sont côte à côte. C'est l'écoute qui vous dirige sur la partie à traiter.

Le patient est en décubitus, mains posées sur le ventre (figure 16.10). Expliquez-lui bien au préalable que votre doigt restera contre la voûte du palais et qu'il ne risque pas de suffoquer. Les patients ont souvent le souvenir d'examens de la gorge désagréables pendant leur enfance.

Demandez-lui d'ouvrir la bouche et faites glisser votre index tout de suite contre le palais. Faites-lui mordiller plusieurs fois votre doigt pour relâcher la tension des muscles de ses mâchoires.

Suivez le bord alvéolaire médial jusqu'aux molaires. Vous sentirez une zone sensible qui correspond au foramen palatin principal.

Compressez et décompressez plusieurs fois les fibres nerveuses et traitez-les en viscoélasticité–induction jusqu'à cessation de la douleur et disparition de la zone indurée.

Cette technique donne de meilleurs résultats que celle du nasopalatin.

Le foramen incisif est situé dans la partie antérieure de la voûte palatine. Il livre passage aux nerfs nasopalatins droit et gauche. Il est possible de le repérer visuellement en demandant au patient d'ouvrir la bouche. L'orifice du canal est situé au centre de l'étoile formée par le pli de la muqueuse palatine juste en arrière des incisives centrales.

Indications

Les indications de manipulation du nerf maxillaire sont les suivantes :
– fixation dure-mérienne de la partie moyenne du crâne ;
– traumatisme craniofacial ;
– problèmes gingivo-dentaires ;
– allergie ;
– paralysie faciale ;
– sinusite (sinus maxillaire) ;
– ronflement, apnée du sommeil ;
– suite de chirurgie maxillofaciale.

Points clés de la mécanique craniosacrée

Pour globaliser le traitement, n'oubliez pas de vérifier la mécanique du système craniosacré et les éléments du mécanisme respiratoire primaire, surtout à ces différents niveaux :
– dure-mère ;
– maxillaire, palatin, sphénoïde (grande aile), malaire, temporaux ;
– fissure orbitaire inférieure.

Attention aux problèmes de dents supérieures et aux sinusites maxillaires.

Manœuvre combinée

Il est possible de combiner les manipulations des foramens supraorbitaire, infraorbitaire et mentonnier.

Chapitre 17
Nerf mandibulaire

Rappel anatomique

Manipulations

Chapitre 17
Nerf mandibulaire

Rappel anatomique

Origine

L'origine du nerf mandibulaire (V3) est la partie la plus latérale du ganglion trigéminal, latéralement par rapport au nerf maxillaire. C'est la plus verticale des trois branches du nerf trijumeau.

Le nerf mandibulaire possède deux racines : une racine sensitive et une petite racine motrice.

Trajet

Les deux racines du nerf mandibulaire sont comprises dans un dédoublement de la dure-mère. Accolées, elles traversent le foramen ovale. Elles se séparent ensuite (figure 17.1).

Branches collatérales

Les branches collatérales du nerf mandibulaire sont :
- les nerfs temporaux profonds ;
- le nerf massétérique ;
- le nerf buccal ;
- les nerfs ptérygoïdiens latéral et médial ;
- le rameau méningé ;
- le nerf auriculotemporal.

Nerfs temporaux profonds

Du foramen ovale, les nerfs temporaux profonds vont dans la fosse zygomatique puis dans la fosse temporale et, enfin, dans la face profonde du muscle temporal.

Nerf massétérique

De la fosse zygomatique, le nerf massétérique traverse l'incisure mandibulaire pour se terminer dans le muscle masséter et l'articulation temporomandibulaire.

Ses anastomoses sont les suivantes :
- le nerf temporal moyen ;
- un filet sensitif, pour l'articulation temporomandibulaire ;
- le nerf temporal profond postérieur, pour le muscle temporal.

Nerf buccal

Le nerf buccal va au muscle buccinateur en passant dans l'apophyse coronoïde de la mandibule et la tubérosité du maxillaire.

Il donne :
- des filets, pour le muscle ptérygoïdien externe ;
- le nerf temporal profond antérieur, pour le muscle temporal.

Ses branches terminales sont les filets pour les joues et la muqueuse buccale.

Nerfs ptérygoïdiens latéral et médial

Ces nerfs s'accolent au ganglion otique et vont innerver le muscle homonyme. Le nerf ptérygoïdien médial assure l'innervation des muscles tenseur du voile du palais et tenseur du tympan.

Rameau méningé

Le rameau méningé est la première branche collatérale du nerf mandibulaire, à la sortie du

© 2006 Elsevier Masson SAS. Tous droits réservés.
Manipulations des nerfs crâniens

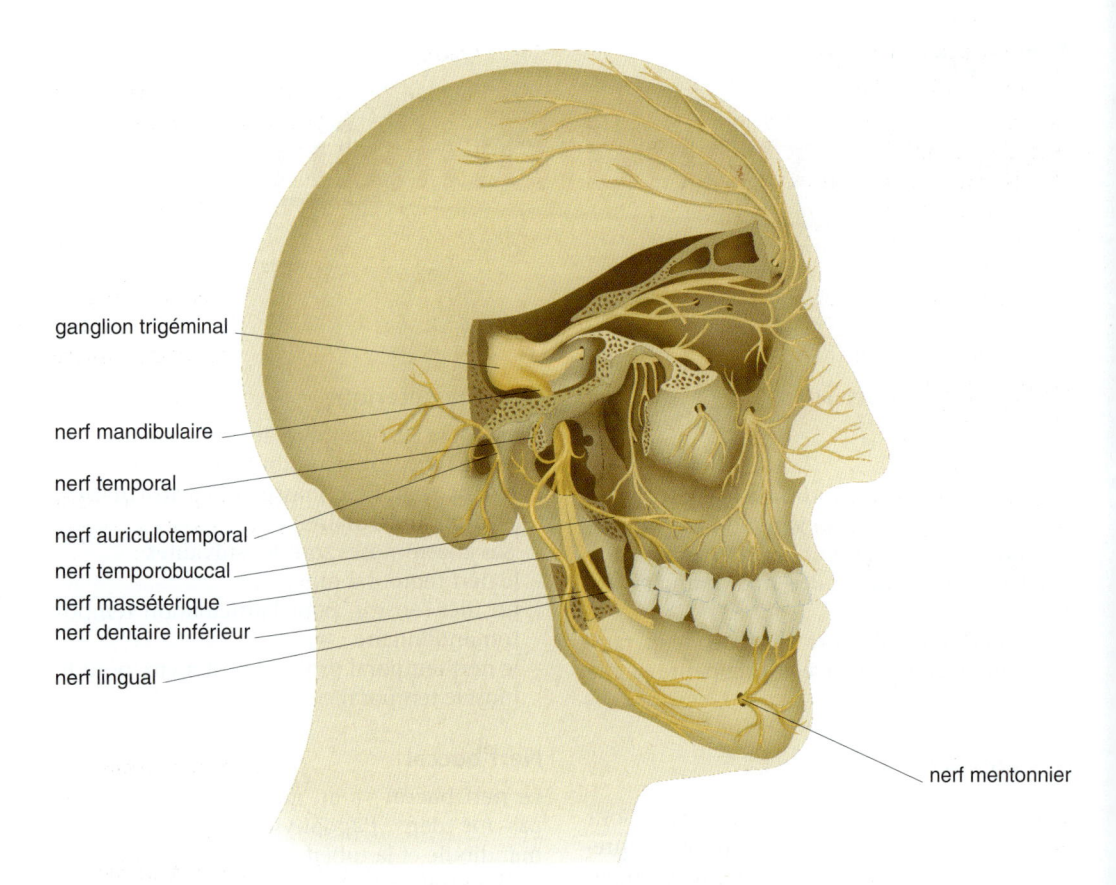

Figure 17.1. Trajet du nerf mandibulaire.

foramen ovale. Il traverse le foramen épineux avec l'artère méningée moyenne pour innerver la dure-mère de la fosse crânienne moyenne.

Nerf auriculotemporal

Le nerf auriculotemporal se dirige en arrière et latéralement vers le col du condyle de la mandibule, le contourne, passe entre le tubercule zygomatique et le méat acoustique externe et, enfin, s'arrête dans la région temporale.

Il donne :
– le nerf du méat acoustique externe ;
– les nerfs auriculaires antérieurs, pour le tragus et le pavillon ;
– un rameau pour la membrane du tympan ;
– des rameaux parotidiens.

Il a des anastomoses par un rameau communicant avec le nerf facial (branche temporofaciale) pour fournir des branches parotidiennes.

Branches terminales

Le nerf mandibulaire a deux branches terminales : le nerf dentaire inférieur ; le nerf lingual.

Nerf dentaire inférieur (alvéolaire inférieur)

Le nerf dentaire inférieur est la plus grosse branche terminale du nerf mandibulaire. Elle s'engage dans le canal dentaire jusqu'au foramen mentonnier.

Pendant le parcours, le nerf dentaire inférieur donne des collatérales : les nerfs mylohyoïdien, dentaires (pour les molaires, la gencive et l'os).

Les branches terminales sont : le nerf incisif (la canine et les deux incisives) ; le nerf mentonnier.

Le nerf dentaire inférieur finit en bouquet de nerfs nerveux moins important que le bouquet infraorbitaire. Il innerve la peau du menton, la lèvre inférieure et la muqueuse labiale.

Nerf lingual

Le nerf lingual va jusqu'à la pointe de la langue en fournissant quatre anastomoses avec :
– le nerf dentaire inférieur ;
– la corde du tympan (venant du facial) ;
– l'hypoglosse ;
– le nerf du mylohyoïdien.

Le nerf lingual envoie des filets à la langue, au voile du palais, aux gencives, au plancher de la bouche et aux ganglions sous-maxillaire et sublingual.

Ganglions sympathiques

Les ganglions sympathiques sont le ganglion sous-maxillaire et le ganglion otique (figure 17.2).

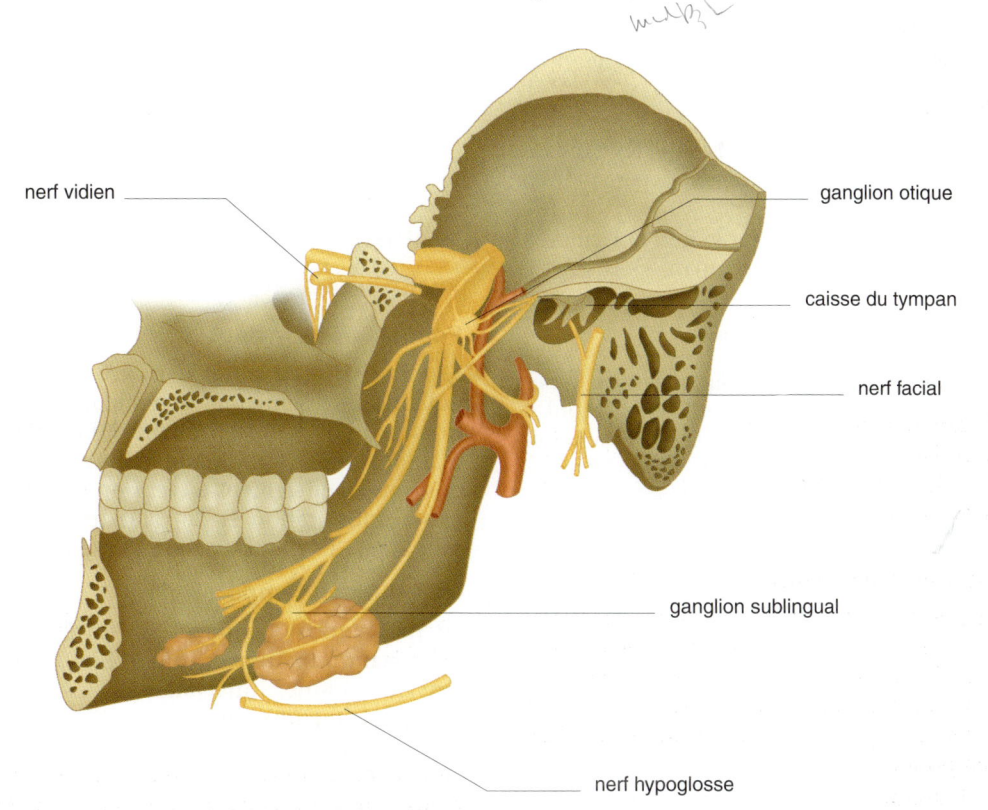

Figure 17.2. Ganglions annexés au nerf mandibulaire.

Ganglion sous-maxillaire

Le ganglion sous-maxillaire reçoit des filets venant du lingual et de son anastomose avec la corde du tympan.

Il repose sur le muscle mylohyoïdien.

Ganglion otique

Le ganglion otique se trouve à la partie médiale du nerf mandibulaire, juste en dessous du foramen ovale.

Il reçoit :
- des branches du nerf maxillaire ;
- une racine motrice, le rameau communicant avec le nerf petit pétreux, branche du nerf facial ;
- une racine sensitive, le nerf petit pétreux du nerf tympanique, branche du glossopharyngien ;
- une racine sensitive donnée par le plexus sympathique entourant l'artère méningée moyenne.

Il donne :
- un rameau moteur pour les muscles ptérygoïdien interne et péristaphylin externe du marteau ;
- des filets sensitifs pour le nerf auriculotemporal de la caisse du tympan.

Intérêt ostéopathique

- Le foramen ovale. Pour atteindre le nerf mandibulaire, on peut utiliser la technique à visée trigéminale. Le nerf mandibulaire étant situé à la partie la plus latérale, le mouvement de rotation de la tête va plus jouer sur le foramen ovale. Du fait de la verticalité de la racine du nerf mandibulaire, on effectue la technique à visée trigéminale en légère traction axiale.

- Le muscle temporal permet d'avoir accès aux filets du nerf auriculotemporal. C'est à la partie postérieure et superficielle du muscle temporal que l'on trouve des filets nerveux.

- L'oreille. On peut atteindre des filets nerveux de l'auriculotemporal au niveau du conduit auditif externe, du tragus et de la partie antérieure du pavillon.

- La mandibule. À la face médiale de la mandibule se trouve le foramen mandibulaire. C'est l'orifice externe du canal dentaire inférieur. Le foramen mandibulaire est un peu recouvert par l'épine de Spix. C'est ici que l'on peut atteindre aussi le nerf dentaire inférieur avec le foramen mentonnier.

- Le muscle mylohyoïdien. À la partie médiale du mylohyoïdien et en profondeur, on a accès au nerf lingual. Cela est intéressant, car celui-ci est en rapport avec le ganglion sympathique sous-maxillaire. Juste en arrière du nerf lingual, on a accès au nerf hypoglosse qui sera étudié plus loin. On peut facilement confondre les deux nerfs.

- Le foramen mentonnier se situe à la face externe de la mandibule, en regard de la deuxième prémolaire. C'est l'émergence du nerf dentaire inférieur (figure 17.3).

Manipulations

Techniques externes

Pour les deux racines

Reportez-vous au point consacré aux manipulations du ganglion trigéminal (p. 149). Comme nous l'avons souligné, les racines du mandibulaire, étant les plus latérales, sont mises particulièrement en tension pendant la phase d'inspiration et de rotation cervicale, avec aussi une petite traction axiale verticale.

Nerf auriculotemporal

Le nerf auriculotemporal est extrêmement intéressant à manipuler (figure 17.4). Rappelons qu'il donne l'innervation :
- à l'angle mandibulaire ;
- à la conque de l'auricule ;
- au méat acoustique externe ;
- à la membrane du tympan ;
- à la région temporale postérieure.

Nerf mandibulaire 191

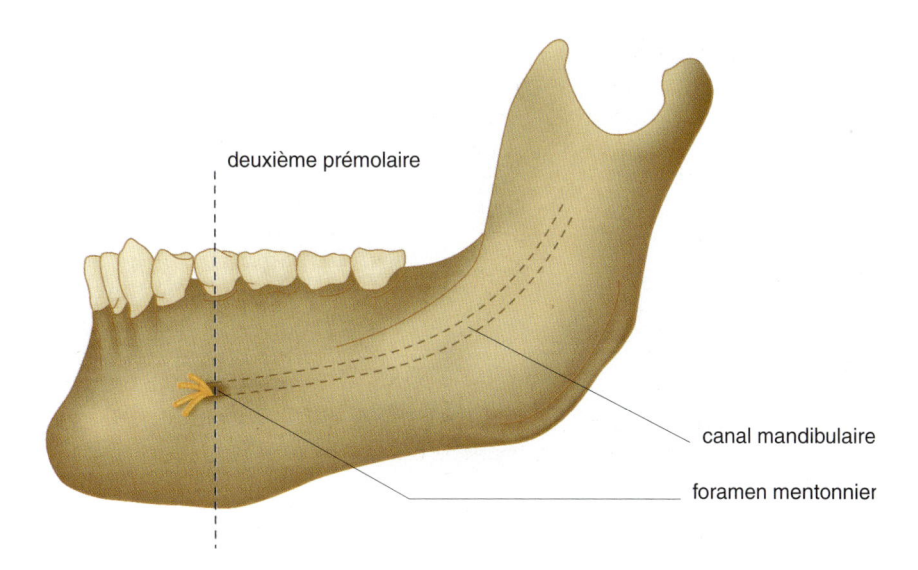

Figure 17.3. Foramen mentonnier.

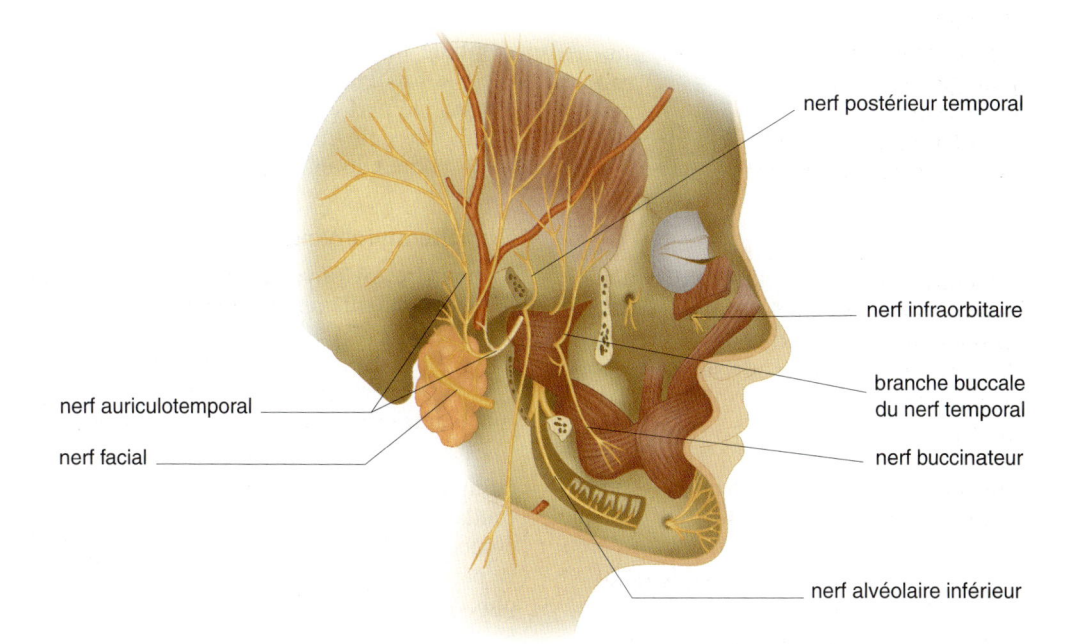

Figure 17.4. Nerf auriculotemporal.

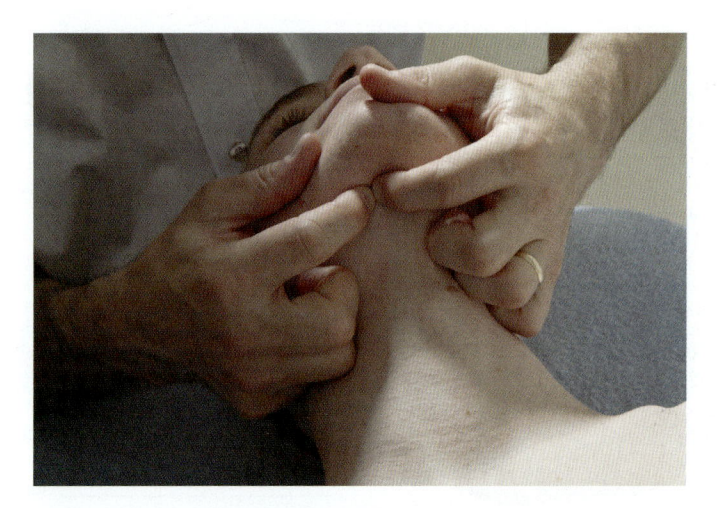

Figure 17.5. Manipulation de la branche mylohyoïdienne.

On peut le manipuler dans la région temporale, juste en avant de l'oreille, dans le méat acoustique externe, sur le pavillon de l'oreille et le tragus.

■ Région temporale

Le nerf auriculotemporal est superficiel. Faites glisser le doigt dans le tissu cellulaire sous-cutané de la région temporale, à la recherche de petits filets indurés que vous travaillez en induction.

Recherchez aussi les filets sensitifs qui vont à l'artère temporale superficielle en cherchant son pouls. Il est facilement perceptible dans la région temporale proche de la partie antérieure de l'oreille.

■ Oreille

Nous décrirons dans le chapitre 25 les manipulations des nerfs de l'oreille. Sachez que l'on trouve plus particulièrement les filets sensitifs de l'auriculotemporal sur le tragus et la partie ascendante de l'hélix.

Méat acoustique externe

Ce conduit est innervé par les nerfs auriculotemporal, la branche auriculaire du plexus cervical et le nerf vague issu de la fissure tympanomastoïdienne.

Il est bien sûr quasi impossible digitalement de faire la différence entre ces nerfs. C'est la topographie qui permet de les différencier : le nerf auriculotemporal innerverait plutôt, avec le nerf facial, la région antérocéphalique du méat acoustique externe.

Branche mylohyoïdienne

La branche mylohyoïdienne se situe dans la loge sous-maxillaire. Elle est formée par :

– le corps de la mandibule ;

– le ventre antérieur du muscle digastrique ;

– la bandelette maxillaire.

Cherchez le muscle mylohyoïdien en faisant glisser votre doigt le long du bord caudal de la mandibule. Vous sentirez un espace où le doigt peut s'enfoncer facilement. La partie du nerf est sensible. En allant un peu plus caudalement et en arrière, vous serez sur le ganglion mandibulaire et, plus en arrière encore, sur le nerf hypoglosse.

La manipulation se fait avec un appui léger en induction (figure 17.5).

Nerf mandibulaire **193**

Encadré

Repérage du foramen mentonnier

Le repérage du foramen mentonnier, qui se situe à 3 cm de la ligne médiane, à hauteur de la première prémolaire, est schématisé à la figure 17.3.

Encadré

Repérage du foramen mandibulaire

Le foramen mandibulaire est situé entre les bords antérieur et postérieur de la branche montante de la mandibule (figure 17.6) :
– 4 cm au-dessus du bord inférieur de la mandibule ;
– 1 cm au-dessus des molaires.

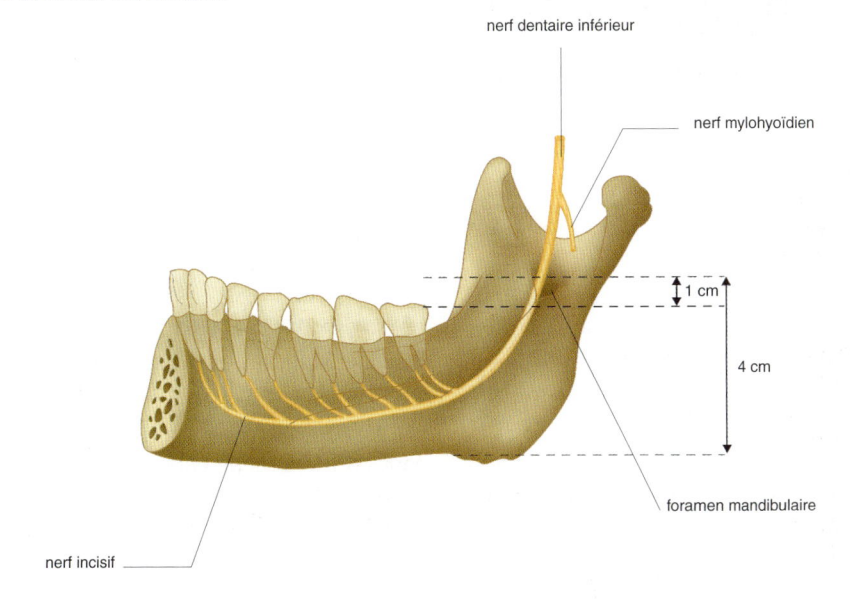

Figure 17.6. Foramen mandibulaire (épine de Spix).

Foramen mentonnier

Le foramen mentonnier se trouve à 2 ou 3 cm latéralement par rapport à la ligne verticale médiane.

Il faut comparer les deux et agir en viscoélasticité orificielle et en induction sur les fibres externes. Il est aussi possible d'agir sur les filets sensitifs cutanés qui s'en échappent, en faisant notre massage roulé cutané.

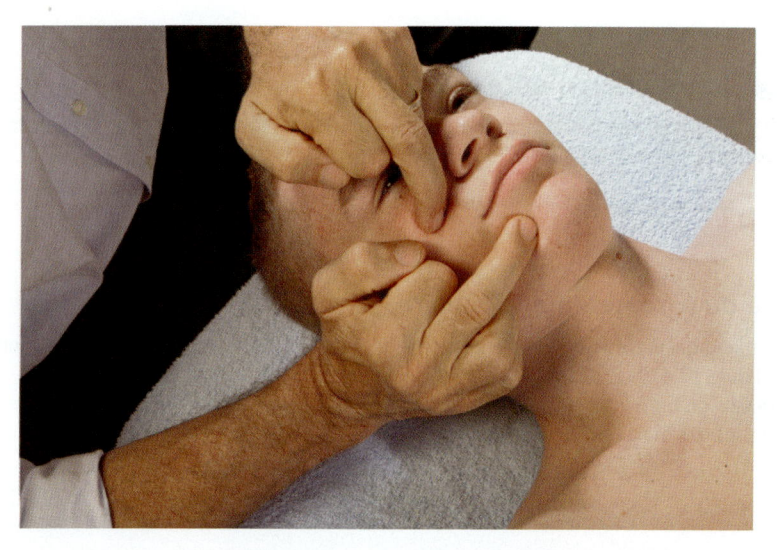

Figure 17.7. Manipulation combinée du nerf mandibulaire et des nerfs supra- et infraorbitaires.

Technique interne

Le doigt parcourt la face médiale de la branche montante de la mandibule jusqu'à ressentir la petite lame osseuse de l'épine de Spix.

Cette manipulation du nerf dentaire inférieur n'est pas agréable pour le patient et ne donne pas de meilleurs résultats que celle du foramen mentonnier. Il est cependant important de connaître anatomiquement le foramen mandibulaire.

Points clés de la mécanique craniosacrée

Pour globaliser le traitement, n'oubliez pas de vérifier la mécanique du système craniosacré et les éléments du mécanisme respiratoire primaire, surtout à ces différents niveaux :
– dure-mère (fosse crânienne moyenne) ;
– sphénoïde ;
– muscle ptérygoïdien latéral ;
– articulation temporomandibulaire.

Techniques combinées

Avec les nerfs supra- et infraobitaires

Les nerfs supra- et infraorbitaires sont sur la même ligne que le nerf mentonnier.

Associez-les deux par deux dans vos techniques orificielles de la face (figure 17.7).

Avec le facial

Cette manipulation doit surtout être combinée avec la branche auriculaire postérieure du nerf facial et les différents filets de la face.

Avec le plexus cervical superficiel

La manipulation doit surtout être combinée avec la branche auriculaire du plexus cervical superficiel qui s'anastomose avec le trijumeau et le facial.

Toutes ces manœuvres combinées se font en associant le traitement neural à la phase d'expansion crânienne.

Indications

Les indications de manipulation du nerf mandibulaire sont les suivantes :
– sinusite (plutôt de type maxillaire) ;
– problèmes gingivodentaires ;
– paralysie faciale (anastomose avec le VII) ;
– traumatisme craniofacial ;
– chirurgie maxillofaciale.

Chapitre 18
Nerf abducens

Rappel anatomique

Rappel physiopathologique

Manipulations

Chapitre 18
Nerf abducens

Le nerf abducens (VI ; moteur oculaire externe) est un nerf crânien de petite taille. Il assure uniquement l'innervation motrice du muscle droit latéral de l'œil.

Rappel anatomique

Origine

L'origine du nerf abducens est le bulbe, face antérieure, dans le sillon pontobulbaire, au-dessus de la pyramide bulbaire, en-dedans du VII.

Trajet

Du bulbe, l'abducens se dirige vers la lame quadrilatère du sphénoïde. Il perfore la dure-mère pour arriver dans le sinus caverneux, le traverse et aboutit à l'orbite par la fissure orbitaire supérieure (figure 18.1).

Rapports utiles

- Dans le sinus caverneux : le nerf abducens se situe entre le nerf ophtalmique, qui est latéral, et la carotide interne, qui est médiale.
- Dans la fissure orbitaire supérieure : il la traverse dans sa partie la plus large, en compagnie des nerfs oculomoteur, nasal et de la veine ophtalmique.

Anastomoses

Le nerf abducens a des anastomoses :
- avec le nerf ophtalmique ;
- avec le grand sympathique : ce sont des filets venus du plexus carotidien.

Par ses anastomoses, l'abducens, qui était au départ uniquement moteur, deviendrait sensitif, grâce au renfort de fibres sensitives et sympathiques.

Distribution

L'abducens, au niveau de l'orbite, se dirige en avant et latéralement. Il se distribue sur la face médiale du muscle droit latéral de l'œil qui est sa seule destination.

Rappel physiopathologique

Fonction

Le nerf abducens est abducteur du globe oculaire.

Clinique

Du fait de son long trajet intracrânien, le nerf abducens est sensible aux augmentations de pression intracrânienne.

Sa paralysie est la plus fréquente des paralysies oculaires (figure 18.2). Elle entraîne :
- une perte de l'abduction du globe (le globe oculaire ne peut dépasser la ligne médiale et se diriger latéralement) ;

© 2006 Elsevier Masson SAS. Tous droits réservés.
Manipulations des nerfs crâniens

Pratique des manipulations

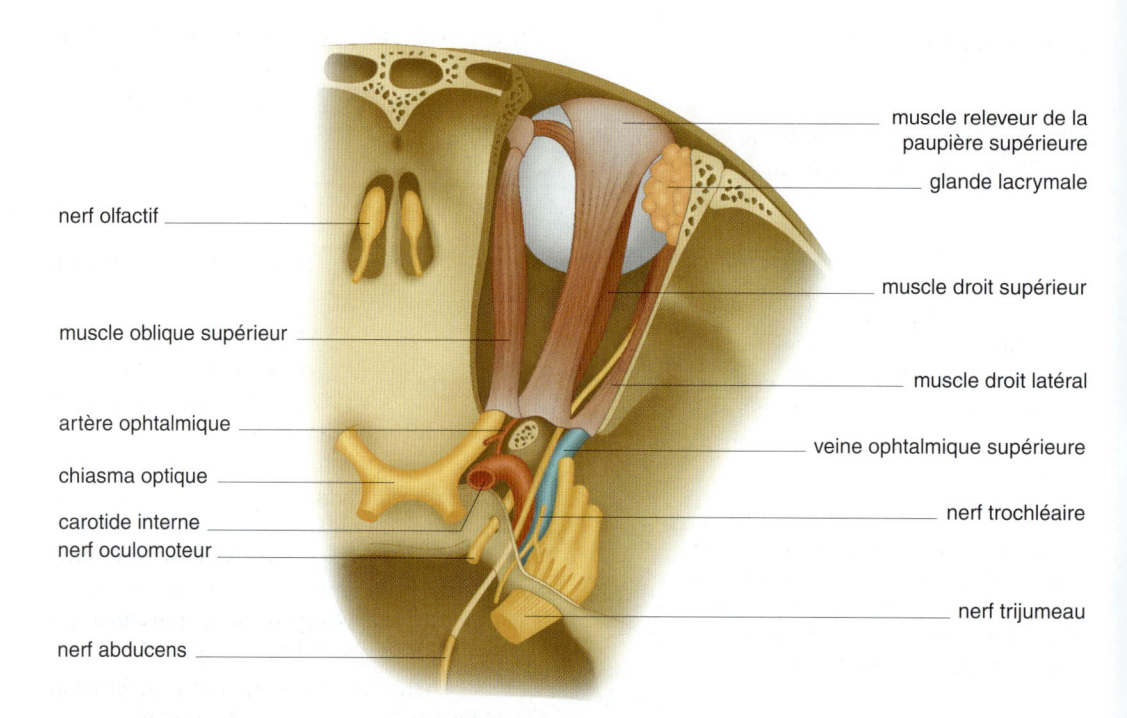

Figure 18.1. Trajet du nerf abducens.

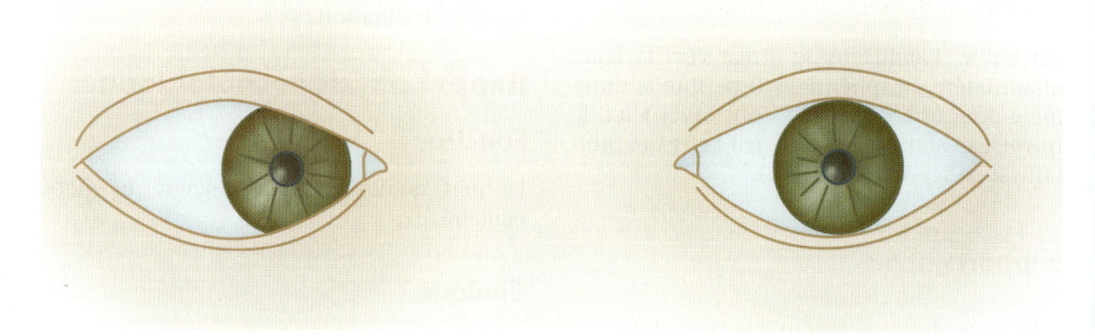

Figure 18.2. Paralysie du nerf abducens.

– un strabisme convergent sous l'action du muscle droit médial (III) ;
– une diplopie homonyme, avec une fausse image en dehors de l'objet observé. Pour réduire cette diplopie, le sujet effectue une rotation de la tête du côté de la lésion.

Manipulations

Fissure orbitaire supérieure

Le nerf abducens occupe la partie médiale de la fissure orbitaire supérieure, entre le nerf oculomoteur, médialement, et le nerf trochléaire, latéralement (figure 18.3).

Nous appliquons la technique d'ouverture ostéodurale de la fissure orbitaire en focalisant au début notre action sur la partie médiale de la fissure. Le crâne est étiré en essayant de mettre en convexité la partie médiale de la fissure.

Globe oculaire

Le nerf abducens se destine uniquement au muscle droit latéral de l'œil (figure 18.4). Étirez le globe oculaire en direction médiale pendant la phase d'expansion crânienne. Maintenez-le un court instant avant la phase de rétraction (figure 18.5).

Points clés de la mécanique craniosacrée

Pour globaliser le traitement, n'oubliez pas de vérifier la mécanique du système craniosacré et les éléments du mécanisme respiratoire primaire, surtout à ces différents niveaux :
– dure-mère : manchon intraorbitaire, tente du cervelet ;
– tendon de Zinn ;
– sphénoïde : fissure orbitaire supérieure (petite aile/grande aile) ;
– suture frontosphénoïdale (lame horizontale/petite aile) ;
– suture pétrosphénoïdale ;
– ligament pétrosphénoïdal de Grüber ;
– paroi du sinus caverneux : tente du cervelet et pression intracaverneuse.

Indications

Les indications de manipulation du nerf abducens sont :
– le strabisme divergent, si le muscle droit latéral est hypertonique ou spasmé ;
– le strabisme convergent, si le muscle droit latéral est hypotonique ou paralysé ;
– les troubles vasomoteurs de la face : l'abducens échange des fibres nerveuses avec le sympathique, ce qui lui confère un certain rôle végétatif.

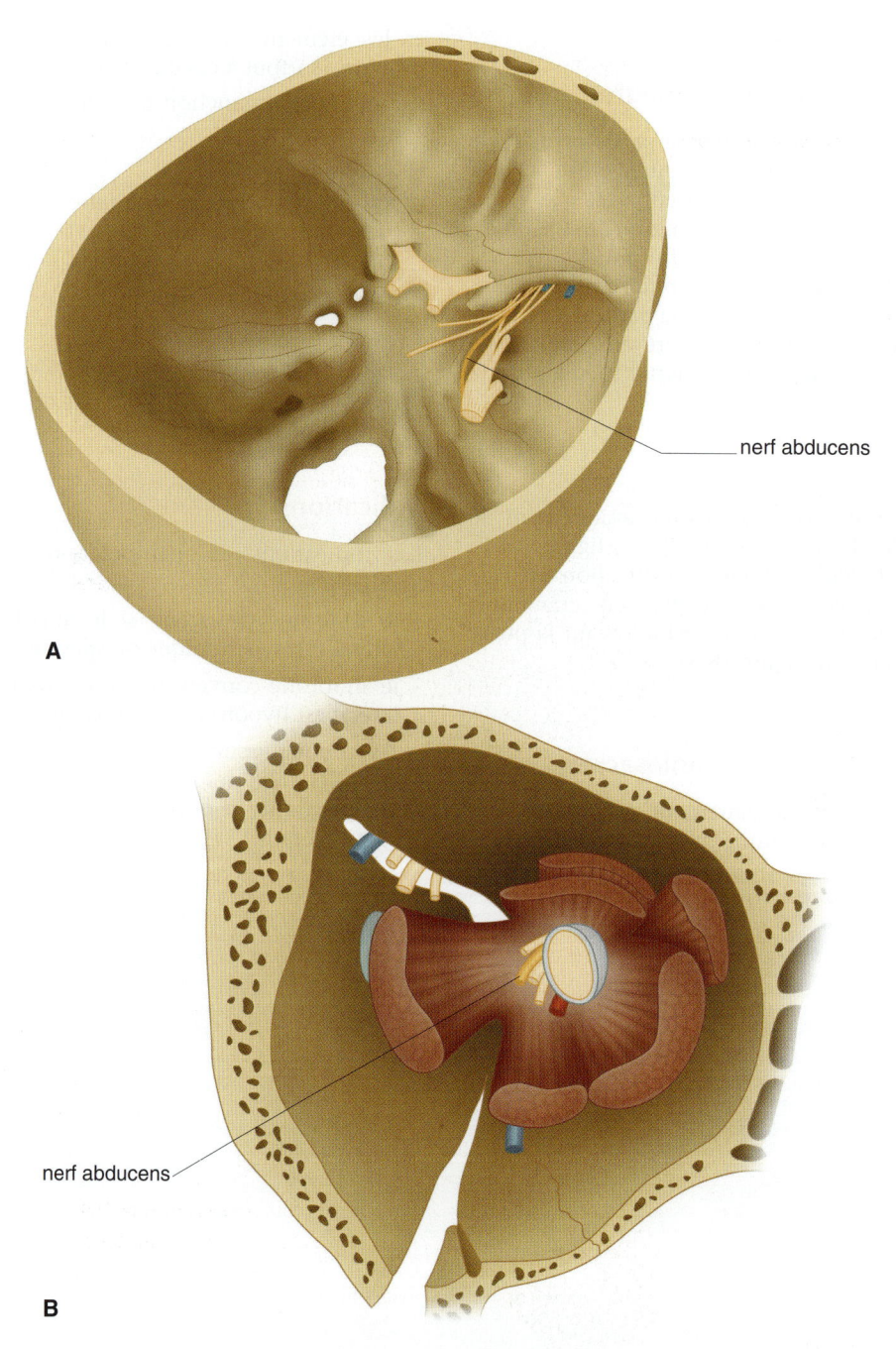

Figure 18.3. Le nerf abducens dans la fissure orbitaire supérieure. A : vue intracrânienne. B : coupe frontale.

Nerf abducens   **203**

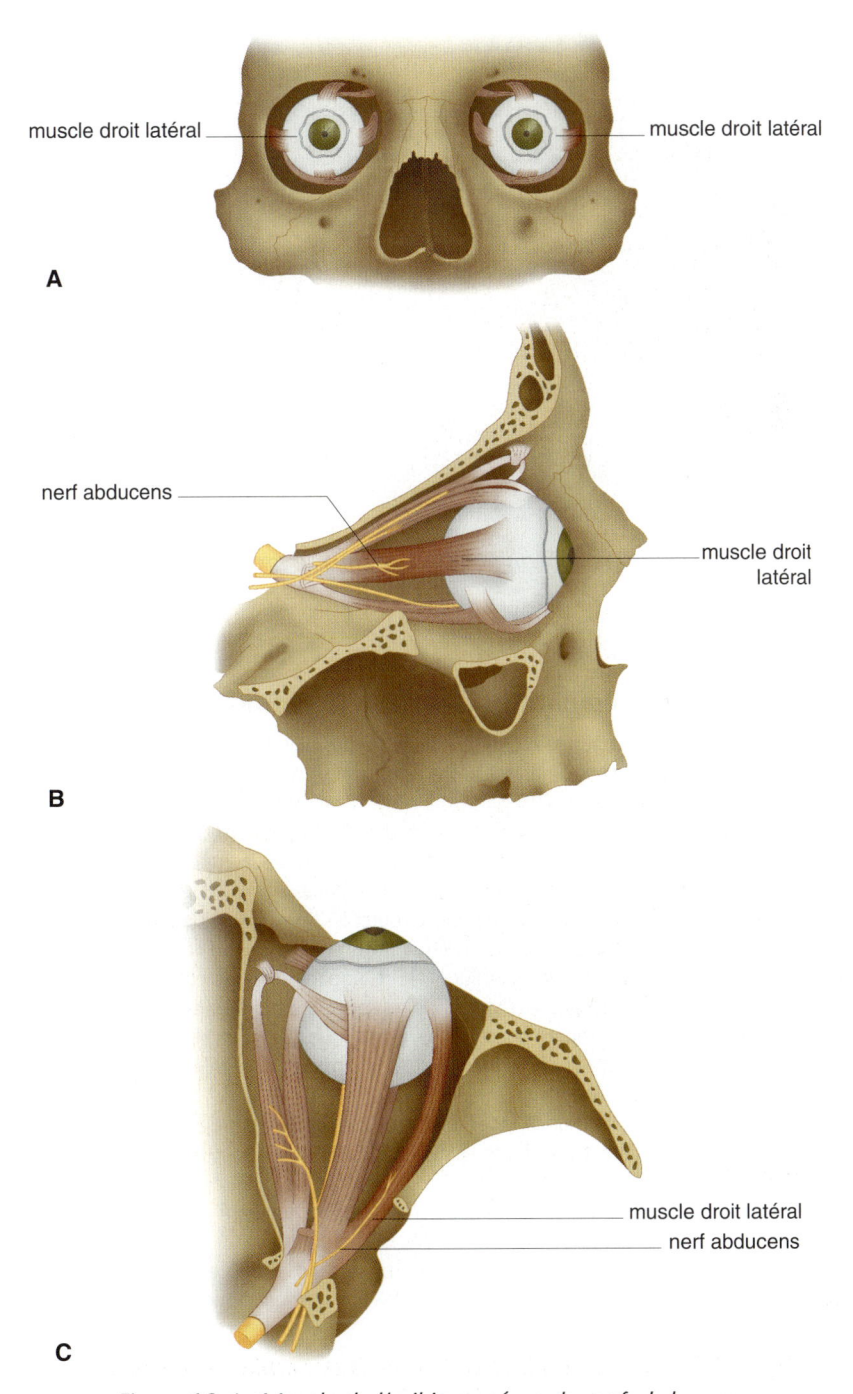

*Figure 18.4. Muscle de l'œil innervé par le nerf abducens.
A : vue de face. B : vue sagittale. C : vue de dessus.*

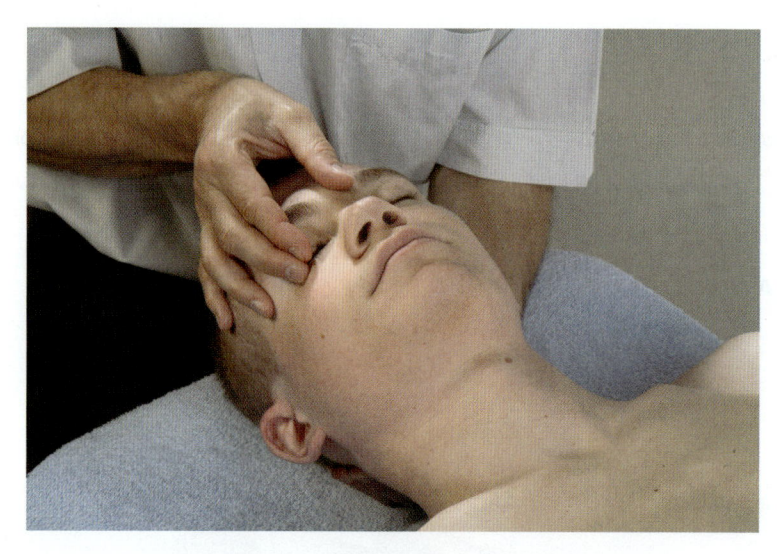

Figure 18.5. Manipulation du muscle droit latéral.

Encadré

Remarques sur les manipulations des nerfs oculomoteurs

Tous les nerfs des muscles de l'œil ont une action spécifique sur des muscles particuliers. Cependant, il ne nous paraît pas judicieux de concentrer nos manipulations uniquement sur les muscles qu'ils innervent pour les raisons suivantes.
– Ils échangent de nombreuses anastomoses entre eux et avec les autres nerfs du voisinage. Si nous prenons l'exemple de l'abducens, qui se destine uniquement au muscle droit latéral, il échange aussi des fibres nerveuses avec le trijumeau par l'intermédiaire du nerf ophtalmique.
– Ils envoient des fibres à la dure-mère de leur voisinage. Toutes les fibres de ces petits nerfs n'ont pas toujours des territoires bien déterminés. Cela nous pousse à élargir notre champ d'action quand nous les manipulons.
– Ils s'anastomosent avec le système sympathique en rejoignant directement ses fibres nerveuses ou, indirectement, par le biais de ses ganglions. On trouve très souvent des relations avec le plexus carotidien.
– Par l'intermédiaire des systèmes sympathique et parasympathique, ils ont un effet vasculaire indéniable. Les yeux ont un rapport très étroit avec le rythme cardiaque et la tension artérielle. Par exemple, la compression des yeux ralentit le rythme cardiaque.
– Leur action sensitive, notamment sur la face, n'est pas due uniquement à un nerf particulier, mais à l'ensemble des nerfs oculomoteurs et oculaires et à leurs anastomoses avec les systèmes sympathique et parasympathique.
Les manipulations des nerfs de l'œil se font globalement en recherchant systématiquement toutes les fixations, qu'elles soient neurales, musculaires ou faciales.
Heureusement, grâce à l'écoute locale, les tissus viennent parler à nos doigts et nous empêchent d'être trop focalisés sur un élément. Il est bon, au départ, de chercher la fixation spécifique puis de laisser aller les doigts là où les tissus les attirent.

Chapitre 19
Nerf facial

Rappel anatomique

Rappel physiopathologique

Manipulations

Chapitre 19
Nerf facial

Certains anciens anatomistes appelaient le nerf facial (VII) le nerf expressif. En effet, son rôle moteur sur les muscles de la mimique nous permet d'exprimer et de laisser voir nos émotions.

Il innerve aussi les petits muscles des osselets de l'ouïe et certains du voile du palais.

Nerf sensoriel, il permet également la perception des saveurs et la sécrétion de la salive.

Rappel anatomique

Origine

L'origine du nerf facial est le bulbe, fossette latérale.

Il naît par deux racines, médiale et latérale :
- la racine médiale est la plus volumineuse ; c'est le nerf facial proprement dit ;
- la racine latérale, petite, est située entre la racine médiale et le nerf vestibulocochléaire (VIII) ; c'est le nerf intermédiaire de Wrisberg.

Trajet

Du bulbe, le nerf facial se dirige, avec le nerf intermédiaire de Wrisberg et le nerf vestibulocochléaire, dans le méat acoustique interne (figure 19.1).

Il change de direction pour pénétrer dans l'aqueduc de Fallope, où il subit des coudes qui le partagent en trois parties :
- une partie horizontale de quelques millimètres, du fond du méat acoustique interne au premier coude ;
- une partie transversale de 1 cm, située entre les deux coudes ;
- une partie verticale d'un peu plus de 1 cm qui arrive au foramen stylomastoïdien.

Après le foramen stylomastoïdien, le nerf facial se dirige sous la parotide pour se diviser en branches cervicofaciale et temporofaciale.

Intérêt ostéopathique

Dans les manipulations intracrâniennes intéressant le conduit du nerf facial, deux directions sont à respecter :
– sagittale, pour les deux premières parties ;
– verticale et caudale, pour sa partie terminale.

Nerf intermédiaire de Wrisberg

Le nerf intermédiaire de Wrisberg est au premier coude du nerf facial ; il se termine dans le ganglion géniculé (géniculé veut dire coude ou genou).

Ganglion géniculé

Le ganglion géniculé est situé au premier coude du nerf facial (figure 19.2). Certaines de ses fibres vont au nerf intermédiaire de Wrisberg et les autres au nerf facial pour aller dans la corde du tympan. Il assure la connexion du nerf facial avec le système sympathique.

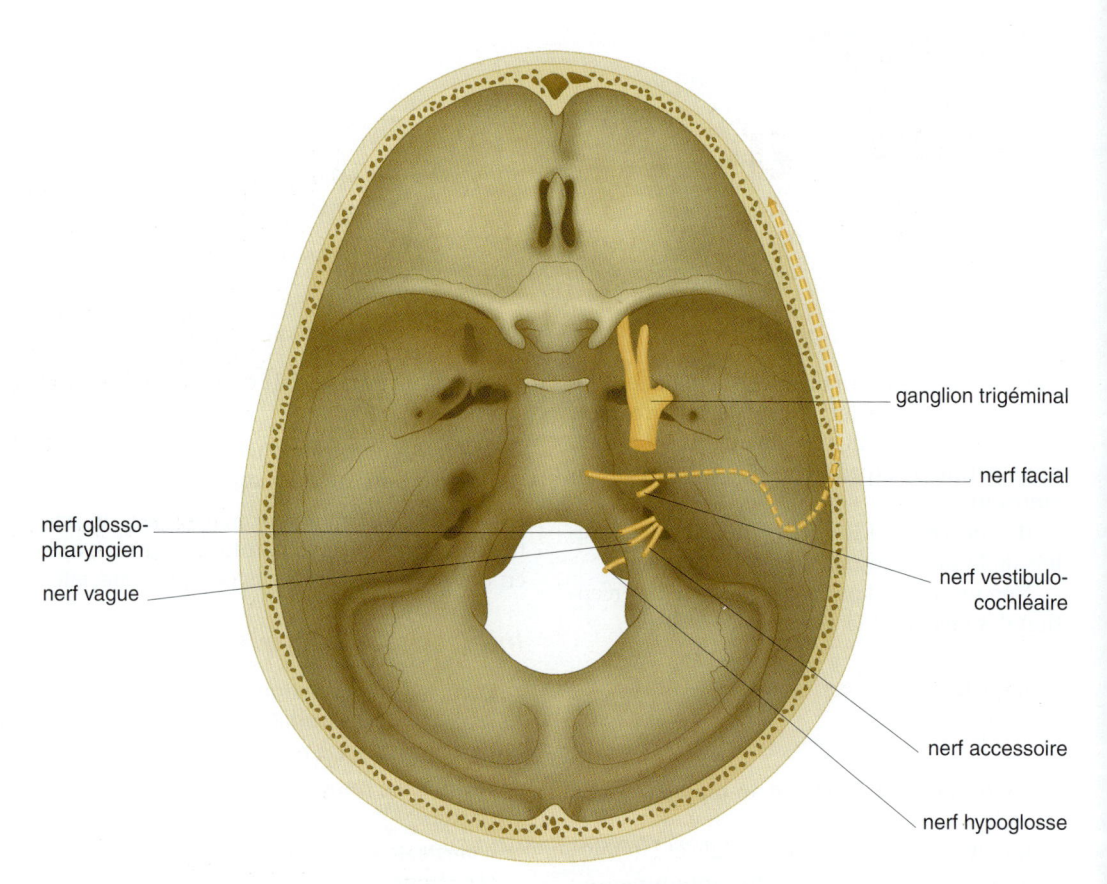

Figure 19.1. Trajet du nerf facial.

Rapports utiles

– Dans le méat acoustique interne : le nerf facial, le nerf vestibulocochléaire et le nerf intermédiaire de Wrisberg suivent le même trajet. De plus, ils ont une gaine arachnoïdienne commune.
– Dans l'aqueduc de Fallope : le nerf facial, accompagné de l'artère stylomastoïdienne, remplit le canal osseux.

Anastomoses

Les anastomoses du nerf facial sont les suivantes :
– dans le méat acoustique interne :
  • le nerf vestibulocochléaire ;
  • le nerf intermédiaire de Wrisberg.
– en dehors du méat acoustique :
  • le nerf glossopharyngien ;
  • le plexus cervical superficiel.

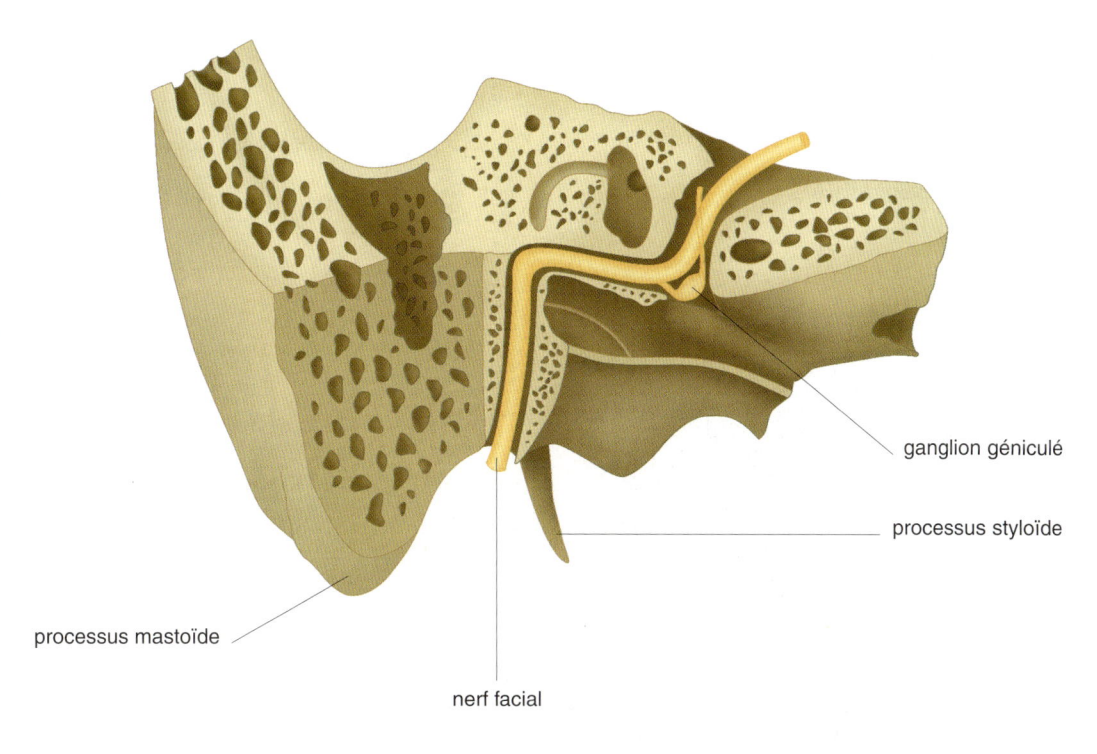

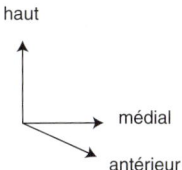

Figure 19.2. Ganglion géniculé.

Branches collatérales intrapétreuses

Il existe cinq branches intrapétreuses du nerf facial (figure 19.3) :
- le nerf grand pétreux ;
- le rameau communicant avec le nerf petit pétreux ;
- le nerf stapédien (nerf du muscle de l'étrier) ;
- la corde du tympan ;
- le rameau auriculaire (anastomotique vagal).

Nerf grand pétreux

Anciennement grand nerf pétreux superficiel, le nerf grand pétreux sort du rocher par le hiatus de Fallope et parcourt une gouttière osseuse qui l'amène au trou déchiré antérieur (foramen lacerum).

À la face antérieure du rocher, il reçoit un filet sensitif du glossopharynghien.

Au niveau de l'espace déchiré antérieur, il rejoint un rameau du plexus carotidien pour former le nerf vidien et il aboutit au ganglion ptérygopalatin.

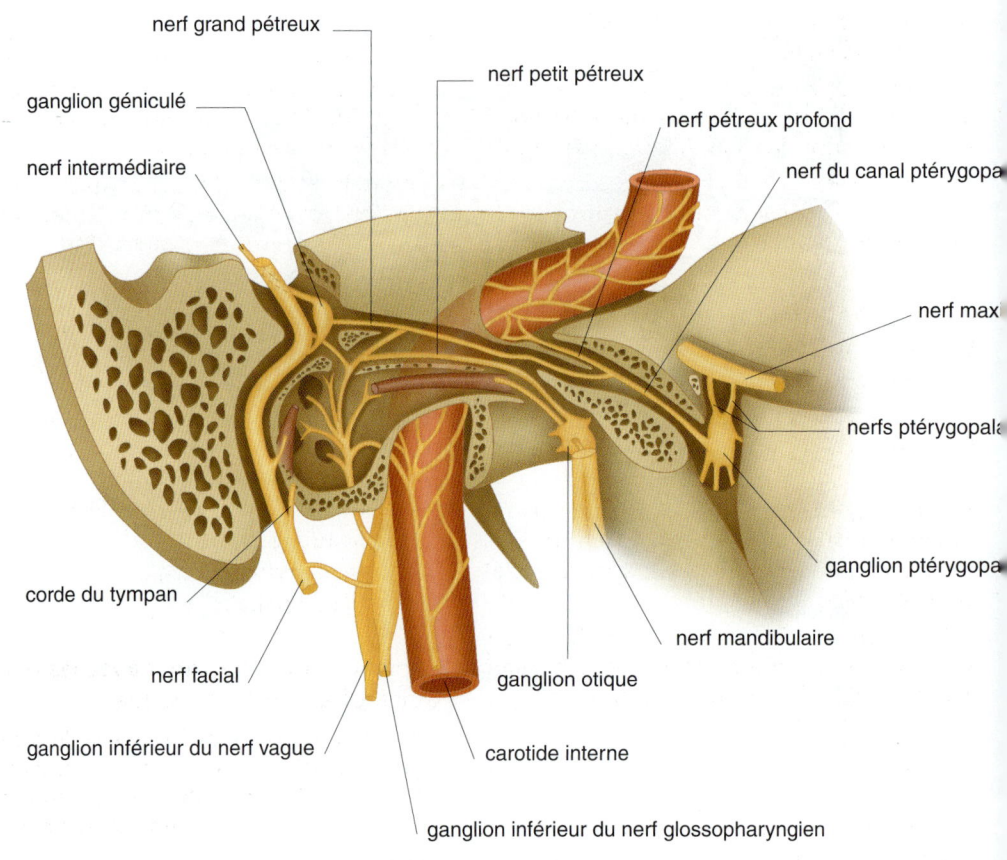

Figure 19.3. Branches intrapétreuses du nerf facial.

Rameau communicant avec le nerf petit pétreux

Autrefois appelé nerf petit pétreux superficiel, le rameau communicant avec le nerf petit pétreux suit un conduit osseux proche du hiatus de Fallope et émerge du crâne par un petit orifice entre les trous ovale et petit rond. Il constituerait la composante vasomotrice du nerf petit pétreux, la composante sécrétoire étant issue du nerf glossopharyngien.

Le nerf petit pétreux fait ainsi la connexion entre le ganglion otique, où il se termine, le nerf facial et le nerf glossopharyngien.

Nerf stapédien

Ce nerf est grêle et se dirige dans l'oreille moyenne à la rencontre du muscle de l'étrier (stapédien).

Corde du tympan

La corde du tympan se sépare du facial à quelques millimètres au-dessous du foramen stylomastoïdien.

Elle porte en direction céphalique et antérieure pour traverser la caisse du tympan.

Elle s'engage dans un nouveau canal osseux et en sort vers l'épine du sphénoïde ;

elle fusionne avec le nerf lingual du nerf maxillaire (V3).

Elle véhicule les fibres gustatives pour les deux tiers antérieurs de la langue, et les fibres sécrétoires pour les glandes sublinguales et submaxillaires.

Elle donne également un rameau à la trompe auditive.

Rameau auriculaire

Le rameau auriculaire réalise une anastomose avec le rameau auriculaire du nerf vague.

Il naît un peu en dessous du foramen stylomastoïdien, à la même hauteur que la corde du tympan.

Il se dirige vers la fosse jugulaire et arrive au ganglion supérieur du vague. Il va ensuite vers l'aqueduc de Fallope pour rencontrer le facial en lui donnant un filet.

Il sort ensuite de l'aqueduc de Fallope, suit sa route dans un petit canal osseux. Il apparaît à la base du crâne entre le méat acoustique externe et l'apophyse mastoïde.

Il se divise en deux filets importants pour nous :
– le premier s'anastomose avec le nerf auriculaire postérieur ;
– le second se distribue à la face médiale du pavillon et à la paroi postérocaudale du méat acoustique.

Il innerve les téguments du méat acoustique externe, de l'auricule et de la face latérale du tympan.

Intérêt ostéopathique

Le nerf facial et ses branches intrapétreuses s'engagent dans de nombreux canaux et canalicules.

Ils peuvent être endommagés dans les traumatismes craniofaciaux. Il est important de restaurer l'élasticité osseuse crânienne avant d'agir sur les fibres émergentes.

Notre but est de relâcher la dure-mère pour favoriser les infimes glissements intracanalaires. Comme il s'agit de tissu nerveux, la moindre petite fixation peut être pathogène.

L'oreille et son méat acoustique externe permettent d'avoir un effet sur les branches terminales de certaines fibres nerveuses intrapétreuses.

Branches collatérales extrapétreuses

Ces branches sont au nombre de cinq :
– les rameaux communicants avec les nerfs glossopharyngien et vague ;
– le nerf auriculaire postérieur ;
– le rameau digastrique ;
– le rameau stylohyoïdien ;
– le rameau lingual.

Rameaux communicants avec les nerfs glossopharyngien et vague

Situés immédiatement à la sortie du foramen stylomastoïdien, ces rameaux réalisent une anastomose intéressante avec la partie extra-crânienne des nerfs glossopharyngien et vague.

Nerf auriculaire postérieur

C'est à la sortie du foramen stylomastoïdien que le nerf auriculaire postérieur se sépare du nerf facial.

Il se dirige latéralement pour aller sur le bord antérieur de l'apophyse mastoïde.

Il contourne ce bord pour atteindre les insertions supérieures du muscle sternocléidomastoïdien (ou sterno-cléido-occipito-mastoïdien).

Il reçoit une anastomose du rameau auriculaire du plexus cervical superficiel et se divise en deux :
– un filet pour les muscles auriculaires postérieur et supérieur du pavillon de l'oreille ;
– un filet pour le muscle occipital.

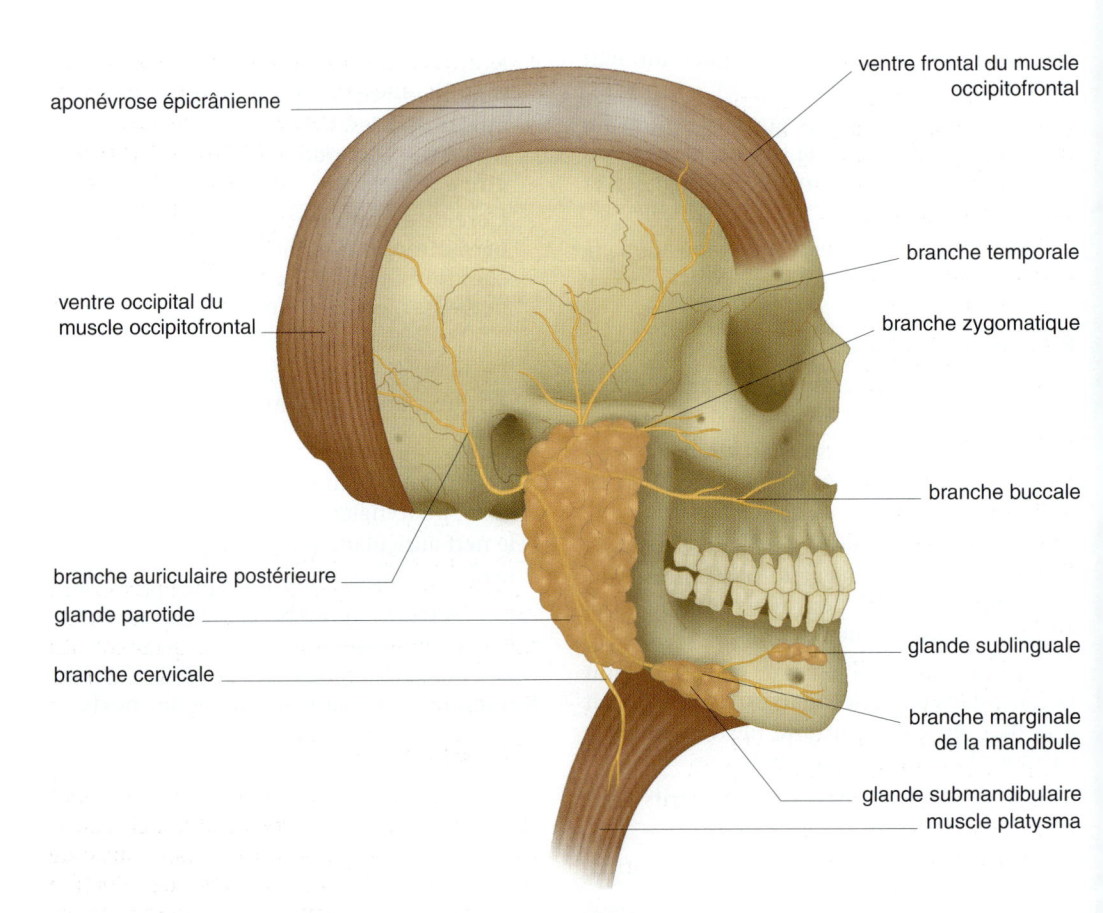

Figure 19.4. Branches terminales du nerf facial.

Rameau digastrique

Le rameau digastrique naît en dessous du foramen stylomastoïdien pour accéder au digastrique par sa partie postérieure.

Rameau stylohyoïdien

Le rameau stylohyoïdien naît aussi en dessous du foramen du stylomastoïdien pour aller dans le muscle stylohyoïdien.

Rameau lingual

Le rameau lingual va du foramen stylomastoïdien à la base de la langue. Il rejoint des filets du nerf glossopharyngien dans la muqueuse de la langue.

Intérêt ostéopathique

C'est surtout le rameau auriculaire postérieur qui est intéressant sur le plan manipulatif. Il est facilement accessible contre la mastoïde.

Les branches musculaires du pavillon de l'oreille et les filets du muscle occipital répondent bien aussi à notre traitement.

Branches terminales

Les branches terminales du nerf facial sont les branches temporofaciale et cervicofaciale (figure 19.4).

Branche temporofaciale

Au départ, la branche temporofaciale est cachée par la parotide et se dirige vers le col du condyle mandibulaire.

À ce niveau, elle reçoit des anastomoses du nerf auriculotemporal du nerf maxillaire (V3).

Elle se divise en filets :
- temporaux, pour la tempe et le muscle auriculaire antérieur ;
- palpébraux ;
- nasaux ou sous-orbitaires pour les muscles de la face, en particulier du nez.

Branche cervicofaciale

D'abord cachée par la parotide, la branche cervicofaciale reçoit des anastomoses de la branche auriculaire du plexus cervical superficiel.

À l'angle mandibulaire, elle se divise en filets :
- buccaux inférieurs, pour les muscles de la bouche ;
- mentonniers, dont certaines fibres s'anastomosent avec des branches du nerf dentaire inférieur (nerf mandibulaire [V3]) ;
- cervicaux ; elles vont au muscle peaucier du cou. Quelques fibres s'anastomosent avec le plexus cervical superficiel.

Intérêt ostéopathique

On peut accéder à ces nerfs au niveau :

– de la tempe ; on peut les confondre avec les fibres du nerf auriculotemporal ;

– de la partie antérieure du pavillon de l'oreille ;

– au pourtour du foramen mentonnier.

Rappel physiopathologique

Fonctions

Fonction motrice

■ Expression faciale

Le nerf facial est le nerf de l'expression faciale. Il innerve tous les muscles superficiels de la face et du scalp et contrôle ainsi la mimique. Les multiples expressions du visage sont dues à la contraction des muscles peauciers.

Les signaux moteurs volontaires proviennent du cortex moteur, mais une grande partie de l'expression faciale est involontaire et échappe au contrôle des centres supérieurs.

Dans tous les pays, la face exprime une palette de plusieurs émotions de base ; ce sont :
– la colère ;
– le dégoût et la douleur ;
– l'attention ;
– le mépris ;
– la peur ;
– la joie ;
– la tristesse ;
– la surprise ou l'étonnement.

Même les aveugles de naissance produisent ces expressions. Il semble que l'expression de ces émotions ne soit pas uniquement du domaine de l'acquis mais aussi de celui de l'inné.

■ Muscle stapédien

De manière plus discrète, le facial intervient dans l'audition en innervant le muscle stapédien (muscle de l'étrier). Ce muscle diminue les oscillations des osselets de l'oreille moyenne. Sa contraction est réflexe aux bruits forts et au début de l'émission de parole. Par conséquent, une lésion de la branche nerveuse du muscle stapédien détermine une hyperacousie (le sujet entend plus fort du côté lésé).

■ Évaluation

Tests

En dehors de l'inspection de la face, lors des mouvements faciaux spontanés du sujet, on peut demander au patient de :
– hausser les sourcils pour contrôler la symétrie de fonction du muscle frontal ;
– serrer les paupières aussi fort que possible. Si le muscle orbiculaire des yeux est fonctionnel, il est impossible d'ouvrir les paupières lorsque le patient résiste ;

serrer les lèvres fortement. Si le buccinateur et l'orbiculaire des lèvres ont une force correcte, il est impossible d'entrouvrir les lèvres du patient.

Réflexes
- Le réflexe cornéen dépend du facial par son arc moteur.
- Le réflexe nasopalpébral consiste dans la contraction bilatérale des orbiculaires lors de la percussion de la racine du nez. Pour le rechercher, il est préférable de tenir les yeux du patient fermés en plaçant pouce et index sur les paupières.

Fonction sensitive

Le nerf facial assure l'innervation sensitive du méat acoustique externe, du tympan et de la conque (zone de Ramsay Hunt[1] conjointe avec le X).

C'est dans la conque qu'apparaît l'éruption du zona géniculé ou facial.

Fonction sensorielle

Par le nerf intermédiaire (VIIbis), le nerf facial assure la sensibilité gustative des deux tiers antérieurs de l'hémilangue.

Fonction viscéromotrice

La composante parasympathique du nerf facial est une part importante du nerf. Elle contrôle les glandes lacrymale, sous-mandibulaire et sublinguale, ainsi que les glandes muqueuses du nez, des sinus paranasaux, du palais osseux et du voile du palais.

Le nerf facial innerve toutes les glandes majeures de la face, sauf les glandes tégumentaires et la parotide. Il a un rôle capital dans les diverses sécrétions lacrymale, muconasale et salivaire des glandes maxillaire et sublinguale.

Le corps cellulaire de ces neurones est situé dans le noyau salivaire supérieur. Ce dernier est connecté à l'hypothalamus, centre d'intégration et de contrôle du système nerveux autonome. Des influx provenant du système limbique (émotions) et des aires olfactives se connectent à l'hypothalamus, et peuvent engendrer des activités réflexes comme la salivation en réponse à certaines odeurs, ou des pleurs en réponse à certains états émotionnels.

D'autres connexions se font avec l'œil et une irritation oculaire entraîne, de ce fait, un larmoiement.

Les fibres efférentes du noyau salivaire supérieur sont véhiculées par le nerf intermédiaire (VIIbis). Au niveau du ganglion géniculé, dans le canal facial, elles se divisent en deux groupes pour devenir :
- le *nerf grand pétreux*, véhiculant les fibres destinées au contrôle des glandes lacrymales et nasales ;
- une partie de la *corde du tympan*, véhiculant les fibres pour le contrôle des glandes submandibulaire et sublinguale ainsi que pour la vasomotricité linguale.

Clinique

Paralysies faciales

■ **Paralysie périphérique**

La paralysie faciale périphérique, due à une lésion du tronc ou des noyaux du VII, provoque une paralysie de l'hémiface homolatérale.

Une paralysie faciale périphérique complète entraîne une asymétrie du visage, avec paralysie de l'hémiface. Au repos, le côté paralysé est lisse, avec :
- effacement des rides du front ;
- joue flasque et flottante pendant la respiration ;
- déviation de la bouche du côté sain, affaissement de la commissure labiale avec écoulement de salive du côté lésé ;
- ouverture et larmoiement de l'œil, par abaissement de la paupière inférieure ;
- signe de Bell positif. Il correspond à l'impossibilité de fermer les paupières du côté para-

---

1. Ramsay Hunt (1872-1937) : neurophysiologiste anglais.

lysé, avec déviation de l'œil vers le haut sous la paupière supérieure ;
– réflexes nasopalpébral et cornéen abolis.

Cette asymétrie est augmentée par la mimique, spontanée ou volontaire. Il y a impossibilité de plisser le front, de froncer les sourcils, de siffler et de souffler.

La traction de la langue entraîne une déviation de celle-ci du côté sain du fait de la déformation de la commissure labiale paralysée.

La paralysie faciale périphérique peut être fruste et il faut rechercher soigneusement des signes qui prédominent aux paupières, comme l'asymétrie de clignement ou le signe de Souques : les cils paraissent plus longs du côté paralysé lors de l'occlusion palpébrale.

Les causes de paralysie faciale périphérique sont multiples :
– atteinte intracrânienne : tumeur de l'angle pontocérébelleux, polyo-encéphalite ;
– atteinte intrapétreuse : fracture, otite, mastoïdite ;
– atteinte extracrânienne : tumeur de la parotide.

La paralysie faciale *a frigore* est une paralysie de type périphérique due à une vasoconstriction artériolaire. Elle occasionne une perte de conduction par ischémie, doublée d'un œdème neural augmentant la compression du nerf dans le canal osseux, particulièrement au niveau de la portion mastoïdienne. Une infection virale a aussi été incriminée.

■ Paralysie centrale

La paralysie faciale centrale, due à une lésion supranucléaire, entraîne une paralysie de l'hémiface controlatérale avec asymétrie du cadran inférieur. L'innervation du quadrant supérieur de la face est assurée par des fibres corticonucléaires directes. La paralysie faciale centrale respecte le territoire facial céphalique et la motricité réflexe est conservée. Elle est souvent accompagnée d'autres déficits neurologiques importants (hémiplégie, monoplégie brachiale, etc.) et se voit peu dans nos consultations en cabinet.

Spasme facial

Le spasme facial est à distinguer des tics.

Les *tics* sont des contractions brusques, souvent bilatérales, reproduisant certaines mimiques et qui ont une allure intentionnelle (clignement de l'œil, grimace, etc.). La volonté et l'attention les atténuent nettement.

Le *spasme facial* est unilatéral, inexpressif, disgracieux, illogique, paradoxal et non modifié par la volonté.

Il peut être total ou localisé à l'étage facial céphalique ; c'est le *blépharospasme*. Dans l'intervalle des secousses, la motricité est normale.

Certains spasmes ont une étiologie précise, comme un phénomène cortical épileptique, ou sont secondaires à une paralysie faciale ancienne. La plupart ont une origine obscure.

Manipulations

Portion intrapétreuse du nerf facial

Comme nous l'avons vu, à partir du méat acoustique interne (porus acusticus internus), le nerf facial s'engage dans un conduit osseux qui suit différentes directions. C'est en suivant ces directions que nous allons effectuer des manœuvres spécifiques sur le crâne. En règle générale, les manipulations du VII et du VIII dans le méat acoustique interne sont à réaliser conjointement (figure 19.5).

Le but est d'avoir un effet sur le nerf par son environnement ostéodural, après les traumatismes crâniens et dans les asymétries crâniennes de naissance.

Notons que le méat acoustique interne et son canal livrent passage à l'artère auditive interne et à sa veine (branches de l'artère et de la veine vertébrales) ainsi qu'au nerf vestibulocochléaire. C'est une région hautement stratégique pour les troubles de l'audition, de l'équilibre et les acouphènes.

216 Pratique des manipulations

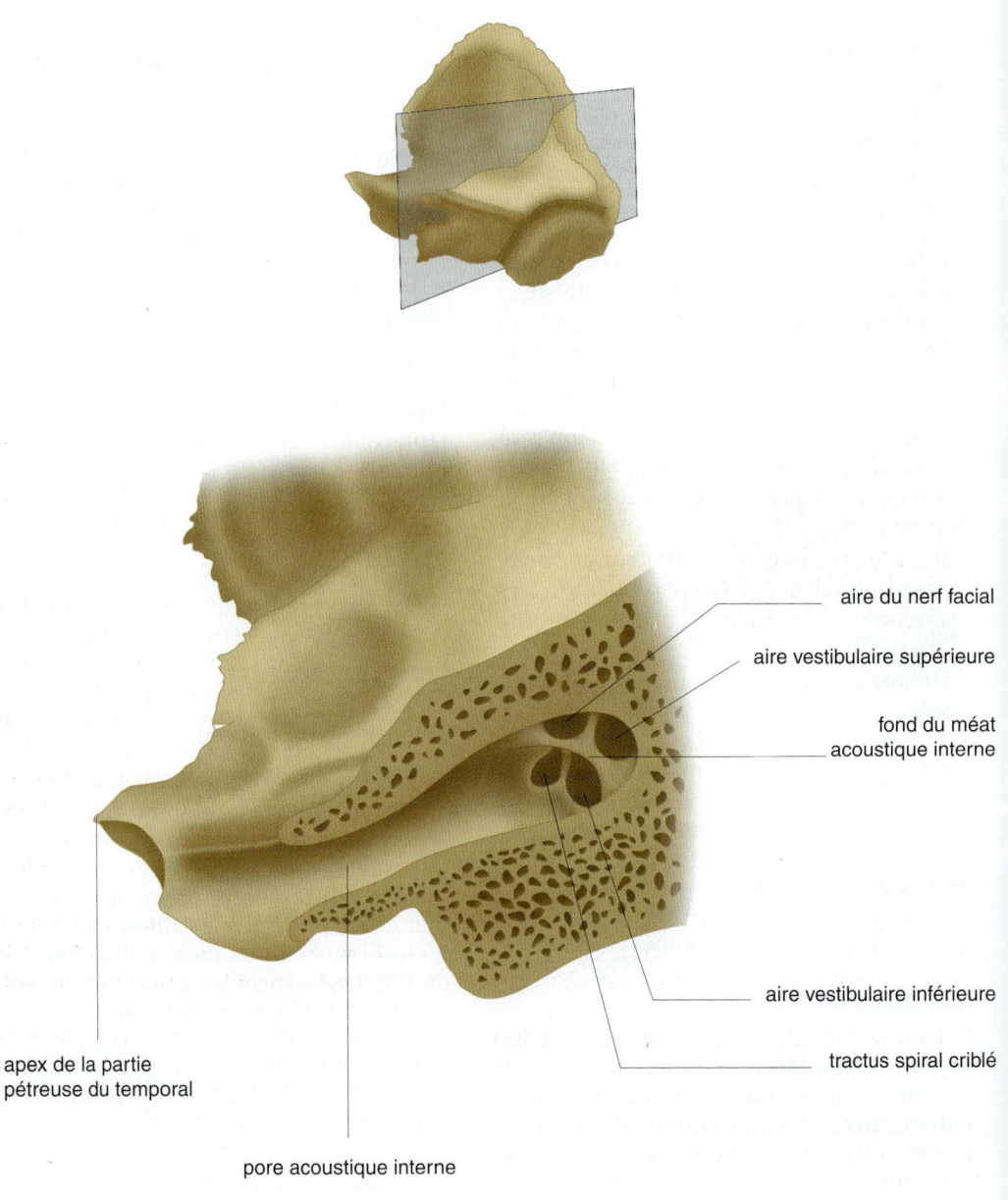

Figure 19.5. Méat acoustique interne.

- aire du nerf facial
- aire vestibulaire supérieure
- fond du méat acoustique interne
- aire vestibulaire inférieure
- tractus spiral criblé
- apex de la partie pétreuse du temporal
- pore acoustique interne

Nerf facial

■ Pour le conduit horizontal

L'index tympanal et squameux se dirige franchement en avant pendant que les doigts mastoïdiens tractent la mastoïde vers l'arrière.
N.B. : Comme pour tous les conduits osseux crâniens, il vaut mieux réaliser les manipulations pendant la phase d'expansion crânienne. Les revêtements méningés qui tapissent les conduits semblent être particulièrement influencés par les mouvements crâniens.

■ Pour le conduit vertical

L'index, placé dans l'orifice du méat acoustique externe, exerce une traction caudale et légèrement antéromédiale pendant que les doigts mastoïdiens se dirigent en direction caudale et légèrement postérieure.

Manœuvre bilatérale

Le patient est en décubitus, la tête droite. Placez les deux pouces dans les pores auditifs externes, assez profondément pour être au contact de l'os tympanal (figure 19.7).

Poussez d'abord les pouces en direction antérieure ; la plupart du temps, le problème réside là où la résistance est la plus grande.

De manière arbitraire, poussez plusieurs fois en direction antérieure, puis latérale et, enfin, caudale pour stimuler tous les éléments mécanosensibles intracanalaires.

Réalisez une induction bilatérale. Les deux pouces peuvent aller dans la même direction ou, parfois, tout à fait à l'opposé ; effectuez un mouvement réel assez puissant.

Il semble que cette manœuvre puisse équilibrer les pressions intraméatiques bilatérales, paramètres particulièrement intéressants dans l'amélioration des acouphènes.

Foramen stylomastoïdien

Rappel anatomique

Le foramen stylomastoïdien livre passage au tronc du nerf facial. Il est situé à la face inférieure du temporal, entre le tympanal en avant et le massif pétreux en arrière.

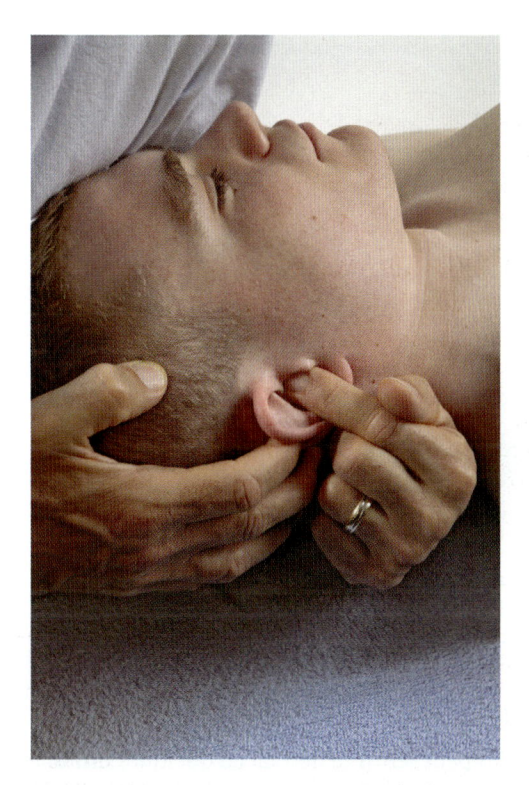

Figure 19.6. Manipulation unilatérale de la portion intrapétreuse du nerf facial.

Manœuvre unilatérale

Le patient est en décubitus, tête légèrement tournée du côté opposé au nerf facial (et aussi au nerf vestibulocochléaire) à traiter un nerf (figure 19.6).

Pour le côté droit, par exemple, le patient tourne la tête à gauche. Positionnez l'index de la main gauche contre le rebord antérieur de l'os tympanal et de l'écaille du temporal. L'index et le médius accrochent l'apophyse mastoïde.

En fonction des coudes et des directions du conduit osseux, on adapte et on modifie la rotation de la tête ainsi que la traction des doigts. En principe, on exécute les différentes directions de manipulation les unes après les autres, pour finir en induction plus générale.

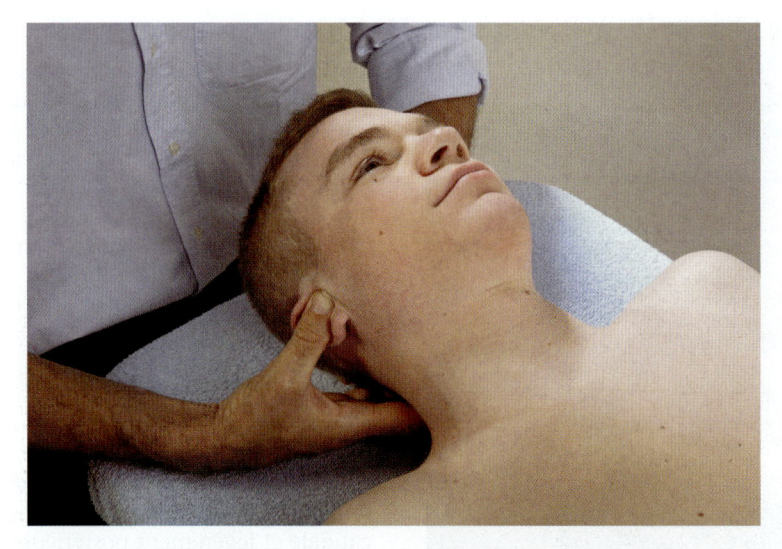

Figure 19.7. Manipulation bilatérale de la portion intrapétreuse du nerf facial.

Manœuvre

Le patient est en décubitus, la tête légèrement tournée du côté du foramen stylomastoïdien à manipuler. Cette technique diffère de l'ouverture habituelle de la suture pétro-occipitale par ses appuis digitaux exclusivement sur l'os temporal (figure 19.8).

■ 1er temps

Placez un doigt dans le pore acoustique externe, à sa partie antérieure. Par exemple, pour le foramen stylomastoïdien droit, placez l'index de la main gauche en passant sous le crâne pour repousser le pore acoustique externe vers l'avant et médialement.

■ 2e temps

Positionnez l'index et le médius de la main droite contre le bord antérieur de la pointe de la mastoïde pour la tirer vers l'arrière et médialement.

On travaille dans l'élasticité du tissu osseux temporal, pour avoir un effet sur la partie terminale du canal du nerf facial.

Branches terminales

Émergence du facial

On peut sentir le nerf facial quelques millimètres après son émergence du foramen stylomastoïdien.

Placez l'index en arrière de la branche ascendante de la mandibule. Demandez au patient d'ouvrir la bouche et de ne pas la refermer totalement. Cette position accroît l'espace rétromandibulaire (figure 19.9).

Essayez d'infiltrer l'index (parfois l'auriculaire) de profil le plus céphaliquement possible, jusqu'à ressentir un point sensible (essayez sur vous ; vous ne pouvez pas vous tromper : le nerf est très sensible à ce niveau).

L'accès au nerf facial est moins difficile qu'on ne le pense au départ ; en revanche, le contact est souvent très sensible. Nous préférons la technique du nerf auriculaire postérieur, plus facile à réaliser, sans douleur et avec de meilleurs résultats.

Nerf auriculaire postérieur

Le nerf auriculaire postérieur peut être atteint au niveau de son rameau occipital et des

Nerf facial   **219**

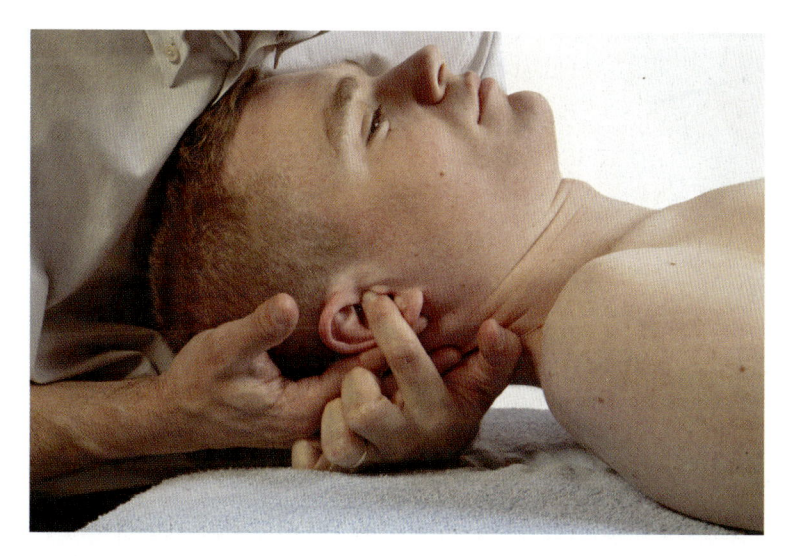

Figure 19.8. Manipulation du nerf facial au foramen stylomastoïdien.

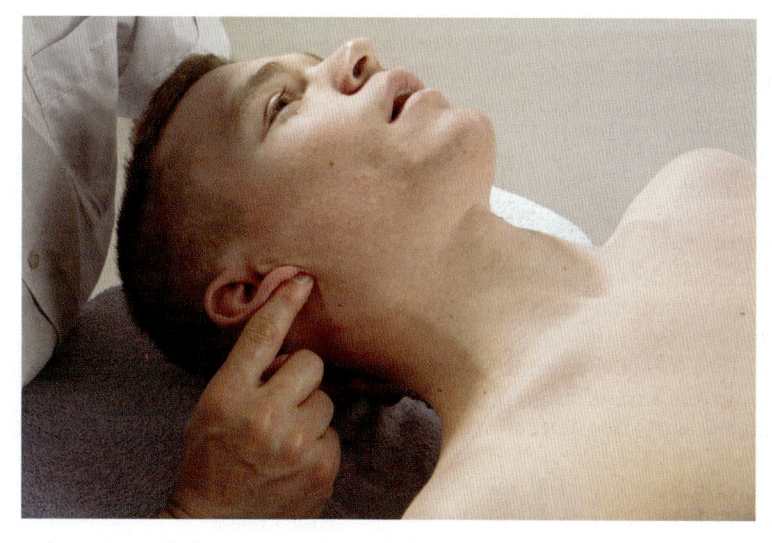

Figure 19.9. Manipulation de l'émergence du nerf facial.

Encadré

Le méat acoustique externe

Les techniques du méat acoustique externe ont un grand effet sur le nerf facial et ses anastomoses avec les nerfs vague et trijumeau ainsi qu'avec le plexus cervical superficiel. Cette technique est détaillée au chapitre 25.

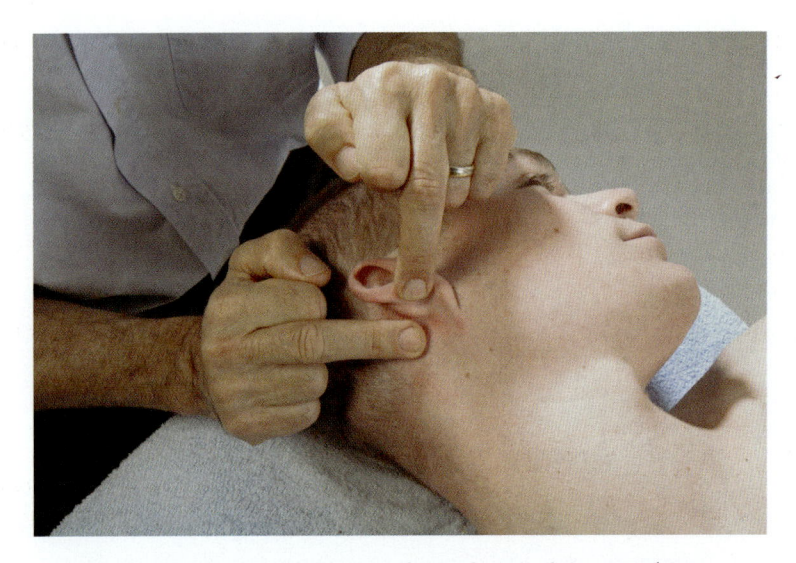

Figure 19.10. Manipulation du nerf auriculaire postérieur.

muscles postérieurs de l'oreille. Le patient est en décubitus, tête légèrement tournée du côté opposé à traiter (figure 19.10).

■ **Rameau occipital**

Contre la mastoïde

Placez votre index en dessous du méat acoustique externe, juste contre la partie antérieure de la mastoïde.

Faites glisser le doigt de céphalique à caudal et d'avant en arrière, jusqu'à trouver un filet (parfois deux) du nerf auriculaire postérieur.

La technique utilisée est celle du glissement–induction. Elle donne de meilleurs résultats que celle utilisée à la sortie du nerf facial en arrière du condyle.

Dans le muscle occipital

C'est surtout autour de la ligne courbe occipitale supérieure qu'il existe des filets intéressants à manipuler.

Comparez systématiquement les deux côtés de la face antérieure de la mastoïde et de la partie caudale des deux muscles occipitaux.

■ **Rameau rétropavillonnaire**

Faites glisser l'index en arrière de l'oreille, à la rencontre de petits filets nerveux sensibles. Le pavillon de l'oreille peut aussi être saisi entre l'index et le médius pour individualiser des petits filets nerveux indurés et sensibles.

Il est difficile de différencier les rameaux auriculaires du nerf facial de ceux du plexus cervical superficiel. Cette région rétropavillonnaire est très intéressante à manipuler. Sur quelques centimètres carrés, on trouve des anastomoses entre différents nerfs, si bien que l'on peut avoir un effet sur :

– le nerf trijumeau ;
– le nerf facial ;
– le nerf sous-occipital d'Arnold ;
– le petit nerf occipital ;
– le plexus cervical superficiel (branches auriculaire et mastoïdienne).

■ **Branche temporofaciale**

Du pouce et de l'index, faites jouer les tissus cutanés, surtout au niveau temporal, à la recherche de filets nerveux douloureux ou sensibles. À leur niveau, faites un massage-roulé superficiel.

Cette technique est particulièrement indiquée dans les migraines. N'hésitez pas à aller jusqu'à la zone d'implantation capillaire.

Points clés de la mécanique craniosacrée

Pour globaliser le traitement, n'oubliez pas de vérifier la mécanique du système craniosacré et les éléments du mécanisme respiratoire primaire, surtout à ces différents niveaux :
– dure-mère (fosse cérébrale postérieure, tente du cervelet) ;
– temporal : pyramide pétreuse, pore acoustique interne ;
– suture temporo-occipitale ;
– articulation temporomandibulaire.

Indications

Les indications de manipulation du nerf facial sont les suivantes :
– traumatismes craniofaciaux ;
– suite de chirurgie maxillofaciale ;
– paralysie faciale ;
– troubles de l'audition ;
– céphalées, migraines ;
– acouphènes ;
– problèmes dentaires (partie mandibulaire).

Chapitre 20
Nerf vestibulocochléaire

Rappel anatomique

Rappel physiopathologique

Manipulations

Chapitre 20
Nerf vestibulocochléaire

Le nerf vestibulocochléaire (VIII) est un nerf sensoriel complexe composé par la réunion de deux nerfs distincts, tant anatomiquement que physiologiquement :
- le *nerf cochléaire*, ou nerf auditif proprement dit, provenant de l'organe de l'ouïe et véhiculant les sensations auditives ;
- le *nerf vestibulaire*, issu de l'organe de l'équilibration, recueillant les messages qui interviennent dans le maintien de l'équilibre et s'apparentent aux voies de la sensibilité profonde.

Ces deux nerfs sont séparés à leur périphérie, prenant naissance dans des parties différentes de l'oreille interne. Ils se confondent ensuite pour faire route commune vers le névraxe, où ils aboutissent à des centres distincts.

Rappel anatomique

Origine

L'origine du nerf vestibulocochléaire est la moelle allongée, par deux racines, vestibulaire et cochléaire, émergeant du niveau du sillon bulbopontique, en arrière du nerf facial (VII).

Rapports utiles

Dans l'étage postérieur du crâne

Le nerf vestibulocochléaire est situé dans l'angle pontocérébelleux. Il fait partie du pédicule acousticofacial, constitué par le nerf facial, le nerf intermédiaire de Wrisberg, le nerf cochléaire et le nerf vestibulaire (figure 20.1).

Chaque élément de ce pédicule est entouré par une gaine piale propre pour traverser la citerne de l'angle pontocérébelleux.

Le pédicule acousticofacial est situé au-dessus de la suture pétro-occipitale, du sinus pétreux inférieur et de la face postérieure du rocher.

Dans son trajet du sillon bulbopontique au pore acoustique interne, le nerf se porte latéralement, légèrement en avant et céphaliquement.

Intérêt ostéopathique

> Cette direction du nerf est importante à suivre lors de la manœuvre de manipulation.

Dans le méat acoustique interne

La pie-mère forme une gaine propre à chaque nerf. L'arachnoïde constitue une gaine commune et la dure-mère fusionne avec le périoste.

Le nerf vestibulocochléaire est antéromédial. Il se dispose en gouttière à concavité supérieure où reposent les nerfs facial (VII) et intermédiaire de Wrisberg (VIIbis) (figure 20.2).

L'artère auditive interne, issue du tronc basilaire ou de l'artère cérébelleuse moyenne, vient se joindre aux nerfs. Elle vascularise le

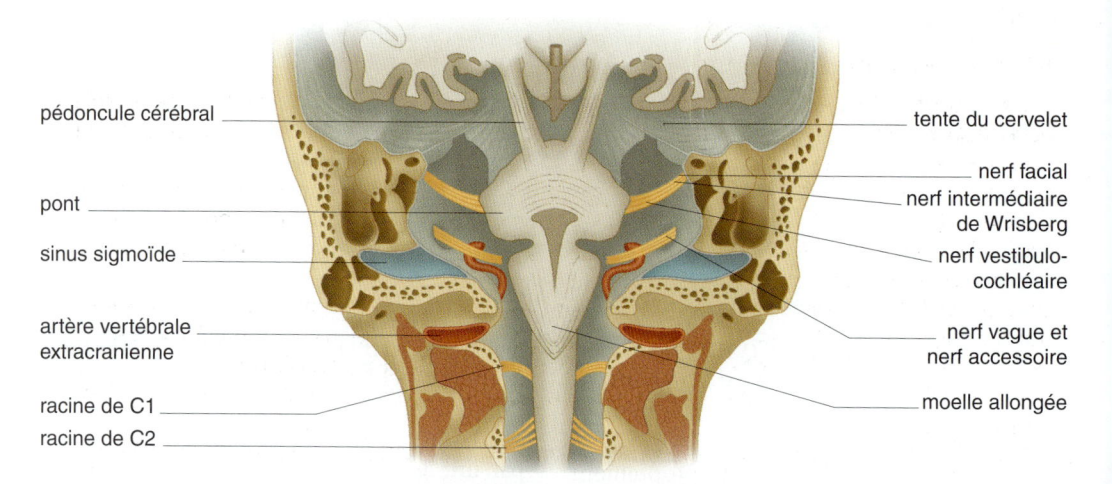

Figure 20.1. Trajet intracrânien du nerf vestibulocochléaire.

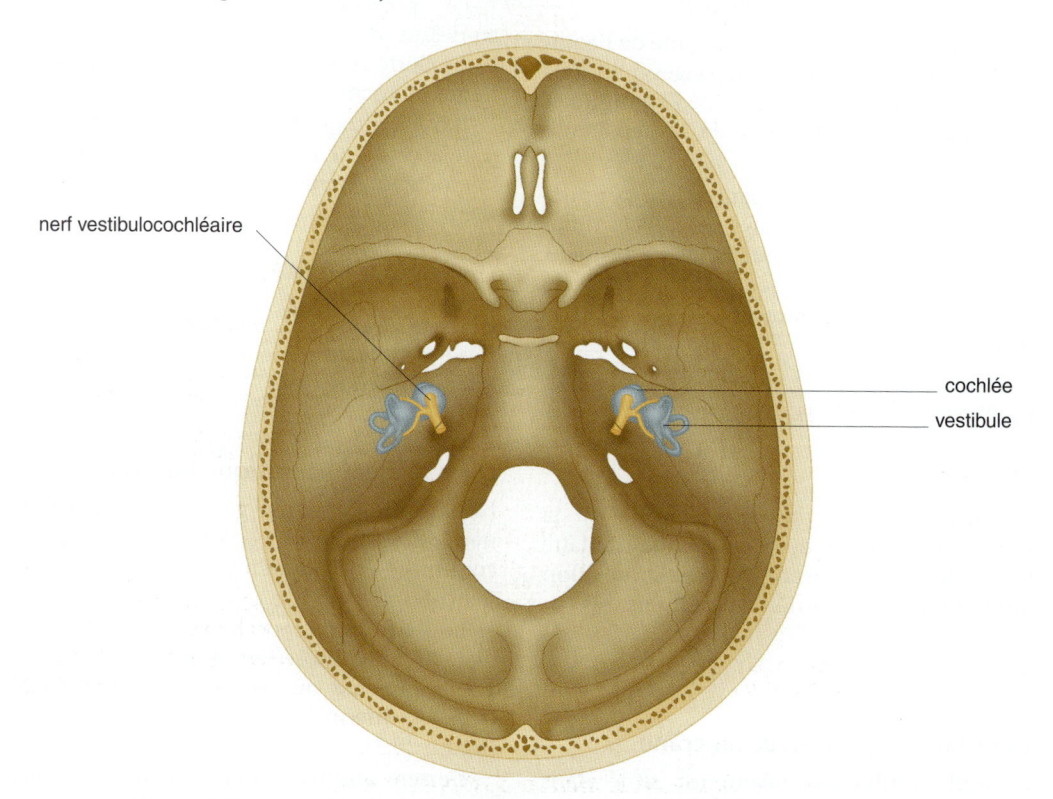

Figure 20.2. Le nerf vestibulocochléaire dans le méat acoustique interne.

Nerf vestibulocochléaire **227**

Encadré

Méat acoustique interne

Le *pore acoustique interne* (trou auditif interne) est situé sur la face postérieure ou cérébelleuse de la partie pétreuse du temporal, à son union du tiers médial et du tiers moyen. Cet orifice a une forme ovalaire, de 5 mm de haut et de 8 mm de long environ.

Le *méat acoustique interne* (conduit auditif interne) met en communication le labyrinthe avec la fosse cérébrale postérieure (figure 20.3). Il contient le paquet acousticofacial et le pédicule vasculaire de l'oreille interne.

Creusé dans l'intérieur de la pyramide pétreuse, ce conduit est dans l'ensemble à peu près cylindrique. Il s'enfonce comme un coin entre la cochlée, médiale, et le vestibule, latéral.

L'axe du conduit est orienté latéralement et très légèrement en avant (pratiquement dans l'axe transversal biauriculaire). Cette direction est importante à respecter pour la manipulation du nerf vestibulocochléaire.

Le fundus du méat acoustique interne est divisé par une crête transversale en deux étages :
– l'étage céphalique présente, en avant, l'aire du nerf facial et du nerf intermédiaire, et en arrière, l'aire vestibulaire supérieure ;
– l'étage caudal est occupé en avant par le tractus spiral criblé et, en arrière, par l'aire vestibulaire inférieure.

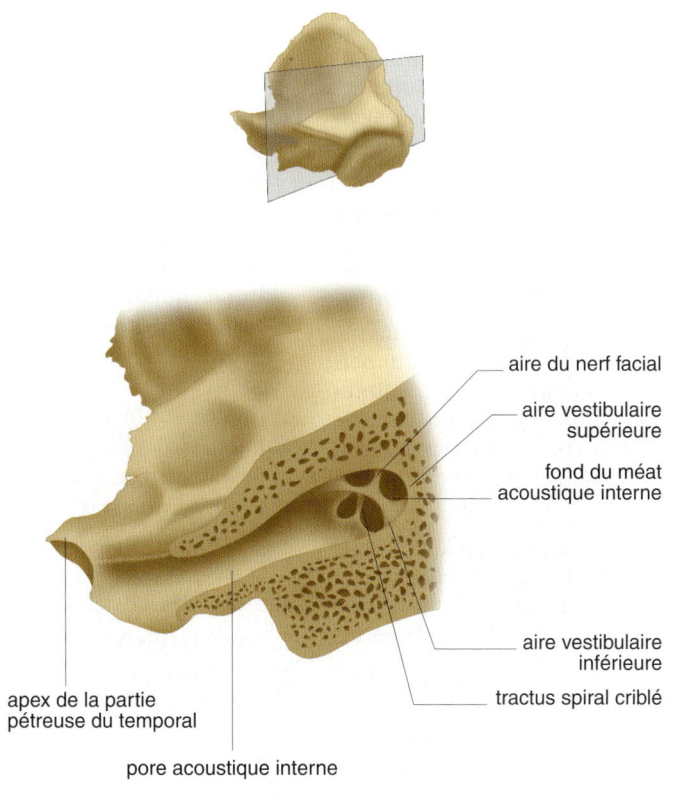

Figure 20.3. Méat acoustique interne.

nerf facial, le nerf vestibulocochléaire, la cochlée et le vestibule.

Intérêt ostéopathique

> Toutes les techniques s'adressant au défilé thoracique, à l'artère sous-clavière, au tronc vertébrobasilaire et au foramen magnum jouent un grand rôle sur l'ensemble de la vascularisation de l'oreille interne.
>
> Dans le fond du conduit interne, le nerf se distribue en ses branches terminales.

Terminaisons

Le *nerf cochléaire* se dirige vers la cochlée (limaçon) en s'aplatissant et en s'enroulant sur lui-même, à la manière d'une volute. Les filets nerveux (environ 40 000 fibres) traversent les orifices du tractus spiral criblé pour aboutir au ganglion cochléaire.

Du ganglion cochléaire partent des neurofibres destinées aux cellules ciliées internes et un faible contingent destiné aux cellules ciliées externes de l'organe spiral (de Corti).
N.B. : Testut note qu'il s'agit de la même modalité de terminaison que celle du nerf olfactif : à travers une lame criblée. Les fibres nées du ganglion spiral pénètrent dans le canal cochléaire par les foramens neuveux, en perdant leur myéline, soit environ 2500 perforations.

Le *nerf vestibulaire* va au vestibule. Peu après sa séparation du nerf cochléaire, il présente le renflement du ganglion de Scarpa et, aussitôt après, se divise en deux parties :
- la partie céphalique traverse l'aire vestibulaire supérieure et se subdivise en :
  - nerf utriculo-ampullaire, qui donne :
    - le nerf utriculaire pour la macule de l'utricule ;
    - les nerfs ampullaires antérieur et latéral pour les crêtes ampullaires correspondantes ;
  - nerf sacculaire supérieur, pour la macule du saccule.
- la partie caudale donne :
  - le nerf sacculaire pour la macule du saccule ;
  - le nerf ampullaire postérieur pour la crête ampullaire postérieure.

Rappel physiopathologique

Anatomie fonctionnelle

Labyrinthe

Le labyrinthe, ou oreille interne, est appelé ainsi à cause de son aspect complexe et tortueux. Creusé dans le rocher, il est composé de deux parties (figure 20.4) :
- le *labyrinthe osseux* : série de cavités et de canaux communiquant entre eux, bordés par de l'os compact formant une coque, la *capsule otique* ;
- le *labyrinthe membraneux* : sur lequel se moule le labyrinthe osseux, limité par de simples membranes épithéliales. Il contient un liquide visqueux, appelé *endolymphe*, dont la composition est proche du liquide intracellulaire.

Le labyrinthe osseux et le labyrinthe membraneux sont séparés par l'*espace périlymphatique* qui contient la *périlymphe*, liquide limpide, semblable au liquide cérébrospinal (figure 20.5).

Le labyrinthe se subdivise en deux parties :
- le labyrinthe vestibulaire, postérieur ;
- le labyrinthe cochléaire, antérieur.

Labyrinthe vestibulaire

Le nerf vestibulaire et le vestibule jouent un rôle capital dans l'équilibration et la station debout, en informant les centres supérieurs sur la position spatiale de la tête. Associée aux voies visuelles et proprioceptives, c'est l'une des trois grandes voies régulant la posture.

Le labyrinthe vestibulaire est divisé d'arrière en avant en trois parties (figure 20.6) :
- les trois canaux semicirculaires ;

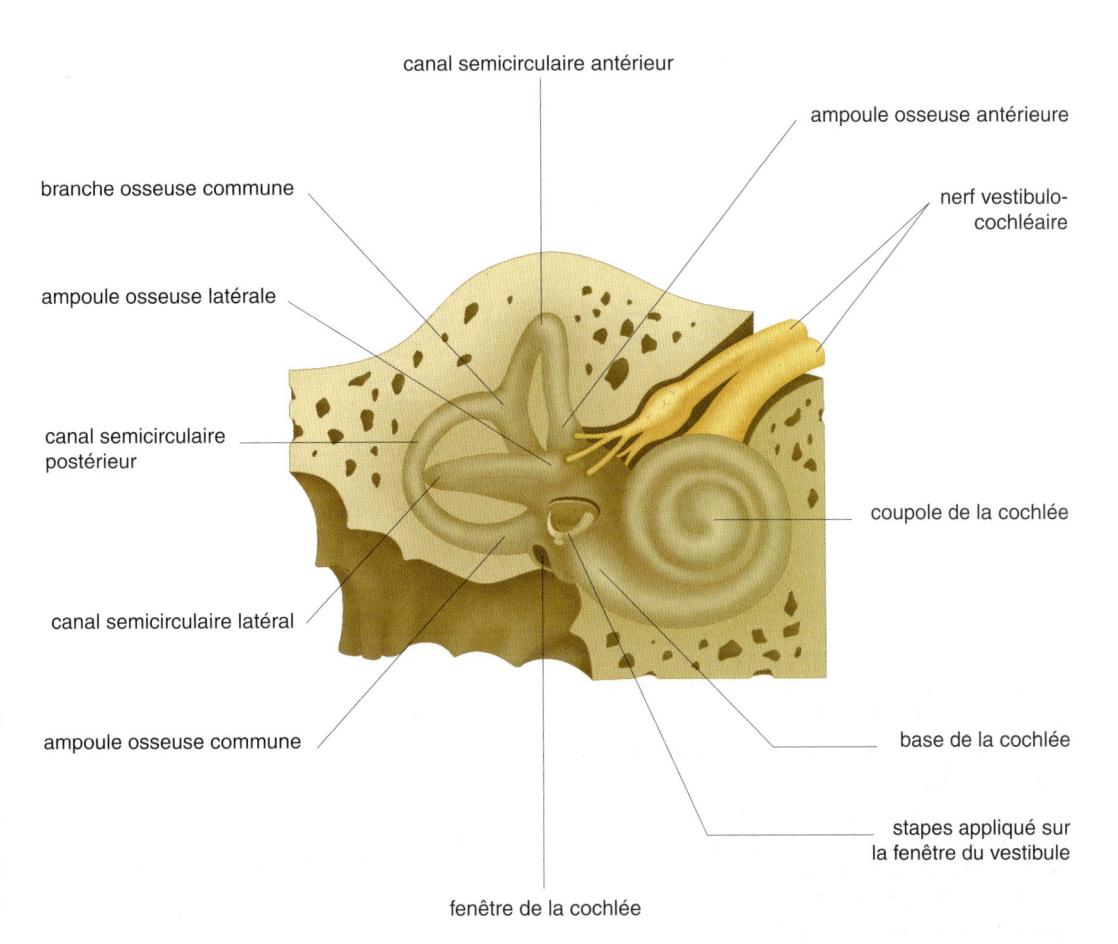

Figure 20.4. Labyrinthe.

– le vestibule qui comprend deux sacs membraneux, l'utricule et le saccule ;

– le méat acoustique interne.

■ **Labyrinthe statique**

L'utricule et le saccule contiennent chacun une macula de 3 mm². Ces deux macules sont les récepteurs sensoriels du labyrinthe statique, qui signale la position de la tête.

La macule utriculaire est relativement horizontale, tandis que la macule sacculaire est plutôt verticale.

Les cils des cellules maculaires sont enchâssés dans une matrice gélatineuse contenant des cristaux de carbonate de calcium liés à des protéines appelées *otoconies*[1] (« sable de l'oreille »).

Les otoconies exercent sur les cellules ciliées une traction liée à la pesanteur. Les macules répondent ainsi à l'accélération

---

1. Le terme « otolithes » désigne les « pierres de l'oreille » des reptiles. En France, ce terme est couramment utilisé à la place de celui d'otoconies.

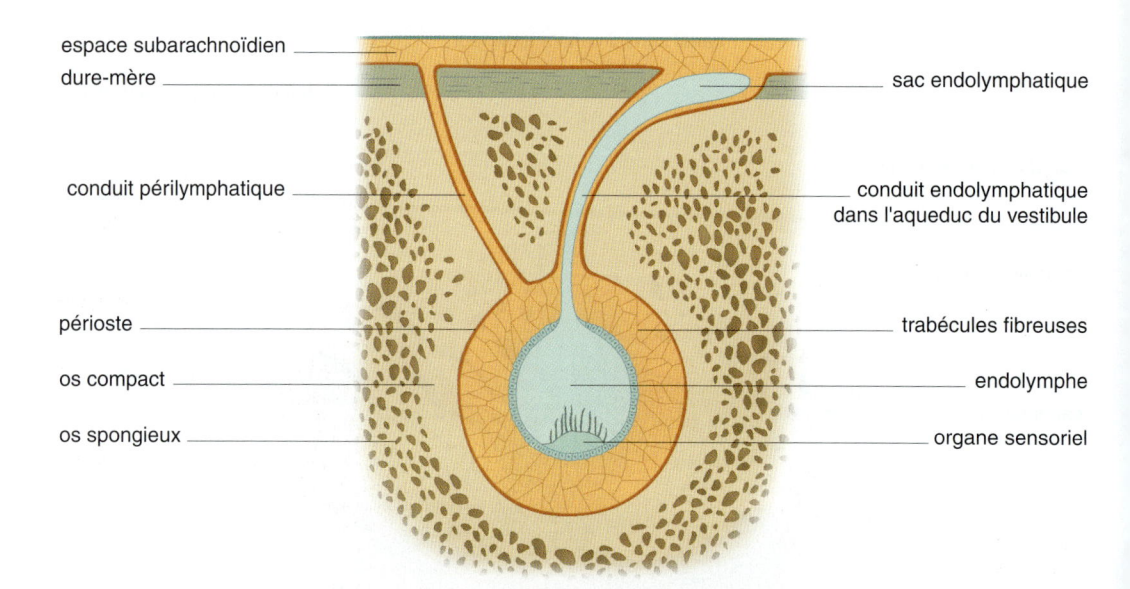

Figure 20.5. Organisation schématique des liquides du labyrinthe.

linéaire de la tête, dans le plan horizontal (par exemple durant la marche) ou dans le plan vertical (accélération de la pesanteur).

La principale fonction du labyrinthe statique est de *signaler la position de la tête par rapport au tronc*. En réponse à ce signal, le noyau vestibulaire organise des mouvements compensateurs pour maintenir l'équilibre. Ces mouvements ont pour effet de maintenir le centre de gravité entre les pieds en position debout (équilibre statique), ou juste devant les pieds durant la locomotion (équilibre dynamique). Ils permettent aussi de garder la tête verticale.

Le labyrinthe statique contrôle l'équilibre via les *faisceaux vestibulo-spinaux latéral* et *médial*. Ce système agit en association avec les propriocepteurs plantaires et la rétine dans le maintien de la posture verticale.

N.B. : Le labyrinthe statique contribue au sens des positions segmentaires, c'est-à-dire au sens de position du corps dans l'espace. Ce véritable sixième sens est normalement assuré par trois systèmes : le système visuel, le système proprioceptif et le système vestibulaire.

S'il est privé de l'un de ces systèmes, l'être humain peut se tenir debout et marcher en utilisant l'information fournie par les deux autres. Par exemple, après la perte de la vision, le sujet peut circuler et se tenir debout malgré les contraintes imposées par sa cécité.

À l'inverse, après perte de la proprioception consciente, le sujet utilise la vision comme substitut du sens proprioceptif. La fermeture des yeux le rend « infirme » (ataxie sensitive).

De même, si les labyrinthes statiques sont inactifs, la simple fermeture des yeux peut entraîner une lourde chute.

■ Labyrinthe cinétique

Chaque canal semicirculaire présente à l'une de ses extrémités une ampoule, au niveau de laquelle se trouve une crête perpendiculaire à l'axe du canal. Ces crêtes ampullaires sont les récepteurs du labyrinthe cinétique ou dyna-

Nerf vestibulocochléaire   231

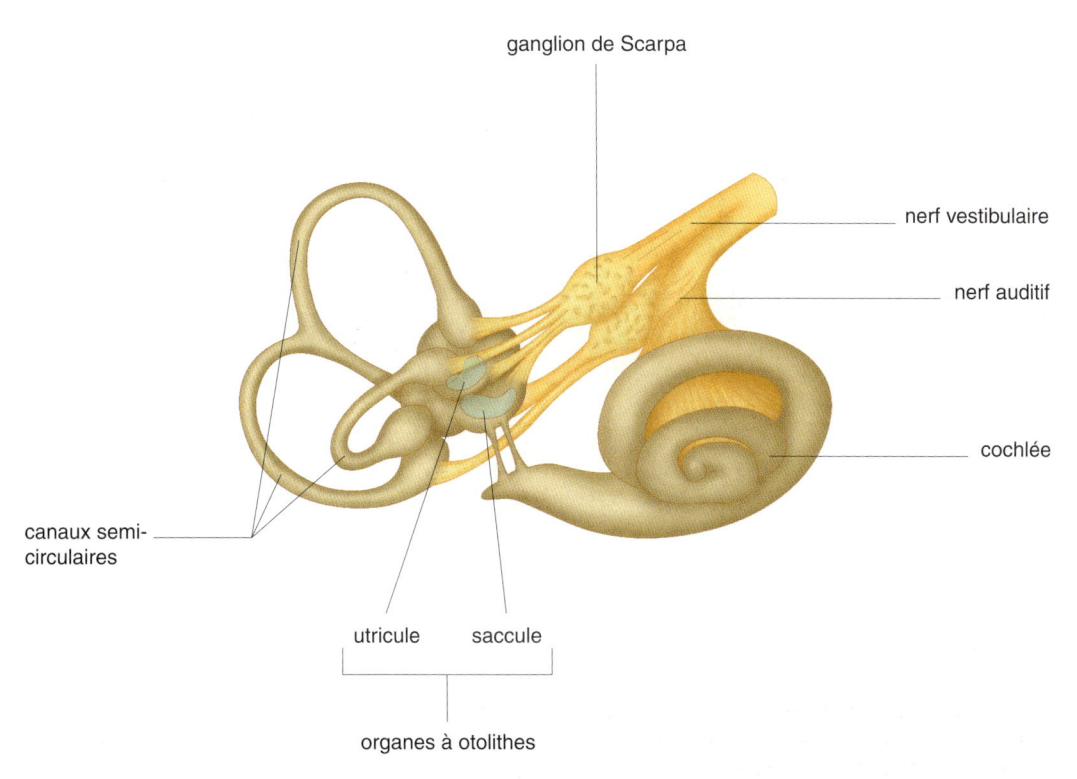

Figure 20.6. Labyrinthe vestibulaire.

mique. Les crêtes sont sensibles à l'accélération angulaire des labyrinthes qui se produit lors de tout mouvement rotatoire de la tête.

L'endolymphe se mobilise alors par inertie à l'intérieur des canaux semicirculaires. Les canaux semicirculaires signalent ainsi tout mouvement de la tête.

La principale fonction du labyrinthe dynamique est de fournir l'information entraînant les *mouvements oculaires compensateurs* en réponse aux mouvements de la tête.

Les réflexes vestibulo-oculaires utilisent les voies unissant les noyaux vestibulaires aux noyaux moteurs des muscles oculaires. Ils ont pour effet de maintenir le regard sur une cible sélectionnée, tandis que la tête bouge. Ainsi, les deux yeux se déplacent de façon conjuguée, c'est-à-dire en parallèle.

Labyrinthe cochléaire

Le nerf cochléaire assure l'audition en transmettant les influx sonores en provenance de la cochlée (figure 20.7).

L'essentiel du nerf cochléaire est fait par le prolongement central myélinisé de chacun des 30 000 à 40 000 grands neurones bipolaires du ganglion spiral.

La cochlée (limaçon) fait partie du labyrinthe antérieur et ressemble à une coquille d'escargot. Elle forme un tube creux, enroulé sur lui-même sur deux tours et demi. La lame spirale isole deux compartiments indépendants, de composition différente :
– le conduit cochléaire, rempli d'endolymphe, liquide de type intracellulaire ;
– un conduit rempli de périlymphe, liquide proche du liquide cérébrospinal ou du

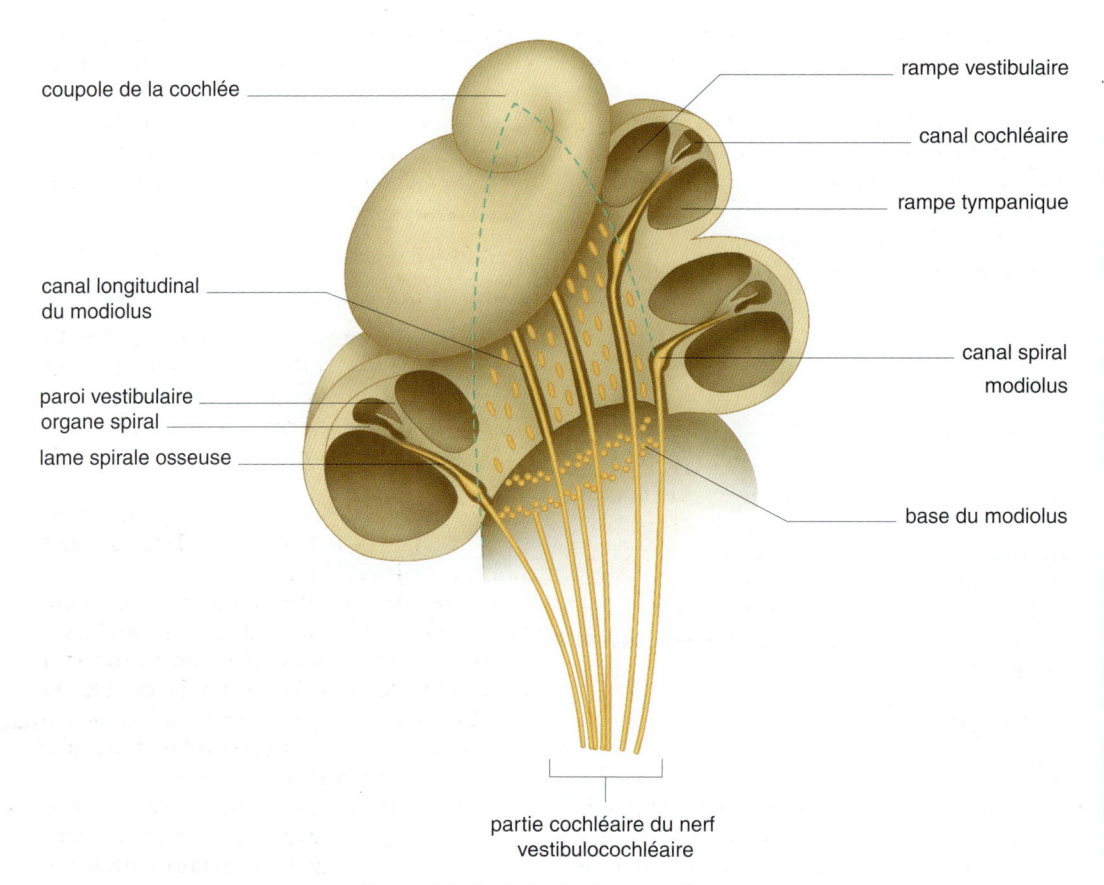

Figure 20.7. Labyrinthe cochléaire.

liquide extracellulaire. Les ondes acoustiques recueillies par la membrane tympanique sont amplifiées par la chaîne ossiculaire et transmises à la fenêtre du vestibule.

Ce sont les mouvements de la platine de l'étrier (stapes) qui, en se transmettant à la rampe vestibulaire à travers la fenêtre vestibulaire, induisent des vibrations du liquide périlymphatique.

Du fait de l'incompressibilité des liquides, ces vibrations créent des variations de pression qui se propagent de la rampe vestibulaire vers la rampe tympanique à travers l'hélicotrème, en mobilisant le liquide endolymphatique du canal cochléaire. Ces mouvements liquidiens se transmettent aux cellules ciliées de l'organe de Corti, contenu dans le canal cochléaire. L'influx ainsi généré est ensuite transmis au nerf cochléaire.

L'apex de la cochlée code les fréquences basses, et la partie basale code les fréquences élevées.

Clinique

Bien que les nerfs vestibulaire et cochléaire soient indépendants, leurs lésions périphériques ont souvent des conséquences cliniques simultanées, qui découlent de leurs étroites relations.

Les lésions du VIII peuvent ainsi provoquer des acouphènes (tintements ou bourdonnements dans les oreilles), des vertiges (étourdissements, pertes d'équilibre) et une perturbation ou une baisse de l'audition.

Les lésions centrales peuvent impliquer soit la partie cochléaire, soit la partie vestibulaire du VIII.

Nerf vestibulaire

■ Syndrome vestibulaire

L'atteinte de la fonction vestibulaire affecte simultanément les mouvements oculaires et posturaux. Elle est responsable de vertiges, de troubles de l'équilibre ou de nystagmus (déviation rythmique des bulbes oculaires).

Le nerf et la fonction vestibulaire peuvent s'évaluer en observant l'équilibre postural et les mouvements des yeux du patient.

■ Vertiges

Définition

Le vertige est un mouvement hallucinatoire qui concerne le patient ou son environnement. C'est une sensation erronée de déplacement du sujet par rapport aux objets environnants ou des objets par rapport au sujet. Le plus souvent de forme rotatoire, le vertige est fait de trois composantes :
– cérébrale : sensation de tournoiement (ou de balancement antéropostérieur, voire de chute) et d'angoisse ;
– de déséquilibre, conséquence de la sensation vertigineuse ;
– neurovégétative et vasomotrice, due au retentissement sur les noyaux bulbo-protubérantiels.

Il s'accompagne souvent d'un nystagmus vestibulo-oculaire.

Le vertige traduit l'atteinte du système vestibulaire : labyrinthe postérieur, nerf vestibulaire et centres d'intégration et de traitement du signal. Cette atteinte provoque l'envoi d'informations erronées en direction des centres de l'équilibre, en contradiction avec les autres sources d'informations qui nient tout mouvement réel. La sensation de vertige naît de ce conflit sensoriel. Ces symptômes sont fréquemment associés à des nausées et à des vomissements.

Les grandes causes de vertige vestibulaire

Vertige positionnel bénin

C'est la cause la plus fréquente de vertige. Le vertige est provoqué uniquement par un changement de position de la tête.

L'attaque est assez brève, d'une durée 30 à 60 s, mais les nausées peuvent durer plus longtemps.

La cause serait due à un blocage des otolithes, se retrouvant coincés dans un des canaux semicirculaires.

Le mécanisme correspond à la *cupulolithiase* du canal semicirculaire postérieur : dépôt de particules otolithiques (provenant de la macule utriculaire) sur la cupule du canal semicirculaire postérieur, ou à la *canalolithiase* (otolithes mobiles dans l'endolymphe du canal semicirculaire postérieur).

En tournant ou en levant la tête, le déplacement des otolithes stimulerait certains récepteurs, envoyant ainsi un faux message au cerveau.

Le traitement médical classique est la *manœuvre d'Epley* pour mobiliser les otolithes hors du canal. En ostéopathie, nous trouvons de nombreuses autres causes aux vertiges positionnels bénins, comme les problèmes du défilé thoracique ou de l'artère vertébrale, au niveau intracanalaire.

Neuronite ou névrite vestibulaire

Ce vertige est peu fréquent. Fort heureusement, car il cloue le patient au lit. La durée de l'attaque va de 2 jours à 2 semaines.

L'étiologie est inconnue, mais on suspecte une atteinte virale du nerf vestibulaire.

Le traitement est symptomatique. Toutefois, une labyrinthite peut affecter non seulement le nerf vestibulaire, mais aussi tout le système de l'oreille interne. Une hypoacousie est à rechercher.

Si, généralement, on ne fait qu'une seule attaque de neuronite dans une vie, certains cas de neuronites récidivantes sont signalés.

Une névrite vestibulocochléaire peut être due à des problèmes mécaniques ou bien à une intoxication médicamenteuse ou alcoolique.

Une labyrinthite crée un tableau comparable, souvent avec une atteinte des fonctions auditives. Elle peut être due à une simple otite.

Maladie de Ménière ou vertige de Ménière

C'est une variété particulière de vertige qui survient par crises paroxystiques et se caractérise par l'association d'acouphènes et d'une diminution de l'audition, souvent avec sensation d'oreille « pleine ». Parfois, il existe aussi une céphalée.

Les vertiges sont intenses et peuvent occasionner des chutes. Ils sont augmentés par les mouvements brusques de la tête.

Les attaques sont fréquentes au début, puis s'espacent avec le temps.

La crise dure de quelques minutes à quelques heures. Entre les crises, les patients sont généralement asymptomatiques.

Après la crise s'installe une hypoacousie voire une surdité. Dans nos cabinets, nous voyons souvent des patients victimes d'un soi-disant syndrome de Ménière alors qu'ils n'ont aucune perte de l'audition.

L'étiologie est inconnue, mais on l'assimile au « glaucome aigu vestibulaire ». Il existerait une augmentation de la pression du liquide endolymphatique (hydrops endolymphatique), provoquant une dilatation du conduit cochléaire, de l'utricule et du saccule. Cette hyperpression, souvent attribuée à une occlusion de l'aqueduc de la cochlée, évoluerait par crises itératives plus ou moins espacées. Certains auteurs ont aussi émis l'hypothèse de facteurs allergiques.

Neurinome acoustique

Le vertige peut être assez important, avec perte d'équilibre, mais le principal symptôme est la surdité d'une oreille.

La durée du vertige est variable, mais il semble déclenché par les changements de position ou réajustements posturaux.

L'étiologie est une tumeur bénigne sur le nerf vestibulocochléaire.

Attention : un vertige peut aussi être le signe d'autres atteintes, dont certaines peuvent être sévères :
– insuffisance vertébrobasilaire ;
– syndrome de vol sous-clavier ;
– troubles du rythme cardiaque, hyper- ou hypotension artérielle, insuffisance cardiaque, anémies, prises médicamenteuses, troubles de la vue ;
– ischémie labyrinthique que l'on peut trouver tout simplement dans l'arthrose par compression des artères vertébrales influençant le début de l'artère auditive interne ;
– anomalie de la charnière craniorachidienne (association d'une atteinte des dernières paires de nerfs crâniens, de cervicalgies et de céphalées, souvent déclenchées par les manœuvres augmentant la pression du liquide cérébrospinal) ;
– suites de traumatisme crânien, contusions ou fractures du rocher ou du labyrinthe osseux. La plupart des moyens d'investigation du crâne ne peuvent objectiver les nombreuses fixations qu'une main peut détecter ;
– sclérose en plaques (syndrome vertigineux inaugural dans 5 à 7 % des cas) ;
– accident ischémique du tronc cérébral et de la fosse cérébrale postérieure (syndrome cérébelleux) ;
– processus expansif intra- ou extracérébral, surtout au niveau de l'angle pontocérébelleux ;
– otospongiose, dysplasie fibreuse, maladie de Lobstein et maladie de Paget peuvent entraîner un syndrome vertigineux avec acouphènes et surdité.

Nystagmus

Les canaux semicirculaires sont excités par les mouvements du liquide endolymphatique soumis à des mouvements d'accélération ou de décélération.

En cas de lésion, parmi les modifications provoquées, celles de la musculature oculaire, appelées nystagmus, sont faciles à observer.

Le nystagmus est caractérisé par un tremblement rythmique des globes oculaires.

Le nystagmus vestibulaire est un nystagmus « à ressort », fait de la succession d'une déviation lente des yeux, suivie d'une secousse rapide de sens contraire. Par convention, le nystagmus est dénommé en fonction du sens de la secousse rapide (qui est la plus visible) et par sa direction (horizontale, verticale, rotatoire, multidirectionnelle).

Troubles de l'équilibre

Les troubles de l'équilibre sont le résultat de l'ataxie vestibulaire. Il s'agit de perturbations motrices résultant de la dégradation des notions de position liée à l'atteinte vestibulaire.

En cas d'atteinte vestibulaire unilatérale, le patient dévie de la ligne droite au cours de la marche, en raison des pulsions latérales qu'il subit et qui l'entraînent vers le labyrinthe lésé.

Le sujet tend à corriger volontairement cette déviation, ce qui crée une démarche caractéristique en zigzag.

Si on lui demande de marcher les yeux fermés, alternativement en avant puis en arrière, on observe la démarche en étoile de Babinski.

En cas d'atteinte bilatérale, il n'existe pas de trouble spontané de la marche. L'examen clinique utilise des épreuves comportant un déplacement angulaire rapide pour mettre en évidence le déficit vestibulaire.

Tests cliniques de la fonction vestibulaire

Signe de Romberg

Il s'agit de l'impossibilité de maintenir la station debout, les pieds joints et les yeux fermés. Le patient est examiné debout, talons joints, pieds nus écartés à 30°. Placez-vous derrière lui car il faut être prêt à le retenir en cas de chute lors de l'occlusion des yeux.

Le signe de Romberg indique une ataxie dont l'origine peut être variable.

Dans les atteintes vestibulaires, une fois passée la phase aiguë, le signe de Romberg vestibulaire est dit « latéralisé », avec une tendance à la chute du côté lésé.

Attention : le signe de Romberg ne doit pas être confondu avec le test de Romberg postural, qui évalue les changements fins de tactique posturale d'un sujet lors de l'occlusion des yeux.

Épreuve de la marche linéaire

On demande au patient de marcher selon une direction précise. En cas de déviation ou de démarche ébrieuse, pensez à un trouble labyrinthique.

Épreuve de l'index

Le patient est assis. Demandez-lui de toucher de son index un objet qu'il a vu auparavant. En cas de lésion labyrinthique, le doigt sera dévié.

Nystagmus oculaire spontané

Le patient est assis. Demandez-lui de fixer votre doigt en le déplaçant lentement en haut, en bas et latéralement. Le doigt est placé à une trentaine de centimètres de son visage.

En cas de troubles labyrinthiques, les globes oculaires exécutent des mouvements oscillatoires involontaires.

En principe, on assiste à deux secousses : l'une lente, suivant la déviation du doigt, et l'autre, très rapide, dite « de retour ».

Épreuve des bras tendus

Dans les mêmes conditions que pour la recherche du signe de Romberg, on peut demander au sujet de tendre les bras à l'horizontale devant lui, les mains collées l'une à l'autre par leur bord radial. Il faut repérer la position des index du patient en plaçant, par exemple, vos propres index juste en face des siens.

En cas d'atteinte vestibulaire, une déviation des index (par rotation du tronc et des ceintures scapulaires) se produit du côté de la lésion vestibulaire.

Test de Fukuda

Le test de Fukuda consiste à piétiner sur place, yeux fermés et bras tendus, 30 pas en 30 s, en levant les genoux à 45°.

Médicalement, on le considère comme positif et révélateur d'une atteinte vestibulaire si la déviation de la position atteint 30°.

Ce test est également utilisé en posturologie, car des déviations plus discrètes permettent d'observer une atteinte fonctionnelle de la régulation posturale.

Nerf cochléaire

L'atteinte du nerf cochléaire se traduit soit par une baisse de l'acuité auditive (surdité, hypoacousie), soit par des troubles subjectifs (symptômes tels les bourdonnements et les acouphènes).

■ Troubles subjectifs : les acouphènes

Bourdonnements, tintements, bruits de cloche, bruits de papier froissé sont appelés acouphènes. Ils témoignent de l'irritation des formations acoustiques, particulièrement de l'oreille interne et du nerf cochléaire.

Bourdonnements pulsatiles

Le patient entend un bruit rythmé de type vasculaire. Il dit qu'il entend son propre pouls dans ses oreilles. Ces bourdonnements signifient un problème d'otite, de simple congestion auriculaire, d'anévrisme, de séquelles de traumatisme crânien ou d'hypertension artérielle.

Il peut s'agir aussi tout simplement d'une fixation cervicale basse et, surtout, d'une première côte, en raison de sa proximité avec le ganglion stellaire. Notons que la première côte est souvent le témoin d'un problème viscéral sous-jacent, notamment : dôme pleural, poumon et organes sous-diaphragmatiques homolatéraux.

Autres acouphènes

Les autres acouphènes se trouvent lors de l'irritation du nerf vestibulocochléaire et de ses branches. Ils ont de nombreuses caractéristiques : bruit de papier froissé, ronronnement continu, sifflement, bruit de coquillage plaqué contre l'oreille, de corne marine, etc.

Ils traduisent :
- des problèmes de l'oreille externe : bouchon de cérumen, eau dans l'oreille, etc. ;
- des lésions de la caisse du tympan : otite, otosclérose, catarrhe tubaire ; ce sont plutôt des sons graves qu'entend le patient ;
- des lésions de l'oreille interne : hypertension, hyperpression de l'endolymphe, ischémie. Ce sont des sons plutôt aigus qu'entend le patient.

Il faut les distinguer des :
- souffles intracrâniens, parfois audibles à l'auscultation, qui sont dus à des anévrismes artérioveineux intracrâniens ;
- hallucinations auditives par irritation du centre cortical de l'audition.

■ Troubles objectifs : les surdités

Ces troubles consistent en une baisse ou une perte de l'audition (*hypoacousie* ou *cophose*).

L'étude de l'audition doit être quantitative (degré de surdité) et qualitative (type de surdité).

Toutes les formes de surdité peuvent être regroupées en deux catégories :
- une *surdité conductive* (dite aussi surdité de transmission) signifie qu'il existe un obstacle à la transmission du son entre le milieu aérien et la cochlée ;
- une *surdité neurosensorielle* (surdité de perception) signe une détérioration des voies auditives entre la cochlée et le cortex auditif.

Les surdités de transmission peuvent être dues à :
- une accumulation (« bouchon ») de cérumen dans le méat acoustique externe ;
- une présence d'eau (après un shampooing par exemple) ;
- une otite moyenne, inflammation de l'oreille moyenne ;
- une déchirure du tympan (déflagration intense, plongée sous-marine) ;
- une otospongiose, affection de la fenêtre ovale dans laquelle la capsule de l'articulation synoviale entre la platine de l'étrier et le labyrinthe est progressivement remplacée par l'os. L'étrier s'immobilise peu à peu, ce qui occasionne une atteinte sévère de l'audition dans toute la gamme tonale.

La surdité neurosensorielle prend habituellement naissance dans la cochlée. Les principaux types sont les suivants.
- Surdité des personnes âgées. La forme la plus fréquente est la perte de l'audition des sons aigus (presbyacousie). Elle est due à la dégénérescence de l'organe de Corti dans la spirale basale. De ce fait, les personnes âgées ont de la difficulté à distinguer les consonnes de haute fréquence (d, s, t). Les voyelles, qui sont de faible fréquence, sont tout à fait audibles. Il vaut mieux parler distinctement aux personnes âgées plutôt qu'à voix forte.
- Surdité professionnelle. Elle est due à un environnement bruyant au travail. Un bruit persistant peut entraîner finalement la dégénérescence de l'organe de Corti dans la région correspondant à la fréquence particulièrement sollicitée.
- Traumatisme acoustique. L'exposition occasionnelle à un niveau sonore de forte intensité peut perturber temporairement l'audition en occasionnant une surdité transitoire.
- Traumatisme crânien. Les fractures du rocher ou les violentes lésions de contrecoup au cours d'un *whiplash* peuvent endommager définitivement le nerf cochléaire et la cochlée.
- Accident vasculaire cérébral. Un épisode ischémique transitoire ou une thrombose de l'artère labyrinthique peut engendrer une perte d'audition avec ou sans vertiges.
- Surdité ototoxique. Elle peut suivre l'administration de médicaments dont la streptomycine, la néomycine, la quinine et même l'aspirine.
- Surdité infectieuse. Elle peut être due à la destruction plus ou moins complète de la cochlée par le virus des oreillons ou par celui de la rubéole congénitale.

Les surdités mixtes ont une évolution progressive. Elles touchent les deux oreilles et ont souvent un caractère familial. Elles affectent davantage les femmes et sont rythmées par les grandes variations hormonales (puberté, ménopause, grossesse, etc.).

Le neurinome de l'acoustique est une tumeur bénigne affectant le VIII. C'est une cause importante de surdité neurosensorielle de l'adulte. Elle peut affecter les nerfs vestibulaire et cochléaire, mais aussi le nerf facial et le nerf trijumeau.

Manipulations

Manœuvre en traction–écoute

Avec la main placée du côté opposé à manipuler, placez le pouce sur la grande aile du sphénoïde et les autres doigts sous l'occiput (figure 20.8).

Du côté à manipuler, saisissez l'oreille entre le pouce d'une part, l'index et le médius d'autre part (figure 20.9).

1er temps

Afin d'ouvrir la pince sphéno-occipitale du côté à manipuler, rapprochez le pouce des doigts de la prise sphéno-occipitale. Procédez délicatement afin de ne pas irriter la région de la tempe qui est une zone particulièrement sensible.

2e temps

Exercez une traction douce et progressive sur l'oreille et sa zone d'adhérence crânienne, ou

238 Pratique des manipulations

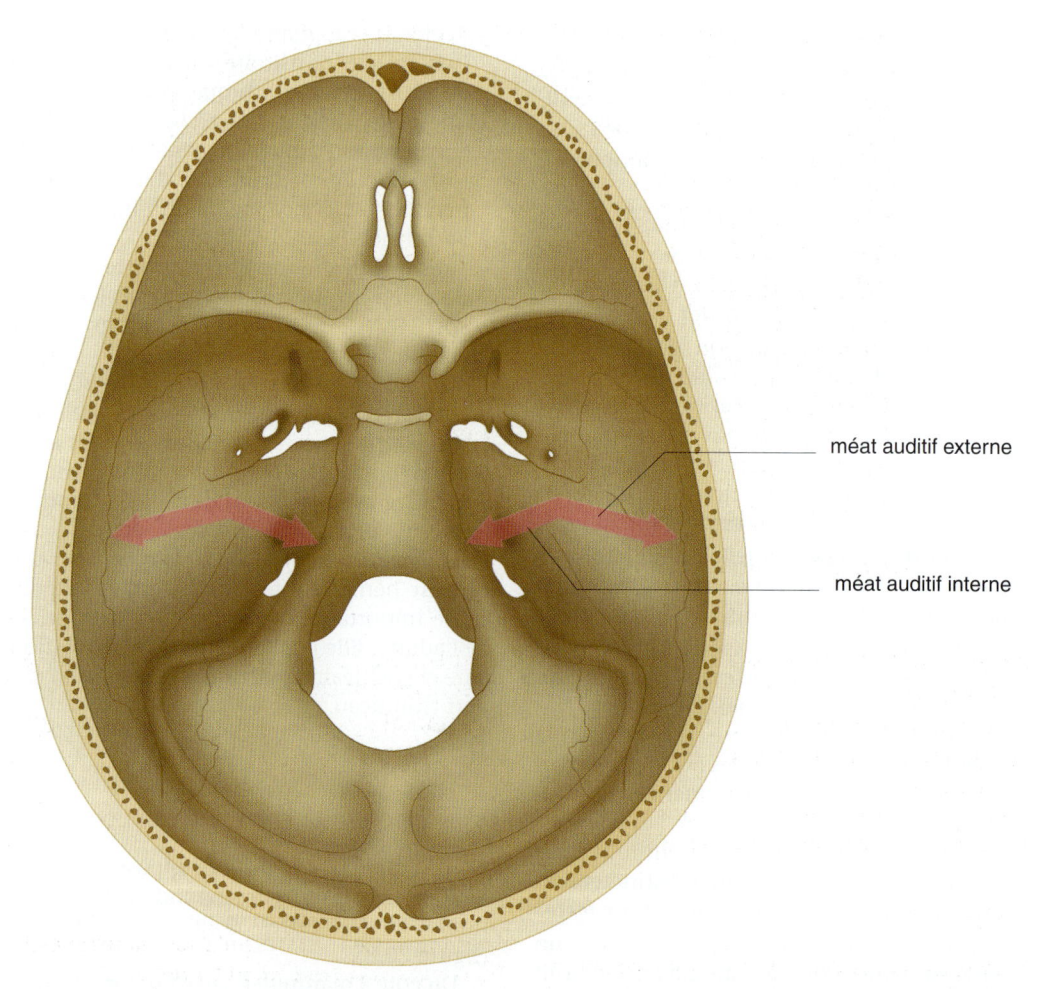

Figure 20.8. Axes des méats acoustiques.

méat auditif externe

méat auditif interne

par l'intermédiaire du tragus. Tirez selon une direction latérale, légèrement craniale et antérieure. Grossièrement, tirez l'oreille, ou le tragus, à l'opposé de la pointe de l'apophyse mastoïde controlatérale.

3ᵉ temps

Lorsque vous percevez la mise en tension des tissus intracrâniens, n'augmentez plus votre traction. Le temporal se met alors généralement à osciller autour d'un axe matérialisé par le nerf vestibulocochléaire et le labyrinthe.

Faites une induction des différents mouvements qui s'affichent, jusqu'à l'obtention d'un point d'équilibre. Augmentez alors très légèrement deux ou trois fois votre traction, en suivant exactement l'axe du nerf qui est plus nettement perçu.

Relâchez ensuite l'oreille et laissez revenir la pince sphéno-occipitale à sa position neutre.

N.B. : Cette technique est intéressante, car elle joue non seulement sur le nerf vestibuloco-

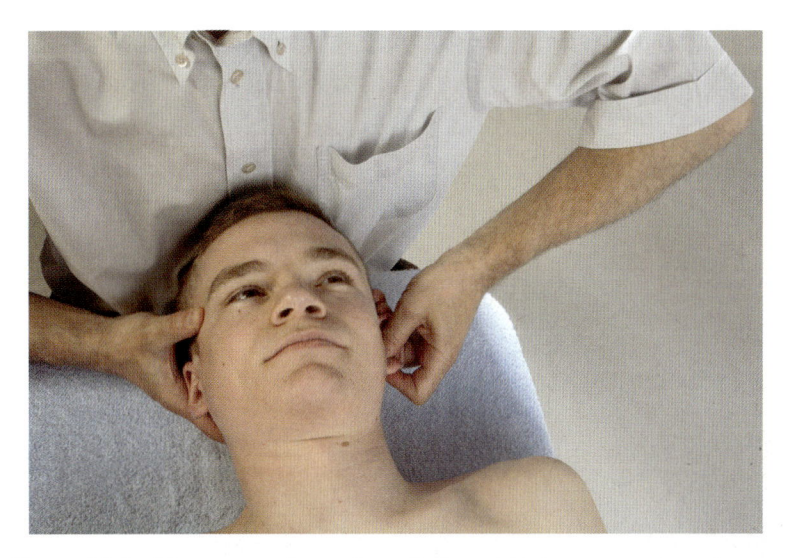

Figure 20.9. Manœuvre du nerf vestibulocochléaire en traction–écoute.

chléaire, mais également sur l'artère auditive interne qui l'accompagne.

La vascularisation du labyrinthe étant de type terminal, l'oreille interne est très sensible aux ischémies et aux baisses de pression ou de débit sanguin. Cette technique améliore aussi la perfusion du vestibule et de la cochlée.

Globalisation

On associe généralement à la manipulation du nerf vestibulocochléaire celle du nerf facial :
– du trajet intrapétreux ;
– du nerf auriculaire postérieur ;
– du méat acoustique externe.

Points clés de la mécanique craniosacrée

Pour globaliser le traitement, n'oubliez pas de vérifier la mécanique du système craniosacré et les éléments du mécanisme respiratoire primaire, surtout à ces différents niveaux :

– dure-mère (fosse cérébrale postérieure, tente du cervelet) ;
– temporal : pyramide pétreuse, pore acoustique interne ;
– suture temporo-occipitale ;
– trompe auditive (Eustache) ;

Indications

Les indications de manipulation du nerf vestibulocochléaire sont les suivantes :
– vertiges, maladie de Ménière, troubles de l'équilibre. Soulignons les conditions nécessaires à un bon équilibre ; avoir :
  • un bon gradient de pression des liquides de l'oreille interne ;
  • une intégrité du système nerveux locorégional et central, notamment les connexions des nerfs vestibulaires au cervelet ;
  • un crâne libre de toute fixation ostéosuturale et membraneuse ;
  • les nerfs facial, intermédiaire de Wrisberg et vestibulocochléaire libres de toute contrainte ;

- une bonne pression de perfusion dans l'artère auditive interne.
- mal des transports (cinétose) ;
- hypoacousie ;
- troubles proprioceptifs ;
- désordres posturaux récurrents ;
- cervicalgies récidivantes.

Chapitre 21
Nerf glossopharyngien

Rappel anatomique

Rappel physiopathologique

Manipulations

Chapitre 21
Nerf glossopharyngien

Le nerf glossopharyngien (IX) renferme des fibres à la fois sensitives et motrices. Son rôle moteur s'adresse au pharynx et au voile du palais. Ses fibres sensitives vont à de nombreuses muqueuses dont nous reparlerons, notamment celles de l'oreille et de la langue.

Rappel anatomique

Origine

L'origine du nerf glossopharyngien est le sillon latéral du bulbe, au-dessous du vestibulocochléaire, au-dessus du nerf vague.

Trajet

Du bulbe, le glossopharyngien a une direction latérale et légèrement antérieure vers le foramen jugulaire (trou déchiré postérieur). Il traverse ce foramen pour arriver à la base de la langue.

Il se coude à angle droit pour descendre verticalement et arriver à la base du crâne pour se diriger au niveau cervical (figure 21.1).

Rapports utiles

Dans la portion crânienne

Le nerf glossopharyngien se situe dans une gaine arachnoïdienne commune avec le vague et l'accessoire.

Dans la portion osseuse

Le nerf glossopharyngien occupe la partie la plus antérieure et médiale du foramen jugulaire. Une lame fibrocartilagineuse le sépare du vague, de l'accessoire et de la veine jugulaire (figure 21.2).

Dans la portion cervicale

En partant du foramen jugulaire jusqu'à la langue, le nerf glossopharyngien décrit une courbe à concavité céphalique et antérieure.

En sortant du crâne, il est entouré médialement par la carotide et latéralement par la veine jugulaire. Plus caudalement, il se place en avant de la carotide et va dans l'espace compris entre le stylopharyngien et le styloglosse. Il rejoint enfin la muqueuse linguale.

Ganglions

Les ganglions contiennent les corps cellulaires des fibres afférentes du nerf glossopharyngien.

Ganglion supérieur (d'Ehrenritter)

Moins important que l'inférieur, le ganglion supérieur se trouve juste avant la pénétration du glossopharyngien dans le foramen jugulaire.

Ganglion inférieur (d'Andersch)

Le ganglion inférieur est situé à la sortie du foramen jugulaire. Il répond à la partie moyenne du bord postérieur du rocher.

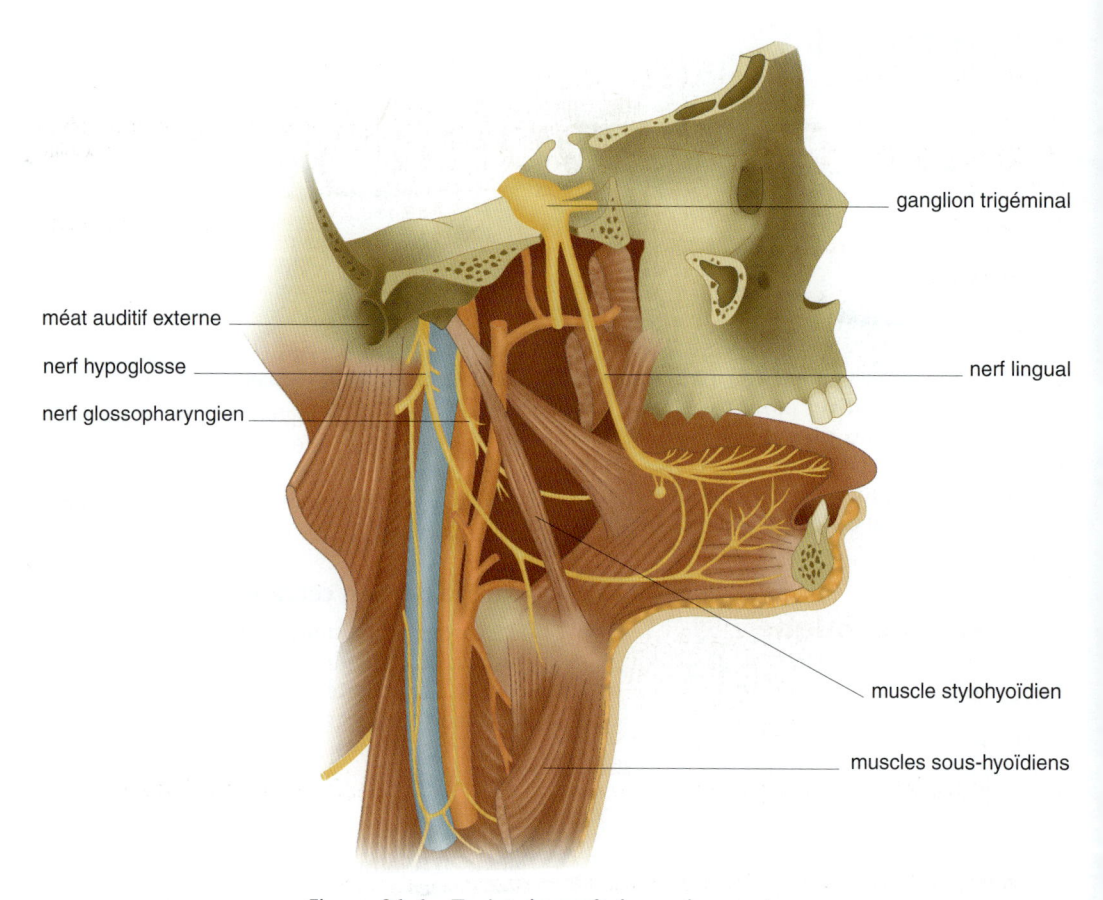

Figure 21.1. Trajet du nerf glossopharyngien.

Anastomoses

Le nerf glossopharyngien s'anastomose essentiellement avec les nerfs :

– vague : un filet grêle le réunit avec le vague, juste en dessous du foramen jugulaire, au niveau du ganglion inférieur ;

– facial : un filet rejoint les deux nerfs juste en dessous du ganglion inférieur. Ce filet se détache du facial au-dessous du foramen stylomastoïdien. Nous verrons ci-après le nerf tympanique, issu d'une collatérale du glossopharyngien ;

– sympathique : cette anastomose se fait grâce à un filet issu le plus souvent du ganglion inférieur. Il rejoint le rameau carotidien du ganglion cervical supérieur ;

– trijumeau : au niveau de la langue par les terminaisons linguales.

Branches collatérales

Nerf tympanique

Le nerf tympanique était auparavant appelé nerf de Jacobson, du nom du médecin danois qui, le premier, l'a décrit (figure 21.3).

Nerf glossopharyngien 245

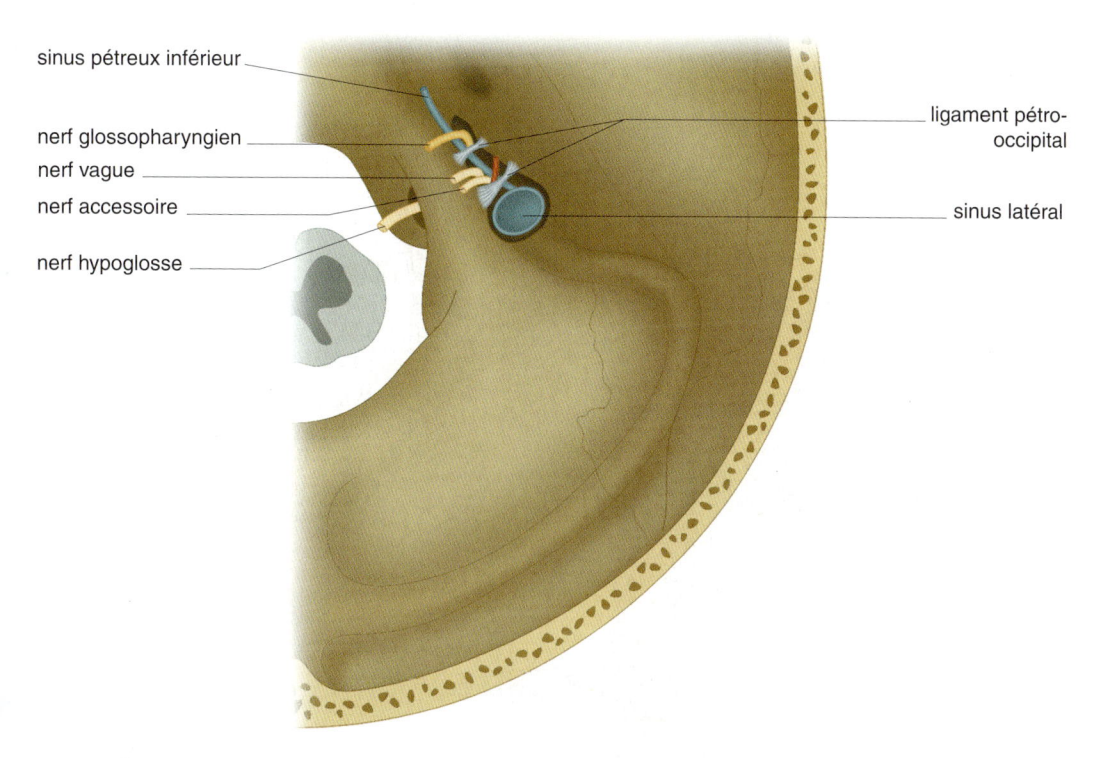

Figure 21.2. Le nerf glossopharyngien dans le foramen jugulaire (vue du dessus).

Il prend naissance sur le côté antérolatéral du ganglion inférieur. Il parcourt un canal osseux à la face postérocaudale du rocher pour aboutir à la caisse du tympan. Il s'engage alors dans une gouttière verticale ascendante pour se partager en rameaux terminaux qui forment le plexus tympanique qui innerve :

- la muqueuse de la caisse du tympan ;
- la muqueuse de la trompe d'Eustache, par le rameau tubaire.

Du plexus tympanique partent :

- les nerfs carotico-tympaniques qui réalisent une anastomose avec le plexus carotidien ;
- le nerf petit pétreux qui rejoint le rameau communicant avec le nerf petit pétreux du nerf facial, les deux aboutissant au ganglion otique.

Autres branches

Le nerf glossopharyngien donne :

- le rameau communicant avec le rameau auriculaire du nerf vague qui naît du ganglion inférieur du glossopharyngien ;
- le nerf du sinus carotidien, qui naît en regard de l'artère carotide interne et la côtoie jusqu'au sinus carotidien et au glomus carotidien. Il rejoint quelques fibres du nerf vague et du ganglion cervical supérieur pour former le plexus intercarotidien ;
- les rameaux pharyngiens qui s'associent aux fibres du nerf vague et du ganglion cervical supérieur pour donner des filets moteurs au muscle constricteur supérieur du pharynx, des filets sensitifs à la muqueuse pharyngée et des filets vasculaires au pharynx ;

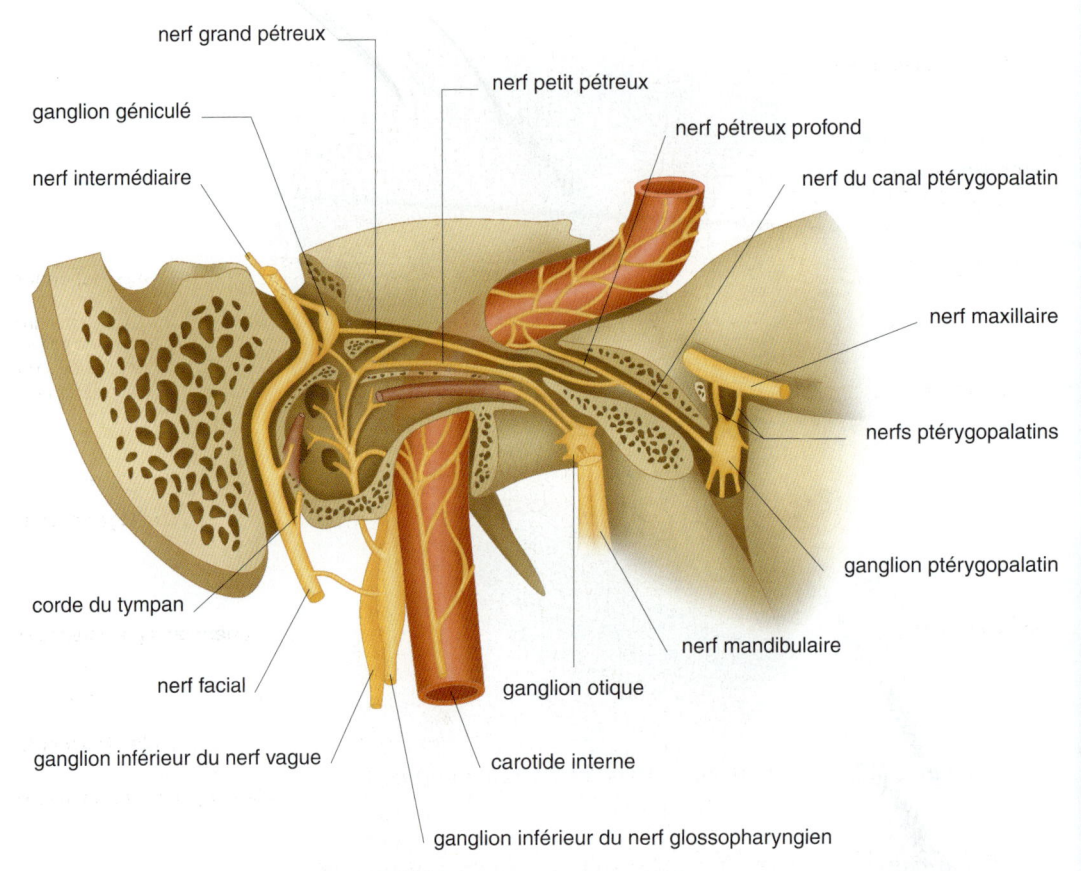

Figure 21.3. Collatérales du nerf glossopharyngien (coupe sagittale).

– le nerf du muscle stylopharyngien ;
– les rameaux tonsillaires pour l'amygdale et le voile du palais ;
– le nerf des muscles styloglosse et glossostaphylin.

Branches terminales

Le nerf glossopharyngien se termine en rameaux linguaux pour la muqueuse du dos de la langue, postérieure au sillon transversal (V lingual), pour les papilles gustatives, l'épiglotte et les plis glossoépiglottiques latéraux (figure 21.4).

Rappel physiopathologique

Fonctions

Fonction motrice

Cette fonction concerne le temps pharyngien de la déglutition. Le nerf glossopharyngien innerve les muscles :
– stylopharyngien ;
– staphylopharyngien ;
– constricteur supérieur du pharynx.

Fonction sensitive

Le nerf glossopharyngien innerve la muqueuse (figure 21.5) :

Nerf glossopharyngien

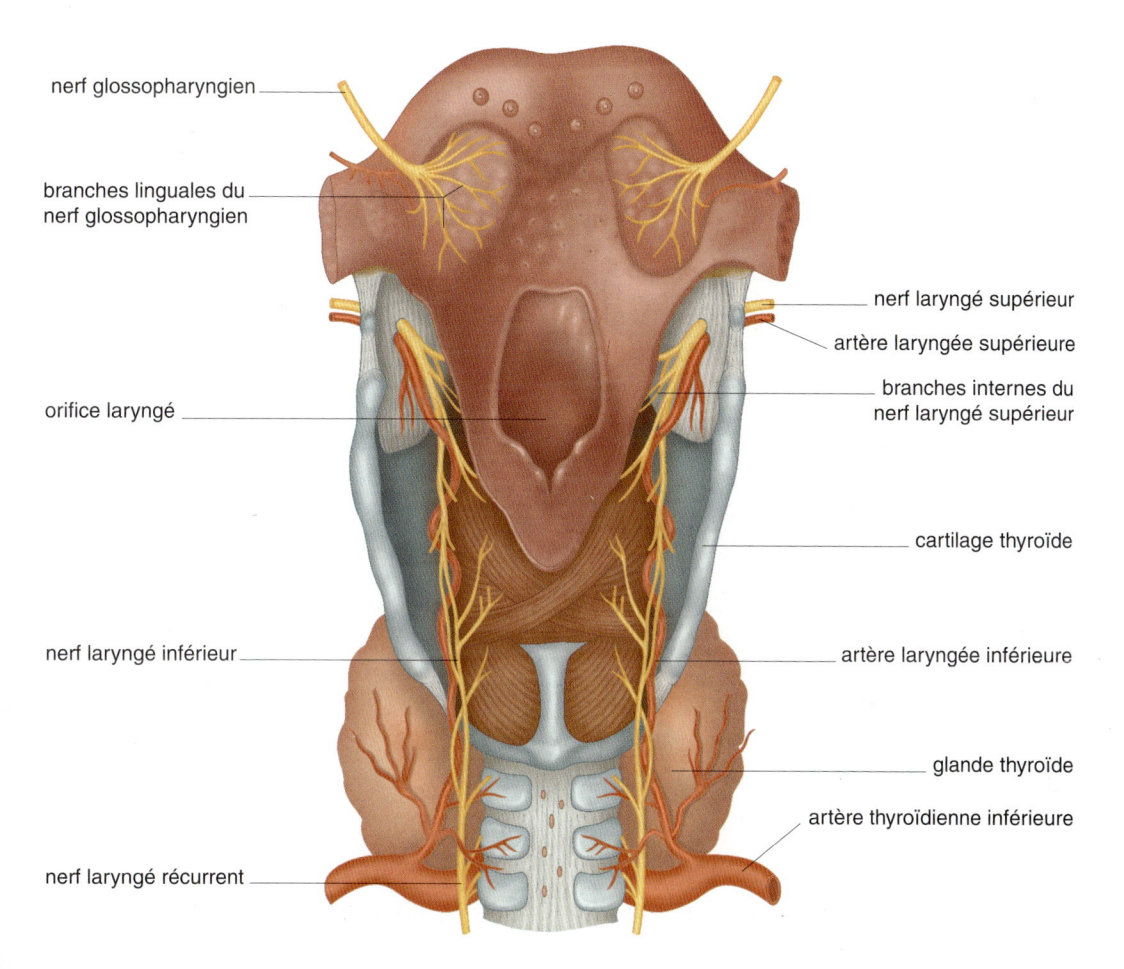

Figure 21.4. Terminaison du nerf glossopharyngien (vue postérieure du larynx et de la langue).

- du nasopharynx ;
- de la trompe d'Eustache ;
- de la caisse du tympan ;
- de l'oropharynx ;
- de l'amygdale ;
- du tiers postérieur de la langue ;
- du sillon glossoépiglottique.

Le *réflexe nauséeux* consiste en l'excitation de la muqueuse pharyngienne ; celle-ci provoque une nausée réflexe qui emprunte les voies du nerf glossopharyngien.

Fonction sensorielle

Le nerf glossopharyngien assure la sensibilité gustative du tiers postérieur de la langue, du sillon épiglottique et de l'isthme du gosier.

L'hypogueusie est la diminution du goût.
L'agueusie est l'abolition du goût.

Fonction neurovégétative

■ Rôle sécrétoire

Le nerf glossopharyngien innerve la parotide et intervient dans le réflexe salivaire lors de la mastication.

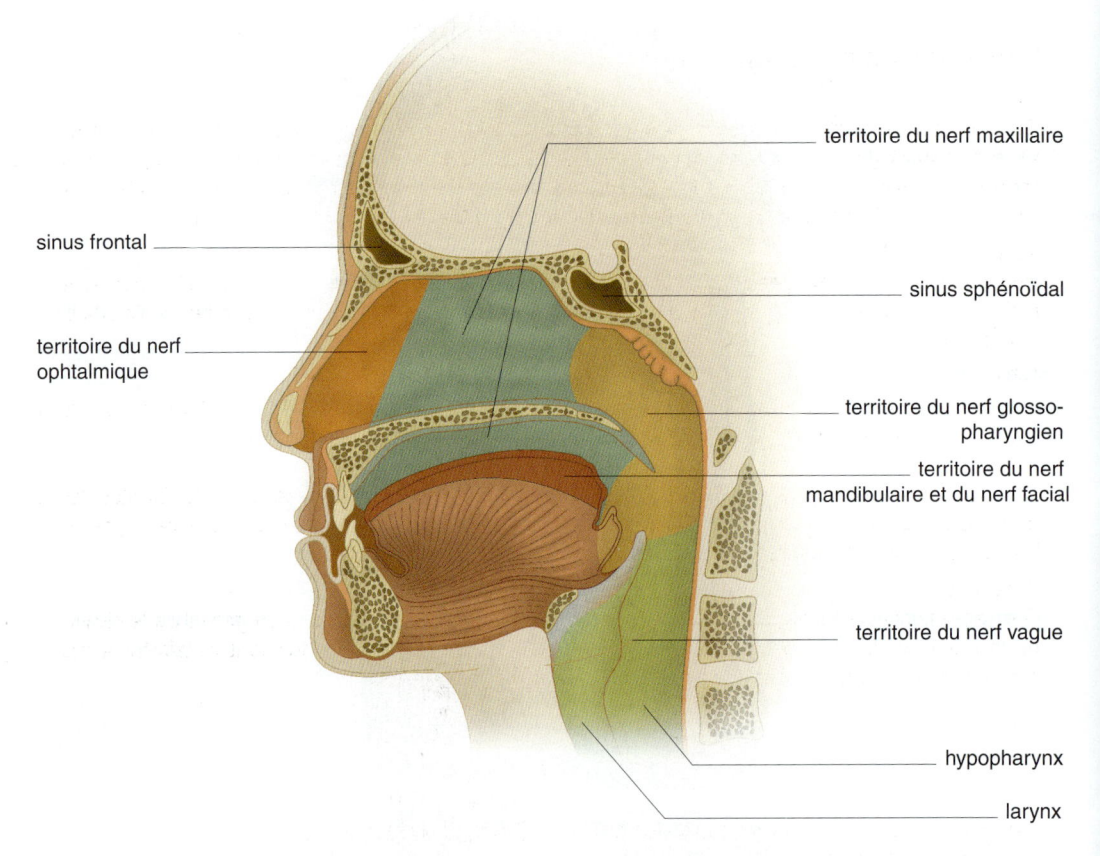

Figure 21.5. Territoire sensitif du nerf glossopharyngien.

Notons que lorsque le méat acoustique externe est stimulé, cela provoque un réflexe de salivation par le nerf tympanique.

■ Rôle tensiorégulateur

Le nerf du sinus carotidien (de Hering) est pressorégulateur.

Le *réflexe carotidien* est caractérisé par une hypotension et un ralentissement cardiaque, provoqués par la pression du sinus carotidien.

De façon analogue, un coup reçu au niveau de la fourche carotidienne peut entraîner une syncope.

Clinique

Paralysie

Les lésions isolées du nerf glossopharyngien ou de ses noyaux sont rares et ne s'accompagnent d'aucun handicap. Sa paralysie isolée donne des troubles temporaires de la déglutition. Seule l'atteinte commune du IX et du X entraîne des troubles durables.

Les sensations gustatives sont absentes au niveau du tiers postérieur de la langue, et le réflexe nauséeux est aboli du côté de la lésion. Toutefois, l'hypogueusie ou l'agueusie isolée du IX est ignorée du patient.

Encadré

> **Remarques sur la langue**
>
> *Saveur*
> On peut lire dans tous les livres que le goût est le plus simple de nos cinq sens (figure 21.6). Les saveurs sont sucrées ou amères, mais on se rend compte que la langue détecte des saveurs innombrables en fonction des aptitudes gustatives innées et acquises de la personne. Comme pour tous les sens, le goût est dépendant des autres, surtout de l'odorat, et il paraît simpliste de trop l'individualiser.
>
> *Muscles*
> Nous savons que notre langue est extrêmement mobile et agile. Dix-sept muscles lui donnent cette incroyable mobilité ; c'est un score ! Il n'y a pas d'autre organe dans le corps humain capable de se mouvoir ainsi dans tous les sens.
>
> *Nerfs*
> Les nerfs proviennent du trijumeau (nerf lingual), du glossopharyngien, du vague et de l'hypoglosse. Ils fournissent des fibres pour la motricité mais aussi pour la vasomotricité. À ces nerfs, ajoutons des rameaux qui viennent du système sympathique cervical.
> Tous ces nerfs permettent à la langue de reconnaître les goûts et les textures des aliments. En plus des récepteurs sensitifs, on trouve des corpuscules de Langerhans, de Pacini et de Krause. La langue sait apprécier la consistance, la température et le relief de tout ce qui se trouve dans la bouche.
>
> *Zone érogène*
> Que ce soit pour l'animal ou pour l'homme, la langue est incontestablement un outil érogène dans l'émission ou la réception des informations sexuelles. Les récepteurs sensitifs de la langue sont certainement liés directement aux centres limbiques et à l'axe hypothalamo-hypophysaire.

Les lésions du glossopharyngien sont habituellement accompagnées de signes révélateurs d'une implication des nerfs adjacents (nerfs vague et accessoire) : c'est le *syndrome du foramen jugulaire*.

Névralgie du glossopharyngien

La névralgie, ou tic douloureux, du glossopharyngien est rare et sa cause reste mystérieuse. Elle donne des douleurs à la région amygdalienne, à la trompe d'Eustache et à l'oreille (méat acoustique externe).

L'exacerbation soudaine de la douleur est de nature violente et lancinante. Ces paroxysmes douloureux sont souvent déclenchés par la déglutition, la toux, la protrusion de la langue et le contact de l'amygdale palatine, notamment lors du passage des aliments.

Manipulations

Foramen jugulaire

Rappelons que le nerf glossopharyngien est le plus antérieur et le plus médial des nerfs du foramen jugulaire (vague et accessoire). Pour avoir un effet sur le glossopharyngien, nous employons la technique du foramen jugulaire. Grâce à cette manœuvre, il est possible d'avoir un effet sur le ganglion inférieur situé juste à la sortie du foramen jugulaire.

Manipulation linguale

Cette manœuvre est très intéressante dans les névralgies du glossopharyngien. Demandez au patient de tirer la langue et saisissez-la par l'intermédiaire d'une compresse pour ne pas qu'elle glisse entre vos doigts (figure 21.7).

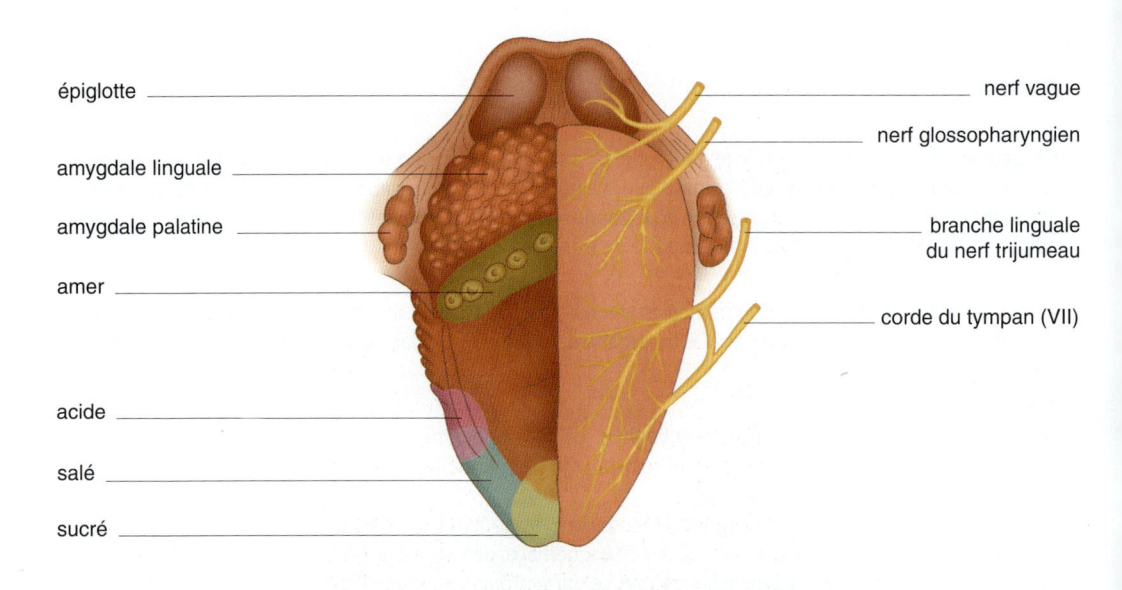

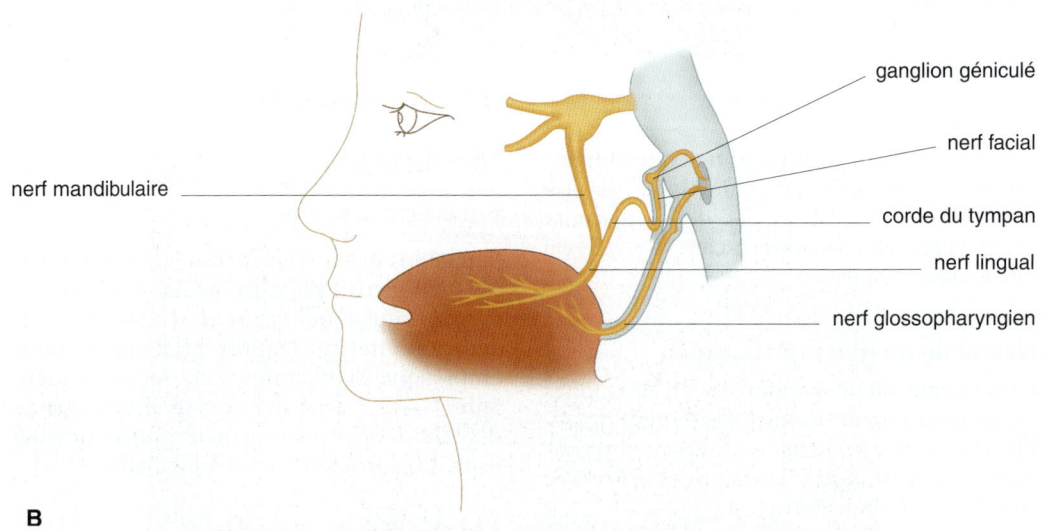

Figure 21.6. Voies gustatives. A : vue de dessus. B : coupe sagittale.

Faites une traction douce et progressive dans l'axe lingual en écoute. En cas de restriction d'un côté, la pointe de la langue se dirige du même côté. Augmentez légèrement votre traction en suivant bien la pointe linguale du côté de la restriction jusqu'à cessation de l'écoute.

Nerf glossopharyngien

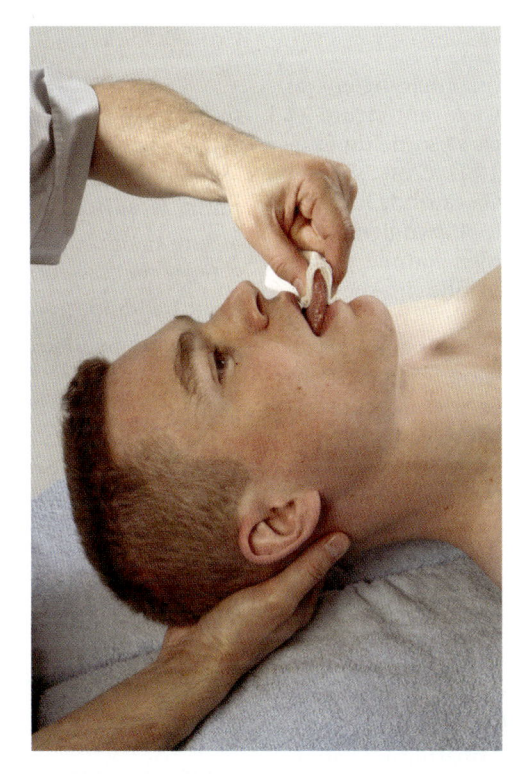

Figure 21.7. Technique de manipulation linguale.

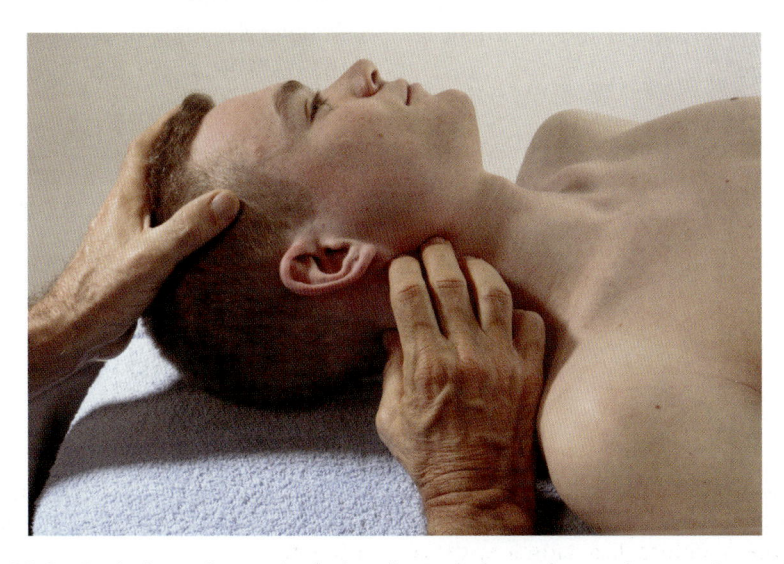

Figure 21.8. Technique de manipulation du nerf glossopharyngien au niveau du cou.

Au niveau du cou

On peut atteindre le glossopharyngien au milieu de la courbe concave antérieure et céphalique qu'il décrit après sa sortie du foramen jugulaire (figure 21.8). C'est surtout quand il passe en avant de la carotide interne, en arrière du muscle stylopharyngien, qu'il faut aller le chercher. Gardez comme points de repère importants la carotide interne et la veine jugulaire.

Toutes les techniques des nerfs crâniens au niveau du cou doivent être extrêmement douces. Le patient est en décubitus, tête légèrement tournée du côté opposé au nerf hypoglosse à traiter. Palpez la région située entre la veine jugulaire et la carotide jusqu'à trouver un petit filet nerveux sensible. Réalisez une sorte de balayage superficiel à la recherche d'un petit filet sensible et induré, à travailler par induction. Il est aussi possible de l'étirer en le plaçant entre un doigt céphalique et l'autre caudal.

Honnêtement, il est difficile de différencier le nerf glossopharyngien des autres nerfs de cette région, à savoir le sympathique, l'anastomose avec le facial, le vague, le rameau lingual du facial. De toute façon, quand un filet nerveux est sensible et induré, il faut le travailler.

Points clés de la mécanique craniosacrée

Pour globaliser le traitement, n'oubliez pas de vérifier la mécanique du système craniosacré et les éléments du mécanisme respiratoire primaire, surtout à ces différents niveaux :
– dure-mère (fosse cérébrale postérieure, tente du cervelet) ;
– suture temporo-occipitale ;
– foramen jugulaire (trou déchiré postérieur).

Indications

Les indications de manipulation du nerf glossopharyngien sont les suivantes :
– perte de goût d'origine traumatique ;
– trachéite, rhinite ;
– amygdalite ;
– paralysie faciale ;
– problèmes lymphatiques du cou ;
– hypertension (anastomose avec le plexus carotidien) ;
– difficulté d'élocution (la langue joue un rôle considérable dans l'élocution) ;
– troubles de la libido, en association avec le nerf olfactif.

Chapitre 22
Nerf vague

Rappel anatomique

Rappel physiopathologique

Manipulations

Chapitre 22
Nerf vague

Le nerf vague (X) est de loin le plus long et celui qui couvre le plus de surface des nerfs crâniens. Partant du bulbe, il jette des filets nerveux sur tous les viscères du cou, du thorax et de l'abdomen.

Le nerf vague est un nerf mixte, somatique et viscéral. Il est riche en neurofibres parasympathiques.

Le nom de vague vient du latin *vagus*, qui signifie errant ; en effet, il est quasi impossible de suivre toutes ses fibres nerveuses et sa fonction reste parfois encore imprécise et théorique.

Rappel anatomique
Origine

L'origine du nerf vague est la moelle allongée, sillon dorsolatéral par 8 à 10 racines, entre le nerf glossopharyngien en haut et le nerf accessoire en bas.

Trajet et rapports utiles
Dans la fosse crânienne postérieure

Le nerf vague se dirige latéralement et horizontalement vers le foramen jugulaire. Il partage l'arachnoïde avec les nerfs glossopharyngien et accessoire.

Dans le foramen jugulaire

Le nerf vague présente son ganglion supérieur (anciennement, ganglion jugulaire).

Il traverse la partie moyenne du foramen jugulaire, accompagné du nerf accessoire et de l'artère méningée postérieure (figure 22.1).

Il se situe :
- en arrière du nerf glossopharyngien ;
- en avant du nerf accessoire et de la veine jugulaire interne.

Il est séparé du nerf glossopharyngien par une petite lame fibrocartilagineuse, le ligament jugulaire.

N.B. : Le foramen jugulaire résulte de l'écartement de la suture pétro-occipitale. Il est séparé en trois compartiments. Le vague et l'accessoire sont dans le compartiment moyen, le glossopharyngien est dans l'antérieur, et la veine jugulaire interne dans le postérieur.

Dans l'espace latéropharyngien

À sa sortie du foramen jugulaire, le nerf vague présente son ganglion inférieur (anciennement, ganglion plexiforme). Puis il croise médialement le processus styloïde et ses muscles (figure 22.2).

Il descend dans la gaine carotidienne le long de l'angle postérieur d'accolement de l'artère carotide interne et de la veine jugulaire interne.

Dans la région rétrostylienne, il répond :
- en avant, au nerf glossopharyngien ;
- et en arrière, au nerf hypoglosse, au nerf accessoire et au ganglion cervical supérieur.

Dans le trigone carotidien, il répond :
- en avant et latéralement, aux muscles superficiels du cou contenus dans la lame superficielle du fascia cervical ;
- en arrière, aux nerfs cardiaques et au tronc sympathique cervical situé sur la lame prévertébrale du fascia cervical ;

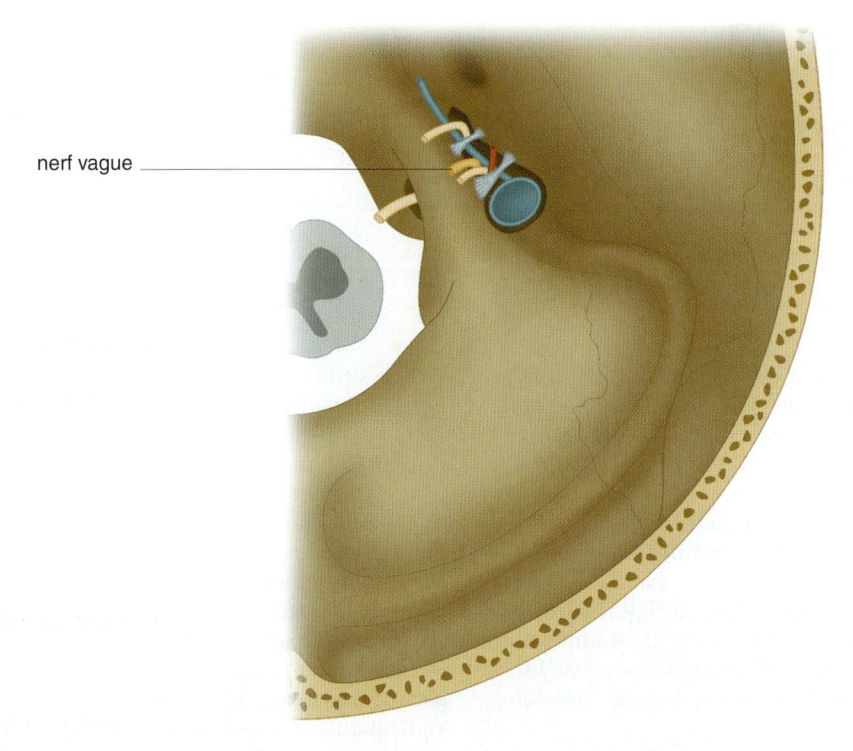

Figure 22.1. Le nerf vague dans le foramen jugulaire.

– médialement, à l'axe viscéral du cou, en particulier au lobe latéral de la glande thyroïde.

Intérêt ostéopathique

Difficile à individualiser, le nerf vague est d'un abord complexe et ses manipulations exigent beaucoup de finesse et de doigté. Fort heureusement, le nerf laryngé supérieur est une branche assez facile à contacter et réagit bien à nos techniques.

Dans le défilé thoracique

Le nerf vague répond :

– en avant, à la veine brachiocéphalique droite ;
– latéralement, à la coupole pleurale et au nerf phrénique droit ;
– en arrière, à l'artère sous-clavière entourée de l'anse sympathique ;
– médialement, à l'artère carotide commune.

Du côté gauche s'ajoute un rapport postérieur avec le canal thoracique.

Dans le thorax

Les deux nerfs vagues sont dans le médiastin postérieur. Le gauche se présente sur la face antérieure de l'œsophage.

Dans la traversée hiatale, le droit est plaqué contre la face postérieure de l'œsophage.

Intérêt ostéopathique

Dans la traversée diaphragmatique, les deux nerfs vagues sont unis au

Nerf vague 257

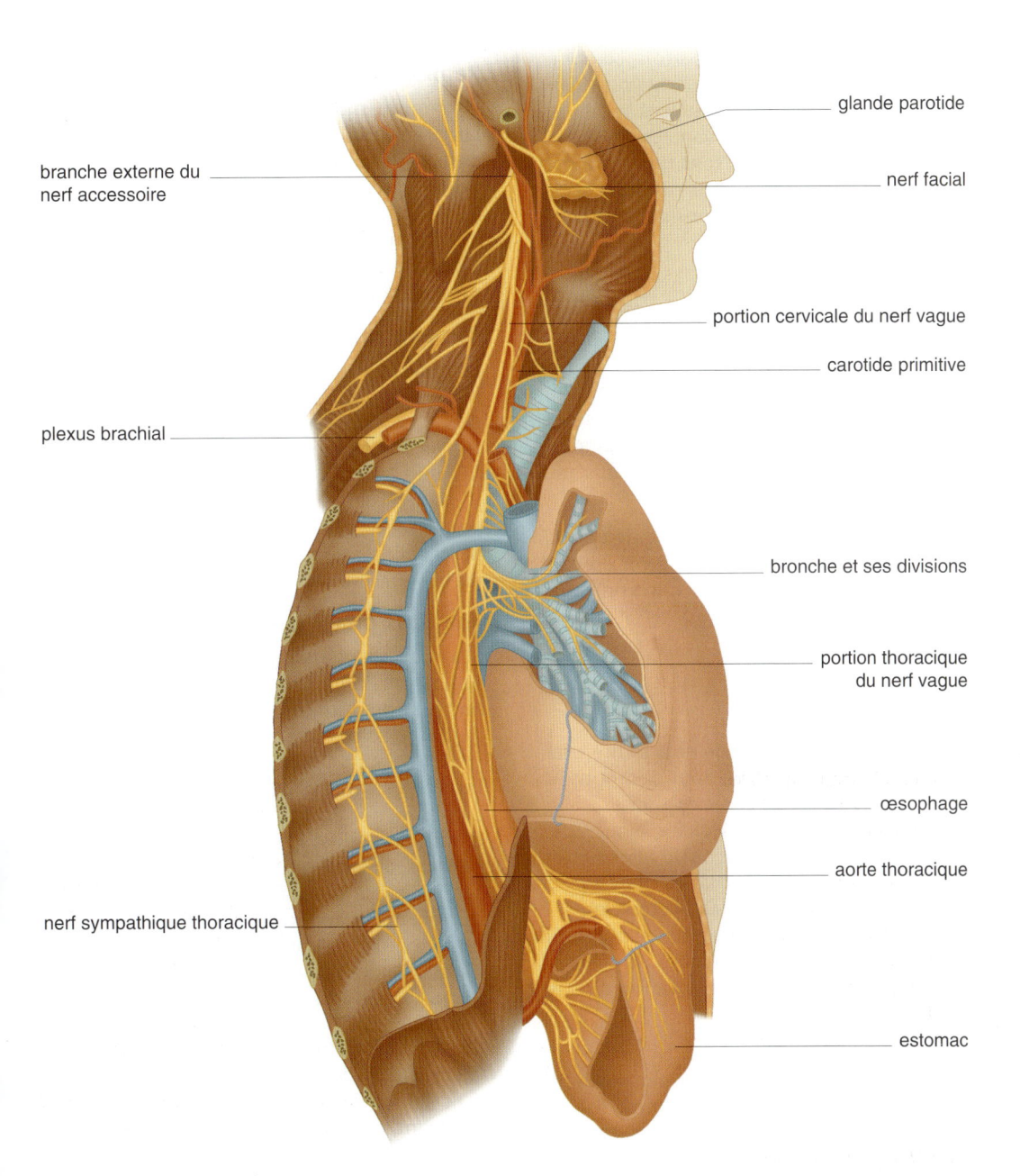

Figure 22.2. Trajet des nerfs vagues.

diaphragme et à l'œsophage par des fibres conjonctives qui, parfois, comportent des petites fibres musculaires (Juvara et Rouget). Ces fibres peuvent se fibroser et créer des irritations vagales d'origine mécanique. Nous pensons que cette particularité explique les bons résultats obtenus avec les manipulations de la région hiatale.

Dans l'abdomen

Le nerf vague droit est situé en arrière de l'œsophage et de l'estomac où il distribue quatre ou cinq branches gastriques postérieures. Il donne de nombreux rameaux au plexus solaire et se termine dans le ganglion semilunaire droit.

Le nerf vague gauche, positionné en avant de l'œsophage, va sur le bord droit du cardia pour donner des branches qui vont sur la petite courbure.

Intérêt ostéopathique

À gauche

C'est par la zone hiatale et la petite courbure de l'estomac que nous obtenons les meilleurs résultats sur le système œsophago-gastro-vésiculaire. Nous pensons qu'en plus de notre effet sur les fibres contractiles du hiatus, nous agissons sur les nerfs vagues, surtout le gauche. Cette action combinée permet de libérer les tensions tissulaires de cette région et d'éviter toute irritation directe du vague.

À droite

Le nerf vague droit se distribue aux autres organes de l'abdomen, notamment à toutes les structures parenchymateuses comme le foie, la rate, le pancréas ou encore les reins, les intestins. Notons qu'il a un rapport privilégié et particulier avec le plexus solaire.

Branches collatérales

Rameau méningé

Le rameau méningé naît dans la fosse jugulaire, au-dessus du ganglion supérieur. Il est destiné à la dure-mère de la fosse cérébrale postérieure. Il contient des neurofibres spinales de C1 et C2.

La stimulation de la dure-mère de la fosse cérébrale postérieure provoque des douleurs projetées dans le territoire de C1 et de C2.

Rameau auriculaire

Le rameau auriculaire naît du ganglion supérieur. Il reçoit le rameau communicant du nerf glossopharyngien (IX) puis traverse le canalicule mastoïdien de la fosse jugulaire (figure 22.3).

Il traverse la fissure tympanomastoïdienne pour innerver la face crânienne de l'oreille, la paroi caudale du méat acoustique externe et la partie adjacente du tympan.

Rameaux pharyngiens

Les rameaux pharyngiens naissent de la partie supérieure du ganglion inférieur. Ils représentent des neurofibres de la racine craniale du nerf accessoire.

Ils passent entre les artères carotides interne et externe pour se ramifier et s'unir aux branches du tronc sympathique cervical et du nerf glossopharyngien, et former le plexus pharyngien.

Ce plexus, situé sur le muscle constricteur moyen du pharynx, innerve les muscles du pharynx, à l'exception du muscle stylopharyngien, et les muscles du voile du palais, sauf le muscle tenseur du voile du palais.

Nerf du sinus carotidien

Ce nerf naît du ganglion inférieur et forme, avec des rameaux du nerf glossopharyngien et du tronc sympathique cervical, un plexus destiné au glomus carotidien.

Nerf laryngé supérieur

Le nerf laryngé supérieur naît du ganglion inférieur, descend contre la paroi latérale du

Nerf vague 259

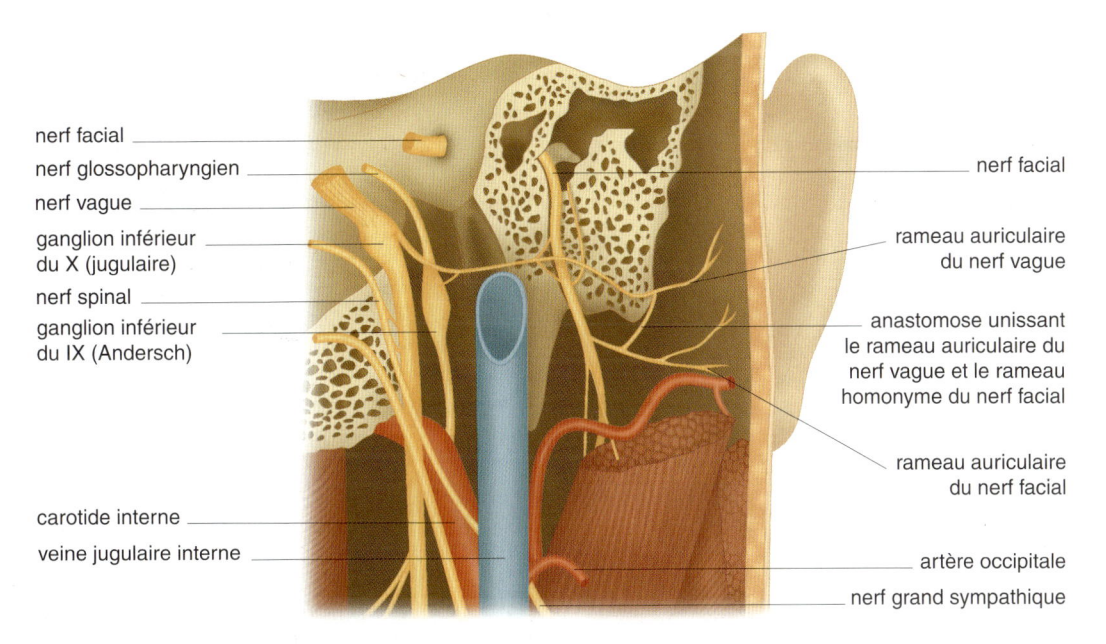

Figure 22.3. Rameau auriculaire du nerf vague (coupe frontale, vue postérieure).

pharynx, le long des faces postérieure puis médiale de l'artère carotide interne. Il se divise en deux rameaux, interne et externe (figure 22.4).

Le rameau interne, sensitif, est volumineux. Il perfore la membrane thyrohyoïdienne, au-dessus de l'artère laryngée supérieure. Il innerve la muqueuse du larynx, du dos de la langue, de l'épiglotte et des cordes vocales. Il donne un rameau communicant avec le nerf laryngé inférieur.

Le rameau externe est un nerf mixte. Il descend avec l'artère thyroïdienne supérieure pour innerver les muscles cricothyroïdien, constricteur inférieur et la muqueuse laryngée voisine.

Rameaux cardiaques cervicaux

Les rameaux cardiaques cervicaux sont destinés au plexus cardiaque.

Les rameaux cardiaques cervicaux supérieurs (1 à 3) naissent au-dessous du ganglion inférieur et cheminent le long des artères carotide interne et commune.

Les rameaux cardiaques cervicaux inférieurs (1 ou 2) naissent à droite du nerf laryngé récurrent et à gauche du tronc du nerf vague. Ils passent en avant du tronc brachiocéphalique, à droite, et de l'arc aortique, à gauche.

Nerf laryngé récurrent

■ Origines

Le nerf laryngé récurrent droit se détache du nerf vague en avant de l'artère sous-clavière. Il contourne cette artère par le bas et monte le long du bord droit de l'artère carotide commune (figure 22.5).

Le nerf laryngé récurrent gauche naît à gauche de la crosse de l'aorte. Il la contourne et monte dans l'angle trachéo-œsophagien. Il répond à la face médiale du lobe thyroïdien.

Au cours des thyréodectomies, les risques de lésions des nerfs laryngés récurrents sont

nerf laryngé supérieur (X)

artère thyroïdienne supérieure

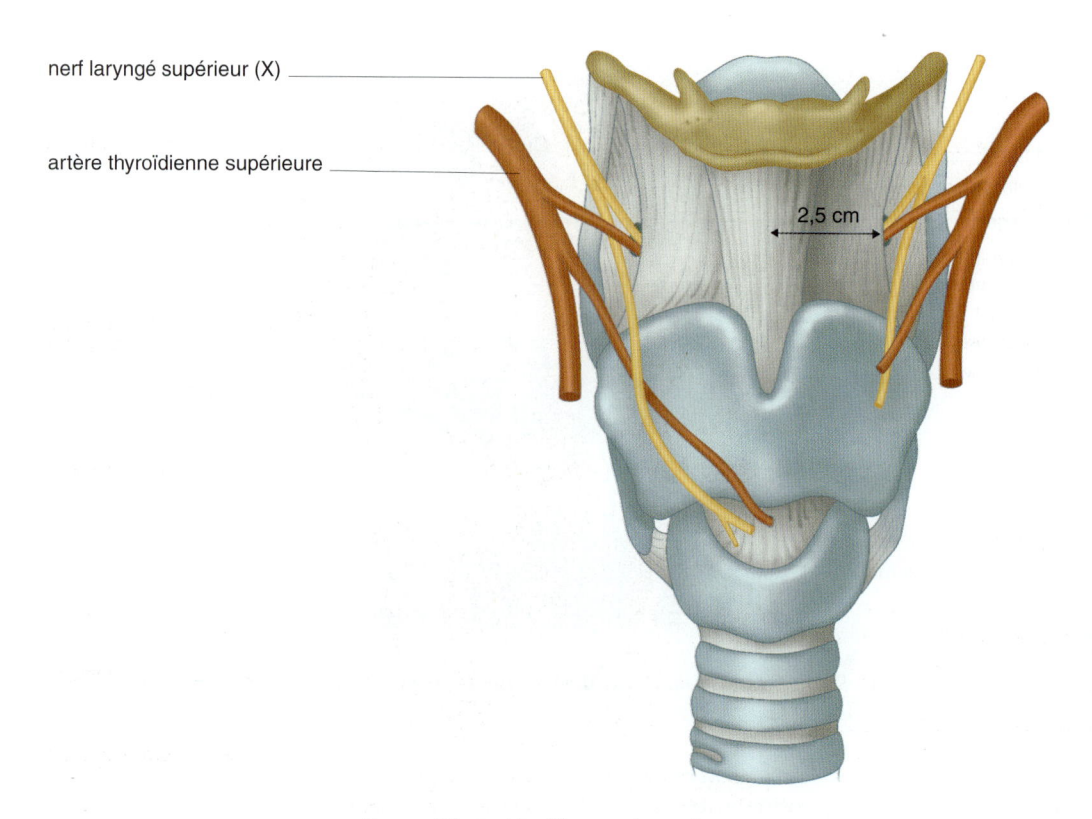

2,5 cm

Figure 22.4. Nerf laryngé supérieur.

importants. Ces lésions occasionnent une aphonie et une détresse respiratoire.

■ **Terminaison**

Chaque nerf laryngé récurrent se termine en nerf laryngé inférieur.

Le nerf laryngé inférieur pénètre dans le larynx, en arrière de l'articulation cricothyroïdienne.

Il s'anastomose avec le rameau interne du nerf laryngé supérieur et innerve la muqueuse laryngée sous-jacente aux cordes vocales.

■ **Branches collatérales**

Les branches collatérales du nerf laryngé récurrent sont :
– les rameaux trachéaux ;
– les rameaux œsophagiens ;
– les rameaux musculaires pour le muscle constricteur inférieur du pharynx et tous les muscles du larynx, à l'exception du muscle cricothyroïdien ;
– les rameaux cardiaques thoraciques droits.

Branches collatérales thoraciques

Le nerf vague donne des rameaux cardiaques trachéaux pulmonaires et œsophagiens.
N.B. : Les deux nerfs vagues donnent de nombreux filets qui s'anastomosent entre eux et avec des rameaux sympathiques pour former le plexus bronchopulmonaire.

De ce plexus partent des filets nerveux pour la trachée, l'œsophage, le péricarde et les poumons.

Nerf vague 261

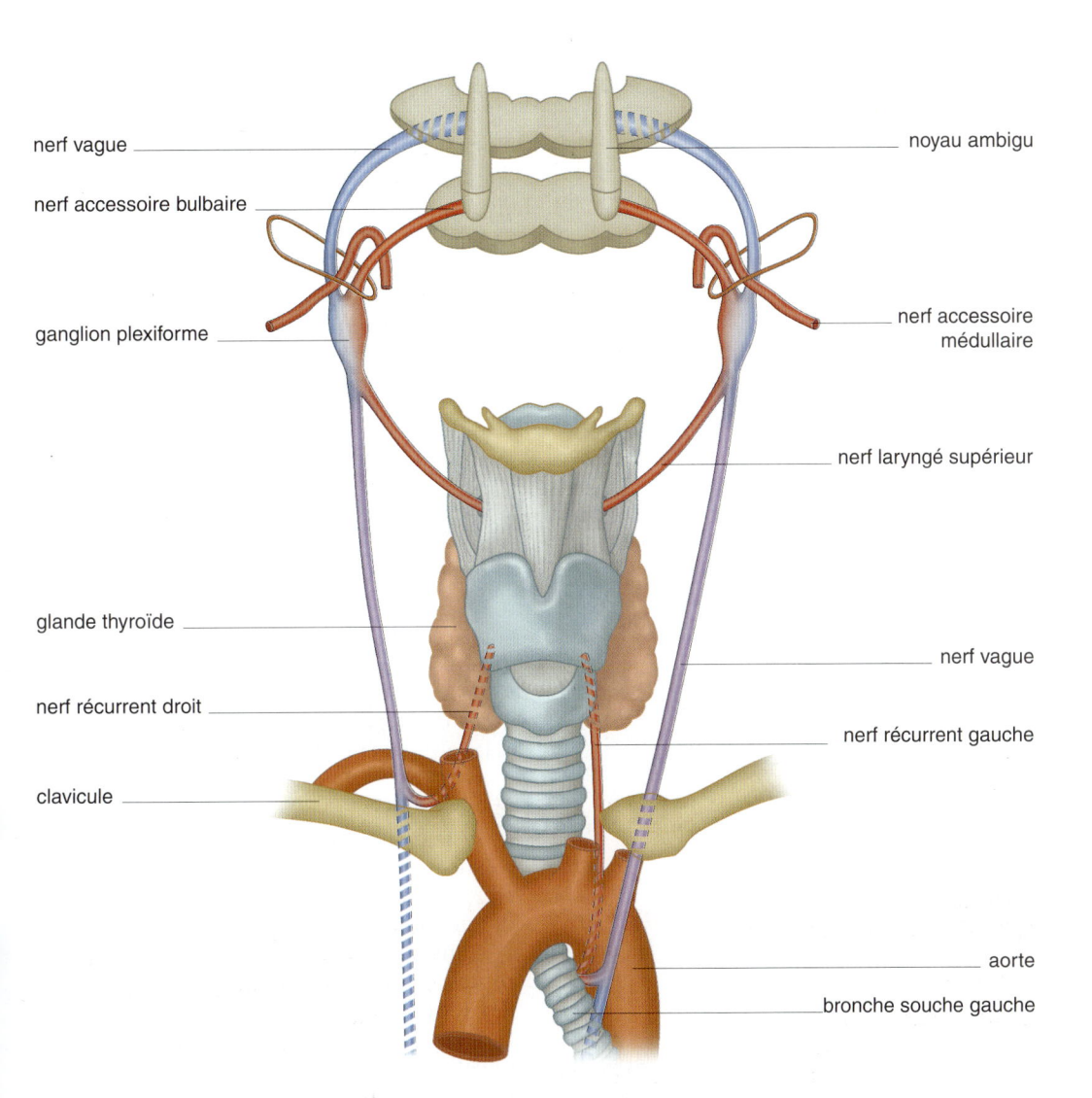

Figure 22.5. Nerf laryngé récurrent.

Branches collatérales abdominales

■ **Nerf vague gauche**

Placé devant le cardia, le nerf vague gauche distribue des fibres pour :

– la face antérieure de l'estomac ;
– le petit omentum (petit épiploon) ;
– le foie, le hile du foie ;
– le pylore.

■ **Nerf vague droit**

Situé en arrière de l'œsophage et du cardia, le nerf vague droit donne des fibres pour :

– la face postérieure de l'estomac ;
– le plexus solaire ;

– le foie ;
– le nerf grand splanchnique ;
– le pancréas ;
– le duodénum ;
– l'intestin grêle ;
– le côlon ascendant et l'angle hépatique du côlon ;
– le côlon descendant.

Connexions

Le nerf vague échange des fibres avec :
– le nerf accessoire, dans le foramen jugulaire par l'intermédiaire du ganglion jugulaire ;
– le nerf glossopharyngien, par l'intermédiaire de son ganglion inférieur ;
– le nerf facial, par le rameau auriculaire du nerf vague que l'on peut atteindre à la paroi postéro-inférieure du conduit auditif externe et sur l'apophyse mastoïde ;
– le nerf hypoglosse, par le ganglion inférieur du vague ;
– le grand sympathique, par de nombreux petits filets, surtout pour le vague droit ;
– les deux premiers nerfs rachidiens ; ces anastomoses se font par le ganglion inférieur du vague ;
– le nerf phrénique, anastomose mentionnés par Testut et par Lazorthes.

Rappel physiopathologique

Fonctions

Fonction motrice

– Le pharynx : le nerf vague innerve les muscles constricteurs moyen et inférieur, et permet de faire progresser le bol alimentaire. Il concerne, comme le nerf glossopharyngien, le temps pharyngien de la déglutition.
– Le voile du palais : le nerf vague lui donne son tonus, contribue à la succion et empêche les liquides de refluer vers le nez.
– Le larynx : son rôle est paradoxal ; certaines fibres dilatent la glotte et d'autres la referment. Il innerve les muscles moteurs des cordes vocales, dont le jeu subtil est indispensable à la phonation.

Fonction sensitive

– Le pavillon de l'oreille (partie postérieure).
– Le méat acoustique externe (partie postéro-caudale).
– Le tympan : quand on le touche, on provoque une toux dite auriculaire. Un bouchon de cérumen peut entraîner des vomissements, des lipothymies ; c'est dire la sensibilité de cette région.
– La muqueuse du pharynx et du larynx. C'est le point de départ du réflexe tussigène protecteur des voies respiratoires.

Fonction neurovégétative

■ **Rôle moteur**

– Les muscles lisses des voies digestives, à l'exception du côlon gauche et du rectum, innervés par le parasympathique sacré.
– Les muscles lisses respiratoires.
– Les muscles lisses des tissus glandulaires.
– Le rythme et le débit cardiaque.

■ **Rôle intéroceptif**

Le système nerveux autonome est un système mixte, comme le système nerveux somatique : il comporte des neurofibres motrices et des neurofibres sensitives.

Contrairement à de nombreuses idées reçues, dans les nerfs vagues les fibres sensitives sont beaucoup plus nombreuses que les fibres motrices. On compte 70 à 80 % de fibres sensitives dans le vague cervical.

Ces fibres assurent l'intéroception. Ce sont des informations importantes, souvent inconscientes, venues de l'intérieur du corps. On appelle cénesthésie la sensation que l'on peut avoir de ses organes. Le simple fait de sentir un organe prouve qu'il y a un problème.

Les neurones qui donnent leur sensibilité aux viscères ont leur corps cellulaire dans le ganglion inférieur du nerf vague (ganglion plexiforme). Dans ce ganglion, les fibres motrices ne se mêlent pas aux fibres sensitives.

Intérêt ostéopathique

L'intérêt des manipulations du foramen jugulaire, immédiatement au-dessous duquel se trouve ce ganglion, est important.

Les nerfs vagues desservent la plus grande partie du tube digestif, de l'œsophage supérieur jusqu'au côlon. Il existe des territoires sensitifs communs avec les nerfs splanchniques. Des études récentes montrent que les fibres sensitives vagales se terminent dans les couches musculaires et dans la muqueuse, alors que les fibres sensitives splanchniques innervent préférentiellement la séreuse.

Intérocepteurs

Il existe une abondante innervation sensitive dans les viscères et dans toutes les couches de ceux-ci. On trouve diverses terminaisons sensitives :
- corpuscules de Pacini du mésentère ;
- chémorécepteurs, comme dans le glomus carotidien ou aortique ;
- terminaisons libres ;
- barorécepteurs.

Signaux physiologiques

Les neurones sensitifs viscéraux transmettent des myriades de signaux physiologiques. Ces signaux présentent une très grande diversité liée à la multiplicité des fonctions et des stimulus viscéraux.

Il existe plusieurs types d'informations – mécano-, thermo- et chémosensibles – issus des viscères. Cette riche information sensitive viscérale naît dans différents types fonctionnels de récepteurs : mécanorécepteurs, thermorécepteurs et chémorécepteurs en particulier.

Rôle informationnel général

Les nerfs vagues contrôlent la majorité des activités viscérales et en informent les centres supérieurs.

Activité digestive

Il existe de nombreuses activités susceptibles de générer des messages sensitifs :
- propagation péristaltique ;
- ouverture/fermeture des sphincters ;
- remplissage, dilatation d'un segment ;
- cytoprotection de la muqueuse, vasodilatation ;
- évacuation ;
- absorption ;
- sécrétion ;
- immunoprotection.

Activité respiratoire

Les nerfs vont être une aide indispensable à l'harmonie des pressions intrapulmoniares. Ce sont des :
- récepteurs à l'étirement ;
- récepteurs d'irritation ;
- récepteurs juxtapulmonaires (sensibles à la pression de l'eau dans le tissu interstitiel pulmonaire et à l'hypercapnie).

Activité cardiovasculaire

- Barorécepteurs artériels : localisés au niveau du sinus carotidien, de la crosse aortique, de la carotide commune et de la bifurcation de l'artère sous-clavière, ils sont sensibles aux variations de pression artérielle ; certains ont un seuil très bas, de l'ordre de 1 mm de mercure ! Le vague est l'un des nerfs, avec le glossopharyngien, de la baroréceptivité du cœur et des gros vaisseaux (nerf de Hering). Ce rôle est important dans le contrôle de la pression artérielle.
- Chémorécepteurs artériels : ils sont localisés au niveau du glomus carotidien, de la crosse aortique, de l'artère sous-clavière droite, de l'aorte descendante et de l'artère pulmonaire. Ils sont sensibles à la diminution de la pression partielle du sang en oxygène et à l'augmentation de la pression partielle du sang en dioxyde de carbone.
- Récepteurs cardiaques : ce sont les barorécepteurs endocavitaires et volorécepteurs.

Activité rénale
- Les mécanorécepteurs artériels sont sensibles à la pression artérielle rénale.
- Les mécanorécepteurs veineux sont sensibles à la pression veineuse rénale.
- Les mécanorécepteurs pyélocaliciels sont sensibles à la pression et à l'écoulement de l'urine dans le bassinet.
- Les chémorécepteurs sont :
  - sensibles aux changements métaboliques liés à l'ischémie ;
  - sensibles à la composition chimique de l'urine dans le bassinet, notamment la concentration en ions, comme le sodium ou le chlore, ou en molécules, comme l'urée.

Activité hépatovésiculaire
- Les mécanorécepteurs sont localisés dans la circulation portale, ils sont sensibles à la pression veineuse intraportale.
- Les glucorécepteurs sont sensibles à la concentration en glucose dans la circulation portale.
- Les osmorécepteurs sont sensibles à la valeur de la pression osmotique dans la circulation hépatique.
- Les récepteurs de la vésicule biliaire sont des mécanorécepteurs à bas seuil qui répondent particulièrement à la distension modérée des parois vésiculaires.

Physiologie des intérocepteurs vagaux

Mécanismes physiologiques

Les intérocepteurs sont très largement impliqués dans tous les mécanismes physiologiques qui assurent le fonctionnement des viscères :
- contrôle de l'activité motrice des organes internes (entretien du tonus musculaire, du déclenchement des ondes péristaltiques, régulation des sécrétions exocrines du tube digestif) ;
- contrôle des sécrétions endocrines des viscères et du système nerveux central et coordinations neurohumorales ;
- coordination des activités viscérales et somatiques, par des réflexes sympathiques, parasympathiques ou sympathico-parasympathiques. En voici quelques exemples :
  - une distension modérée de l'intestin induit des changements cardiovasculaires qui consistent en une augmentation de la fréquence cardiaque, de la pression artérielle et du volume inspiratoire ;
  - la stimulation des afférences viscérales peut modifier l'activité des muscles somatiques ;
  - la distension du rectum ou du vagin provoque une contraction du diaphragme et des muscles abdominaux ;
  - la stimulation du nerf vague influence l'amplitude des réflexes somatiques massétérin et digastrique.
- harmonisation des différentes fonctions viscérales avec les autres fonctions du corps ;
- influence posturale beaucoup plus importante que l'on croyait. Certaines afférences vagales parviennent au cervelet ;
- influence sur les fonctions supérieures : comportement, vigilance et sommeil, émotions notamment.

Nociception

La douleur viscérale est particulière, différente de la douleur somatique. Elle est vague, diffuse et peut être ressentie dans le territoire somatique.

Les nocicepteurs viscéraux présentent une chémosensibilité vis-à-vis de différentes substances algogènes ; c'est le point de départ du message douloureux.

Phénomènes de défense

Les afférences viscérales sont aussi largement impliquées dans les nombreux mécanismes, conscients et inconscients, qui assurent la protection et l'intégrité de l'organisme.

Certains mécanismes bien connus comme la toux ou le vomissement ont pour objet de préserver les fonctions vitales de l'individu.

Les réflexes de vomissement peuvent venir de stimulations en provenance du pharynx, de l'œsophage, de l'estomac et, plus rarement, de l'intestin.

D'autres mécanismes ont été mis en évidence plus récemment :
- protection des muqueuses et des tissus. Les afférences vagales jouent un rôle très important dans la cytoprotection de la muqueuse gastro-intestinale, vis-à-vis de l'acide chlorhydrique ou de l'alcool, faisant intervenir une sécrétion réflexe de bicarbonate et d'eau ;
- défense immunitaire. Au niveau digestif, les nerfs vagues constituent un maillon indispensable entre la réponse immunitaire locale et les effets centraux qui en découlent. Il existe des relations étroites entre les formations nerveuses vagales et les formations immunitaires (tissu lymphoïde et mastocytes) à l'intérieur des muqueuses digestives. Les afférences vagales sont très impliquées dans les mécanismes neuro-immunitaires ;
- trophicité. Les afférences vagales viscérales contribuent au maintien de l'intégrité des tissus qu'elles innervent. Cette fonction trophique se manifeste lorsque les fibres afférentes sont trop fortement stimulées, ou bien lorsqu'elles fonctionnent moins bien ou plus du tout (section ou lésion).

Clinique

Lésions périphériques du vague

Les lésions isolées du nerf vague sont rares. Elles sont intéressantes à analyser, car elles démontrent bien la complexité fonctionnelle du nerf vague. Elles surviennent lors de fractures, de tumeurs invasives, d'anévrisme, de chirurgie du cou et de dissection carotidienne.

Une lésion des branches pharyngiennes du nerf vague provoque de la dysphagie (difficulté à avaler).

Une lésion du nerf laryngé supérieur provoque une anesthésie de la partie haute du larynx et la paralysie du muscle cricothyroïdien. Il en résulte une voix affaiblie, qui se fatigue facilement.

La lésion d'un nerf laryngé récurrent entraîne la paralysie d'une corde vocale. Elle est responsable d'un enrouement de la voix et de dysphonie (difficulté à parler).

La paralysie unilatérale du nerf laryngé récurrent se caractérise essentiellement par une voix bitonale, aiguë, avec la corde vocale en position intermédiaire.

La paralysie bilatérale du nerf laryngé récurrent donne une voix étouffée, voilée ou rauque, avec les cordes vocales rapprochées. Cette aphonie se double de stridor inspiratoire (bruit inspiratoire strident de haute tonalité).

Étant donné son trajet plus long, le nerf laryngé récurrent gauche est plus fréquemment lésé que le droit.

La symptomatologie déficitaire du nerf vague est souvent intriquée avec celle des nerfs glossopharyngien et accessoire. Au niveau du foramen jugulaire, le syndrome de Vernet associe une paralysie de ces trois nerfs avec :
- une hémiparalysie pharyngovélo-laryngée ;
- une hémianesthésie pharyngolaryngée ;
- une hémianesthésie de la langue ;
- une paralysie du sternocléidomastoïdien et du trapèze.

La section bilatérale du nerf vague dans la région cervicale est rapidement fatale par dyspnée et arythmie cardiaque. Dans la région thoracique ou abdominale, elle est, au contraire, sans conséquences graves.

L'anesthésie des noyaux du X entraîne des troubles de la déglutition, pouvant aboutir à un reflux du liquide gastrique dans le conduit trachéobronchique (syndrome de Mendelson) ; d'où l'intérêt de l'intubation trachéale au cours des interventions chirurgicales.

Déséquilibres vagaux

Les individus ont très souvent été séparés en vagotoniques et sympathicotoniques. On ne peut nier les déséquilibres des systèmes vague et sympathique, mais il n'est pas toujours facile de bien les séparer. Les principaux signes rencontrés lors de nos consultations sont indiqués ci-après. Certains, paradoxalement, sont communs avec ceux du système sympathique. Qui n'a pas vu des patients ou des amis victimes d'une crise vagale avec pâleur subite et intense, et chute brutale en avant ? C'est d'ailleurs plus souvent la chute qui pose problème que la crise vagale.

Voici résumés les principaux signes d'une vagotonie :
- vasomoteurs :
  - pâleur de la face ;
  - sueurs abondantes dites froides ;
  - sensation de froid ;
  - extrémités cyanosées.
- psychoémotionnels :
  - abattement, lassitude, épuisement ;
  - tristesse, voire mélancolie ;
  - repli sur soi ;
  - découragement ;
  - tendance à la dépression ;
  - aboulie (diminution de la volonté) ;
  - hypochondrie.
- digestifs :
  - hyperchlorhydrie ;
  - reflux gastro-œsophagien ;
  - nausées ;
  - colospasme ;
  - sialorrhée.
- circulatoires :
  - tension basse (souvent en dessous de 10) ;
  - troubles du rythme cardiaque ;
  - lipothymie.
- oculaires : myosis ;
- respiratoires :
  - signes pseudocardiaques, sensation de coup de poignard intrathoracique, précordialgie, oppression thoracique ;
  - bronchospasme.

Manipulations

Au niveau de l'oreille

Reportez-vous au chapitre 25 consacré à l'oreille. Nous y exposons des techniques sur le pavillon et dans le méat acoustique externe.

C'est l'un des points clés de la manipulation du nerf vague, surtout par ses actions sur le ganglion supérieur et sur les tensions de la dure-mère de la fosse cérébrale postérieure.

Au niveau du cou

Dans le trigone carotidien

Il existe tellement d'éléments vasculonerveux au niveau du cou que nous allons essayer de simplifier au maximum l'abord du nerf vague. C'est au niveau du trigone carotidien que nous pouvons l'atteindre et le manipuler le plus aisément (figures 22.6 et 22.7).

On trouve le nerf vague en compagnie de sa branche, le nerf laryngé supérieur, entre l'artère carotide interne et la veine jugulaire interne. Notons qu'à la partie latérale de la base du triangle, on peut aussi atteindre le nerf accessoire.

Il s'agit d'une manœuvre très légère en glissé–induction. Il s'agit plus d'une caresse que d'une compression. C'est une région à haute réactivité qui nécessite du doigté (figure 22.8).

Comparez toujours les deux côtés et appliquez cette technique sur la zone la plus sensible, en essayant de ressentir la viscoélasticité du nerf et de bien contrôler le « retour » du nerf pendant la manipulation.

Nerf laryngé supérieur

Le nerf laryngé supérieur est une collatérale très importante du nerf vague (figure 22.9). D'un point de vue mécanique, il est connecté directement au ganglion inférieur du vague (ganglion plexiforme).

On recherche le nerf dans la région hyothyroïdienne latérale, où il a un trajet horizontal légèrement descendant.

Il perfore la membrane hyothyroïdienne à environ 1 cm en avant du tubercule de la grande corne de l'os hyoïde, soit à environ 2,5 cm de la ligne médiane, pour gagner l'intérieur du larynx.

Placez-vous à la tête du patient, légèrement décalé du côté opposé au nerf à manipuler. Avec le pouce de votre main caudale, poussez

Nerf vague

Labels: nerf hypoglosse, nerf vague, os hyoïde, carotide commune, muscle sternocléidomastoïdien, veine jugulaire interne

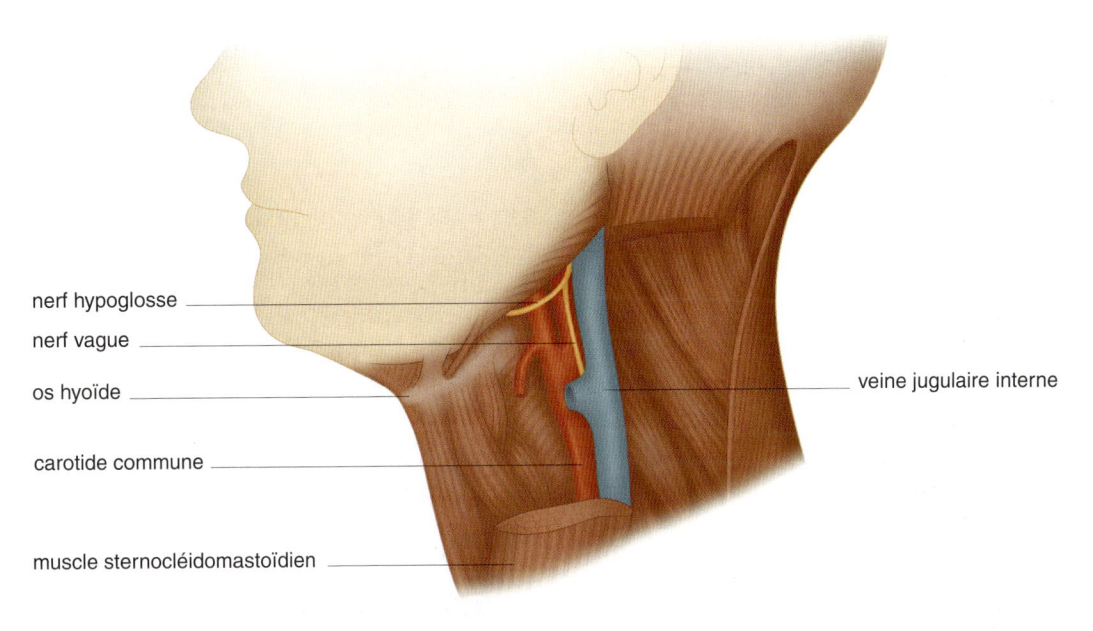

Figure 22.6. Le nerf vague dans le trigone carotidien.

Encadré 1

Trigone carotidien

Le trigone carotidien (figure 22.7) est représenté par un triangle délimité :
– latéralement, par le muscle sternocléidomastoïdien ;
– médialement, par le muscle omohyoïdien ;
– céphaliquement, par le muscle digastrique.
Finalement, le trigone a un sommet caudal et une base céphalique.
Les éléments intratrigonaux sont :
– latéralement, la veine jugulaire interne ;
– centralement, l'artère carotide commune et ses deux branches interne et externe ;
– médialement, le corps thyroïde.

l'os hyoïde en direction opposée (figure 22.10).

Avec l'index de votre main craniale, faites jouer les tissus le long de la grande corne de l'os hyoïde, à la recherche du nerf situé dans l'espace hyothyroïdien.

Le nerf laryngé supérieur se présente comme une petite cordelette parallèle à la grande corne, parfois légèrement caudale par rapport à cette dernière. Il est toujours un peu sensible et déclenche de temps en temps un petit réflexe tussigène.

On manipule le nerf à son point de perforation de la membrane hyothyroïdienne, juste un peu caudal et en avant du tubercule de la grande corne de l'os hyoïde.

Travaillez en induction sans trop comprimer le nerf. En fin de manœuvre, vous pouvez l'étirer doucement en direction caudale.

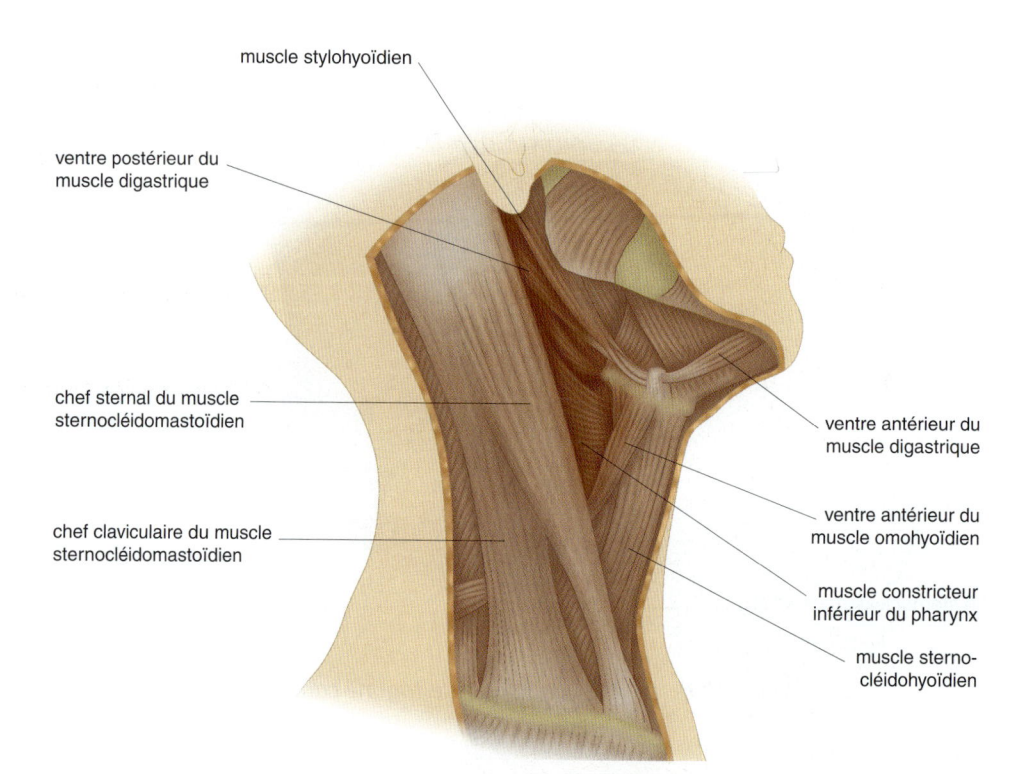

Figure 22.7. Trigone carotidien.

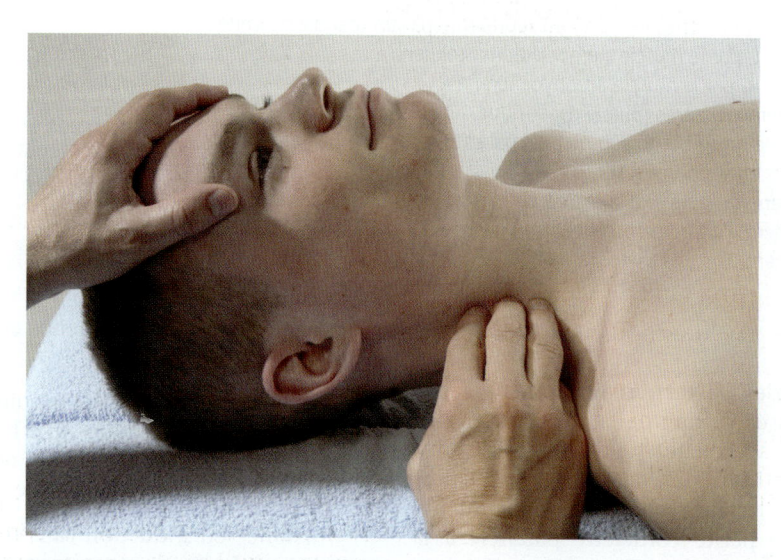

Figure 22.8. Manipulation du nerf vague dans le trigone carotidien.

Nerf vague **269**

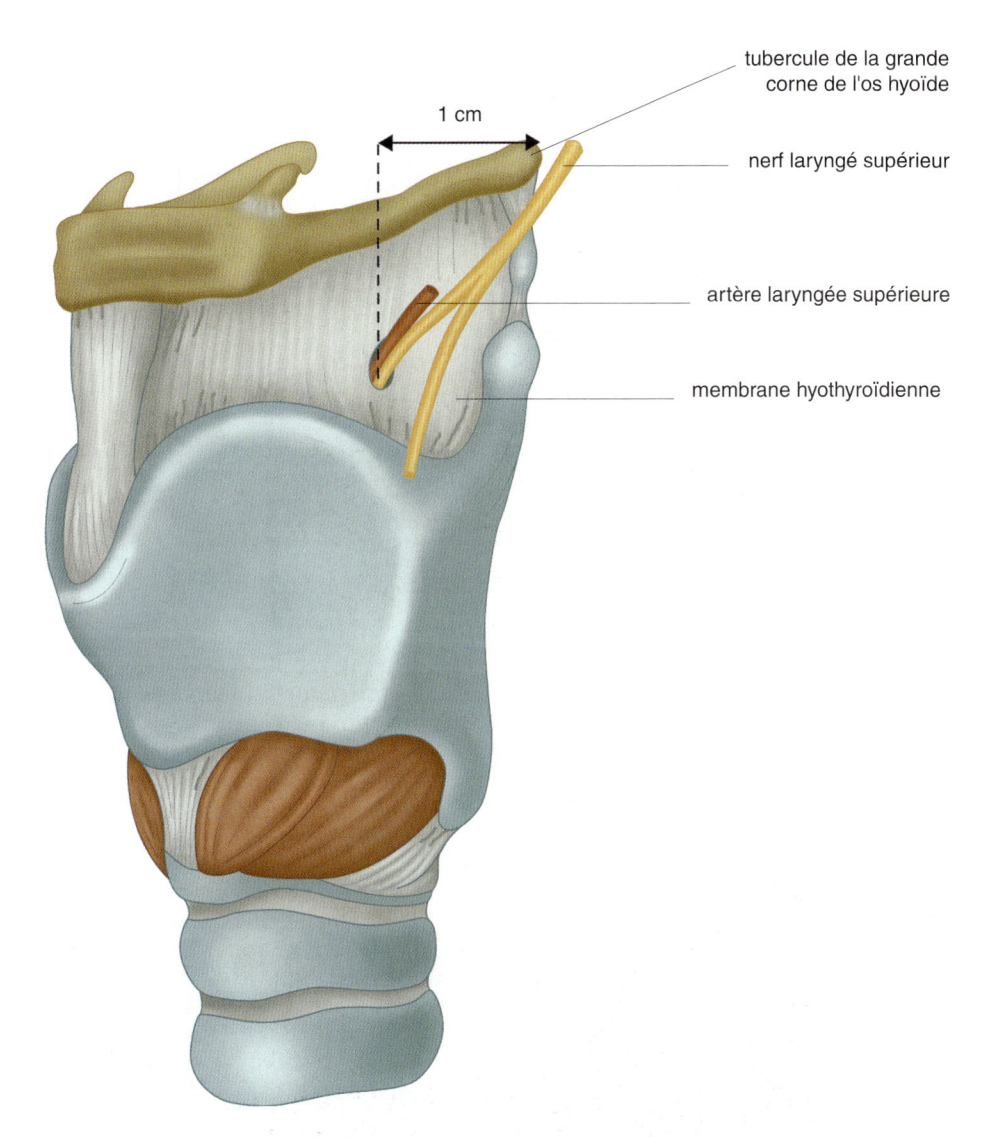

Figure 22.9. Localisation du nerf laryngé supérieur.

Indications

En plus des indications générales du nerf vague, la manipulation du nerf vague, au niveau du cou, s'adresse plus particulièrement :
– au pharynx ;
– à la trachée ;
– à l'œsophage ;
– au cœur.

Nous nous en servons beaucoup pour les problèmes de jonction œsophago-cardio-tubérositaire. On associe cette manœuvre à la mobilisation hiatale sous-costale.

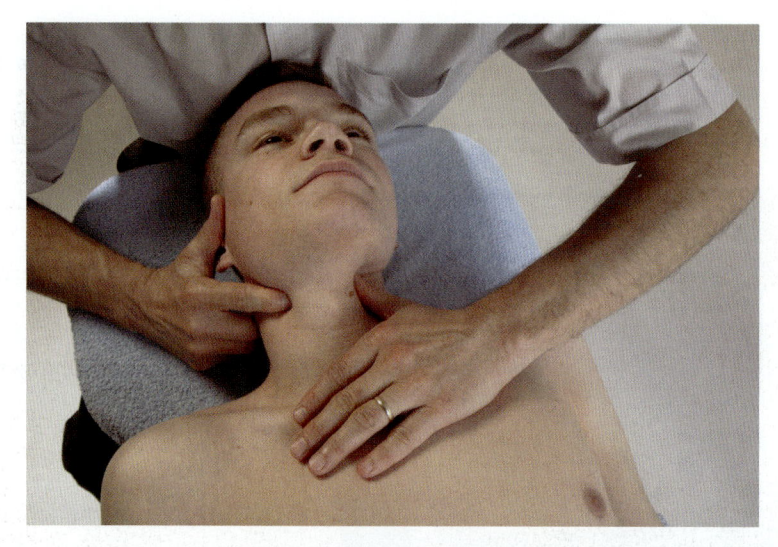

Figure 22.10. Manipulation du nerf laryngé supérieur.

Au niveau hiatal

Comme nous l'avons vu, les nerfs vagues se situent de part et d'autre de l'œsophage, dans la traversée diaphragmatique.

Rappelons que l'extrémité gauche du foie est placée en avant de la jonction œsogastrique. Nous pouvons obtenir un effet sur le nerf vague en mobilisant soit le foie, soit la jonction œso-cardio-tubérositaire.

Mobilisation du foie

La mobilisation du foie est indispensable à réaliser. Le patient est assis devant vous en légère cyphose. La paume de vos mains contacte les dernières côtes pour les entraîner en direction antérieure et médiale, et ce pour relâcher les tensions musculaires de l'abdomen (figure 22.11).

Les doigts de la main gauche abordent l'extrémité gauche du foie, à mi-distance entre l'appendice xiphoïde et la ligne verticale sous-mamelonnaire.

Les doigts de la main droite se placent en dedans de l'attache phrénicocolique droite.

Soulevez plusieurs fois le foie pour stimuler les mécanorécepteurs des ligaments coronaires et triangulaires.

Effectuez alors une induction qui mobilise presque toujours le foie en rotation horizontale droite ou gauche. N'hésitez pas à bien accentuer les mouvements d'induction.

Mobilisation hiatale

Placez vos médius et vos index à environ 5 à 6 cm en dessous de l'appendice xiphoïde (figure 22.12).

■ **1er temps**

Dirigez d'abord vos doigts postérieurement, sans essayer d'atteindre la région hiatale.

■ **2e temps**

Au maximum de la pénétration abdominale, qui doit se faire sans douleur, amenez vos doigts en direction hiatale (craniale et légèrement gauche). Faites pencher le patient en avant pour atteindre la région hiatale plus facilement, et étirez la petite courbure de l'estomac en direction caudale.

N.B. : Comme pour toutes les manipulations viscérales, les doigts n'ont jamais un trajet

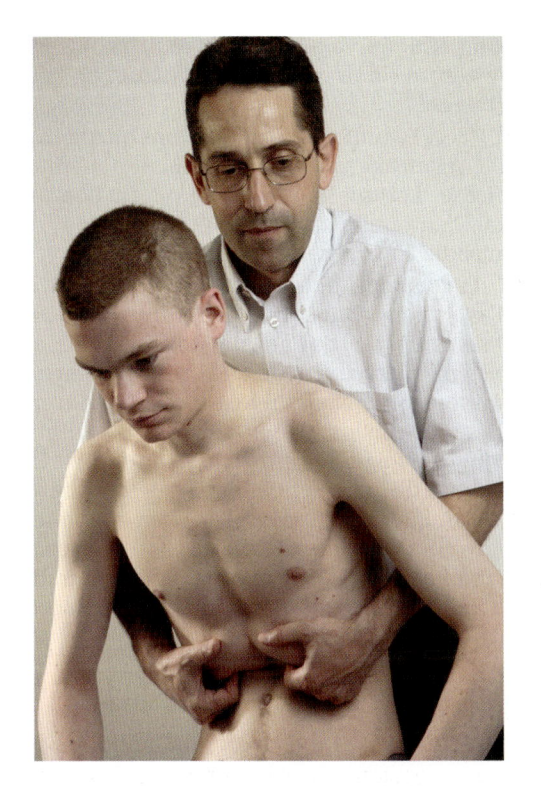

Figure 22.11. Mobilisation sous-hépatique à visée vagale.

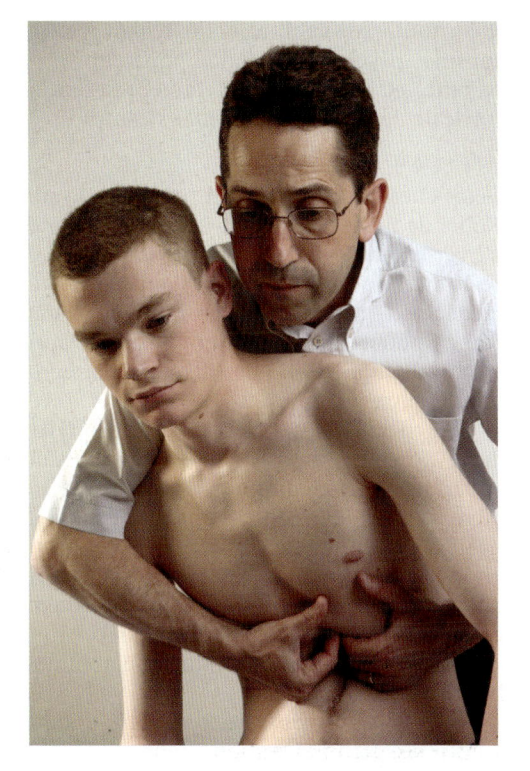

Figure 22.12. Mobilisation hiatale à visée vagale.

rectiligne ; ils suivent, contournent et s'adaptent aux différents tissus. Comme dans l'acte chirurgical, il existe une véritable voie d'abord de l'organe empreinte de finesse et de respect des tissus.

Indications

■ Gastralgies et ulcères

Associées aux manipulations viscérales, les manipulations du nerf vague permettent de soulager les patients qui souffrent de l'estomac. Toutefois, gardons-nous d'avoir une vision trop simpliste des choses, car de nombreuses expériences par le passé ont prouvé la grande complexité de l'organisation vagale. À ce propos, il est intéressant d'évoquer certaines déconvenues après neurotomie vagale.

Chirurgie des ulcères

Très à la mode pendant des années, la chirurgie des ulcères est beaucoup moins fréquente du fait des progrès réalisés par l'industrie pharmaceutique et aussi par son manque de résultats durables.

Les nerfs vagues étaient plus ou moins réséqués au niveau du cardia pour obtenir une baisse de l'hyperchlorhydrie. Si l'action sur la douleur était très rapide, cette résection entraînait des troubles digestifs considérables ; de plus, certainement par le jeu des anastomoses, l'hyperacidité réapparaissait progressivement.

Surtout, la vagotomie ne réglait pas les conflits psychoémotionnels que vivait le patient, et n'effaçait pas la représentation corticale de l'organe – si c'était si simple...

Helicobacter pylori

Deux chercheurs australiens ont reçu le prix Nobel de médecine pour avoir prouvé le rôle d'*Helicobacter pylori* dans les affections de l'estomac. Il y a déjà fort longtemps, quelques médecins généralistes avaient constaté l'amélioration des douleurs gastriques après antibiothérapie. Cette dernière était prescrite pour d'autres raisons.

Sans nier le rôle des *Helicobacter*, il convient de se poser la question suivante : pourquoi apparaissent-ils et prolifèrent-ils particulièrement sur certaines personnes ? D'une manière simpliste, nous savons que certains champignons poussent dans les forêts et d'autres dans les prés. Il en est certainement de même pour les germes pathogènes qui nécessitent un terrain particulier génétique, métabolique, hormonal et émotionnel.

Nous ne nions pas l'intérêt du traitement, mais il ne constitue certainement pas la seule voie d'abord du phénomène.

■ Équilibration neurovégétative

On a trop longtemps voulu opposer les systèmes sympathique et parasympathique, en cherchant à les stimuler ou à les calmer analytiquement. Il est notable que leurs actions sont souvent opposées ; par exemple, le sympathique va stimuler le cœur et ralentir l'estomac, alors que le nerf vague va faire l'inverse.

C'est l'équilibre de leurs actions qui permet à l'organisme d'avoir une fonction harmonieuse. Lorsque l'un domine ou est dominé par l'autre, les dysfonctions et, parfois, la maladie apparaissent.

Finalement, notre rôle n'est pas d'essayer d'avoir une action très précise sur l'un des deux, mais de donner des informations au système nerveux pour que, de lui-même, il s'autorégule. Nous rejoignons le concept d'Andrew Taylor Still selon lequel l'organisme peut se soigner lui-même. Notre rôle est d'abord de le libérer de toutes les contraintes mécaniques qui peuvent l'affecter, aussi bien dans le crâne, le cou, le thorax que dans l'abdomen. C'est par ces connexions centrales et les réflexes qui en découlent que notre action s'exerce.

Points clés de la mécanique craniosacrée

Pour globaliser le traitement, n'oubliez pas de vérifier la mécanique du système craniosacré et les éléments du mécanisme respiratoire primaire, surtout à ces différents niveaux :
– dure-mère (fosse cérébrale postérieure, tente du cervelet) ;
– suture temporo-occipitale ;
– foramen jugulaire (trou déchiré postérieur).

Chapitre 23
Nerf accessoire

Rappel anatomique

Rappel physiopathologique

Manipulations

Chapitre 23
Nerf accessoire

Le nerf accessoire (XI) est un nerf moteur qui va du bulbe et de la colonne cervicale au foramen jugulaire. Il se termine dans le nerf vague, les muscles sternocléidomastoïdien et trapèze.

Rappel anatomique
Origine

L'origine du nerf accessoire est double :
- bulbaire, sillon latéral ;
- médullaire, cordon latéral de la moelle, en avant des racines postérieures des nerfs rachidiens.

Trajet

Racine médullaire

Le filet caudal de la racine médullaire est situé au-dessus de la 4ᵉ racine cervicale postérieure, alors que le filet céphalique est au-dessus de la 1ʳᵉ racine cervicale postérieure (figure 23.1).

Ces racines s'unissent pour traverser le trou occipital et pénétrer en arrière du crâne.

Racine bulbaire

Quatre à cinq petites racines émergent du cordon latéral de la moelle allongée et se dirigent latéralement et en avant.

Tronc commun

Le tronc commun du nerf accessoire sort du foramen jugulaire et va dans l'espace rétrostylien.

Il se divise en deux branches terminales :
- une médiale, qui rejoint le nerf vague ;
- une latérale, qui se dirige en direction caudale, postérieure, pour traverser le sternocléidomastoïdien, le creux sus-claviculaire et se terminer dans le trapèze.

Rapports utiles
Dans le foramen magnum

Le nerf accessoire est situé à la partie latérale du foramen magnum, en arrière de l'hypoglosse et de l'artère vertébrale, au-dessous et en avant du lobe rachidien du cervelet (figure 23.2).

Intérêt ostéopathique

> Notons que la technique de l'artère vertébrale, en position assise, permet d'avoir un effet intéressant sur le nerf accessoire. La partie médullaire du nerf accessoire, croisant l'artère vertébrale, se dirige en direction céphalique, antérieure et médiale ; elle bénéficie elle aussi de l'effet d'étirement.

Dans le foramen jugulaire

Dans le foramen jugulaire, le nerf accessoire est situé en arrière du ganglion supérieur du nerf vague, étroitement uni à lui (figure 23.3).

Il est placé en avant du sinus latéral qui, en traversant le foramen jugulaire, forme la veine jugulaire interne.

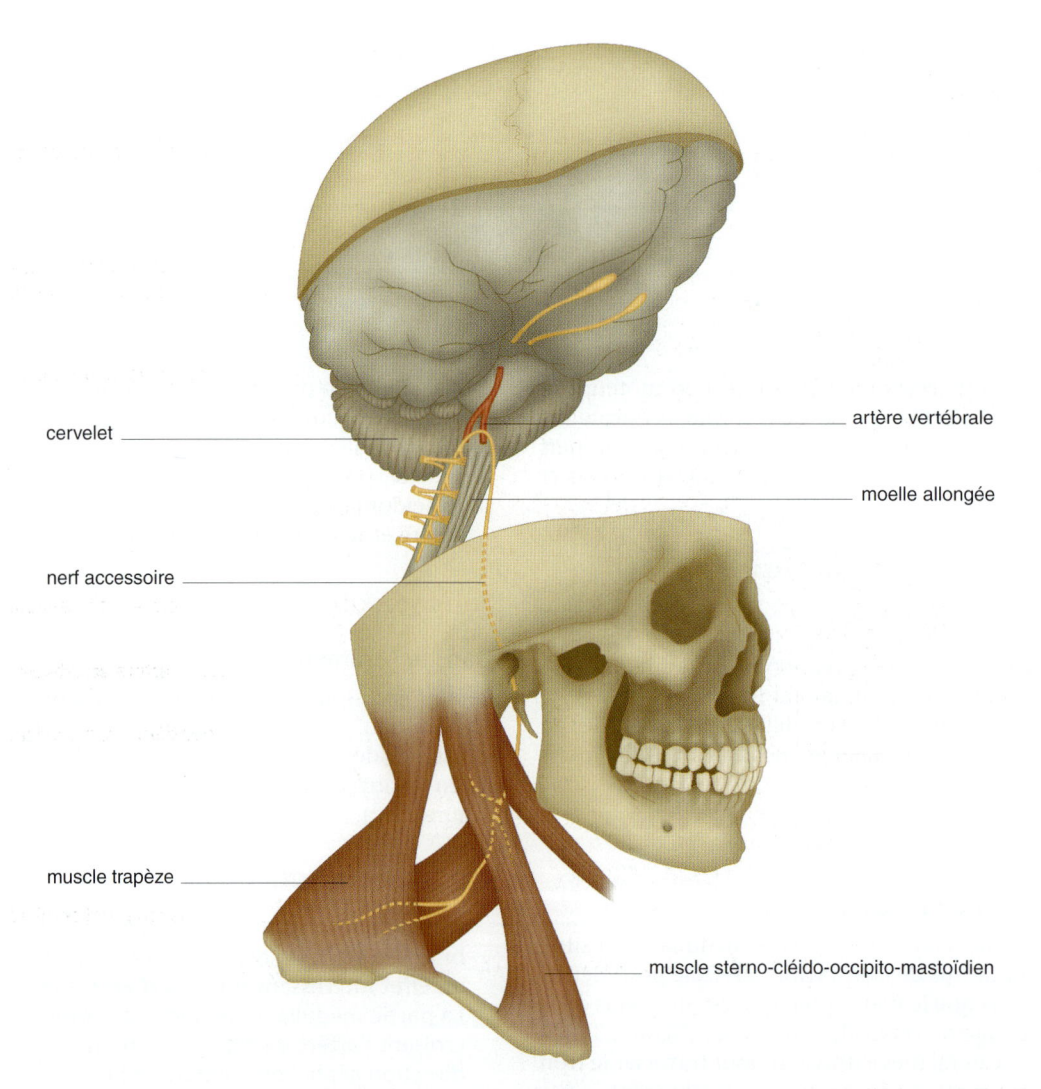

Figure 23.1. Trajet du nerf accessoire.

Anastomoses

Avec les deux premiers nerfs cervicaux

Le nerf accessoire échange des filets avec les deux premiers nerfs cervicaux, plus particulièrement le premier. La plupart des auteurs admettent qu'ils empruntent sur un certain trajet la même voie et qu'il s'agit plus d'accolements que d'anastomoses (figure 23.4).

Nerf accessoire

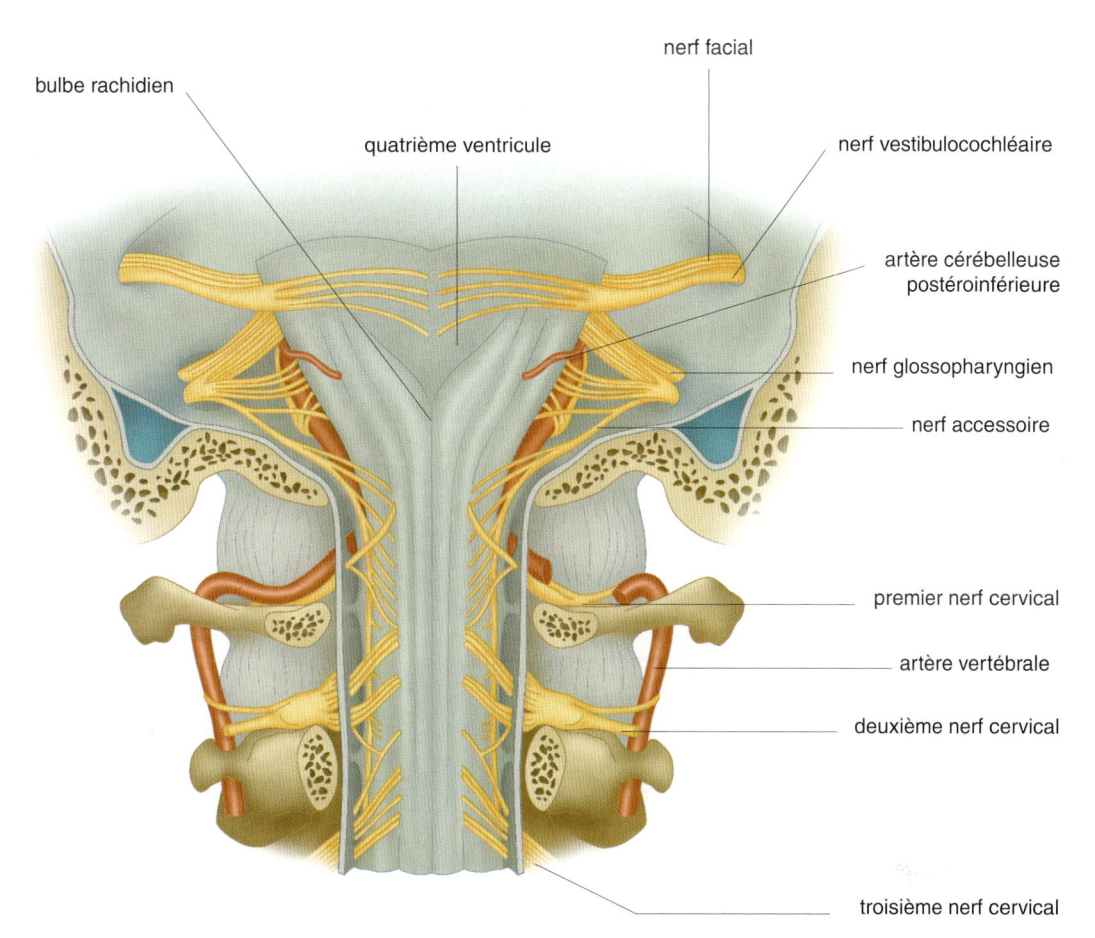

Figure 23.2. Nerfs accessoires dans le foramen magnum.

Intérêt ostéopathique

Dans nos manœuvres d'étirement des nerfs sous-occipitaux, nous impliquons le nerf accessoire.

Avec le nerf vague

Dans le foramen jugulaire, le nerf accessoire échange des fibres anastomotiques avec le ganglion supérieur du nerf vague.

Branches terminales

À la sortie du foramen jugulaire, le nerf accessoire se sépare en deux branches accessoires, médiale et latérale.

Branche médiale

Courte, la branche médiale est formée par les neurofibres de la racine bulbaire. Elle se dirige en avant et médialement sur les parties latérale et céphalique du ganglion inférieur du nerf vague.

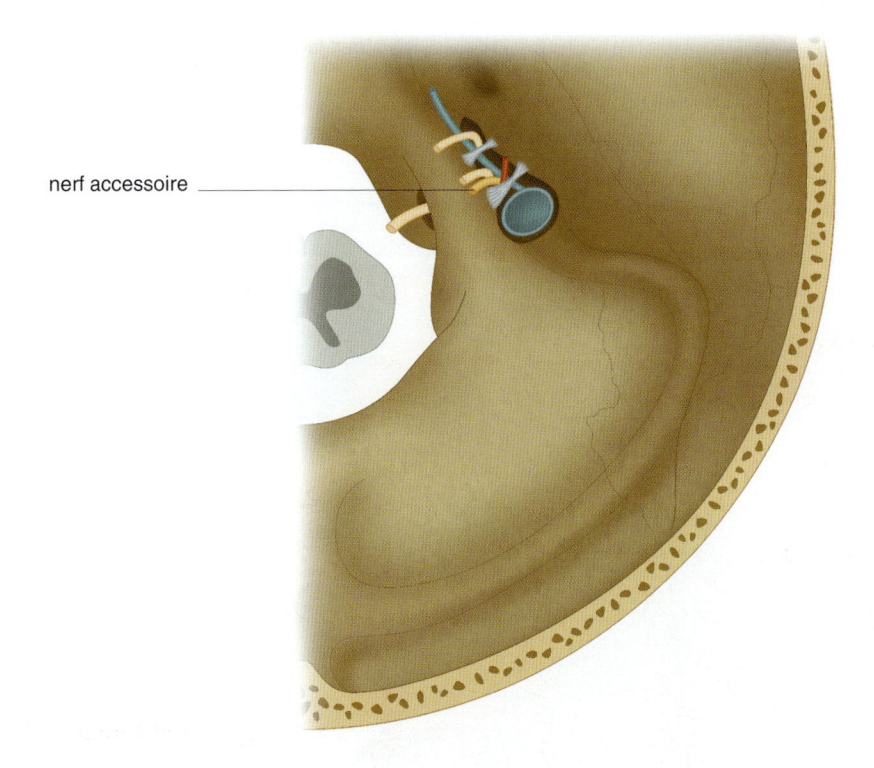

Figure 23.3. Le nerf accessoire dans le foramen jugulaire.

Elle aboutit :
– au muscle constricteur supérieur du pharynx par le nerf pharyngien du vague ;
– aux muscles du larynx par le nerf récurrent ;
– au plexus cardiaque et au cœur par les rameaux cardiaques du vague.

Branche latérale

Plus importante que la médiale, la branche latérale est formée par les neurofibres de la racine médullaire. Elle se dirige en direction caudale, postérieure et latérale.

Elle perfore le muscle sternocléidomastoïdien, traverse l'espace sus-claviculaire pour se terminer au trapèze.

■ **Particularité**

Avant de pénétrer dans le muscle sternocléidomastoïdien, certains filets du nerf accessoire s'anastomosent avec les 2e et 3e nerfs cervicaux, et forment même dans l'épaisseur du muscle un petit plexus. Ils s'anastomosent avec les nerfs du rhomboïde et de l'angulaire.

Distribution

Nerfs du sternocléidomastoïdien

Le muscle sternocléidomastoïdien reçoit des filets venant du nerf accessoire, du 3e nerf cervical et parfois du 2e.

Intérêt ostéopathique

Dans les torticolis congénitaux du nouveau-né, il faut rechercher et traiter l'entrée et la sortie du nerf accessoire dans le sternocléidomastoïdien. Ce sont deux points *trigger* excellents.

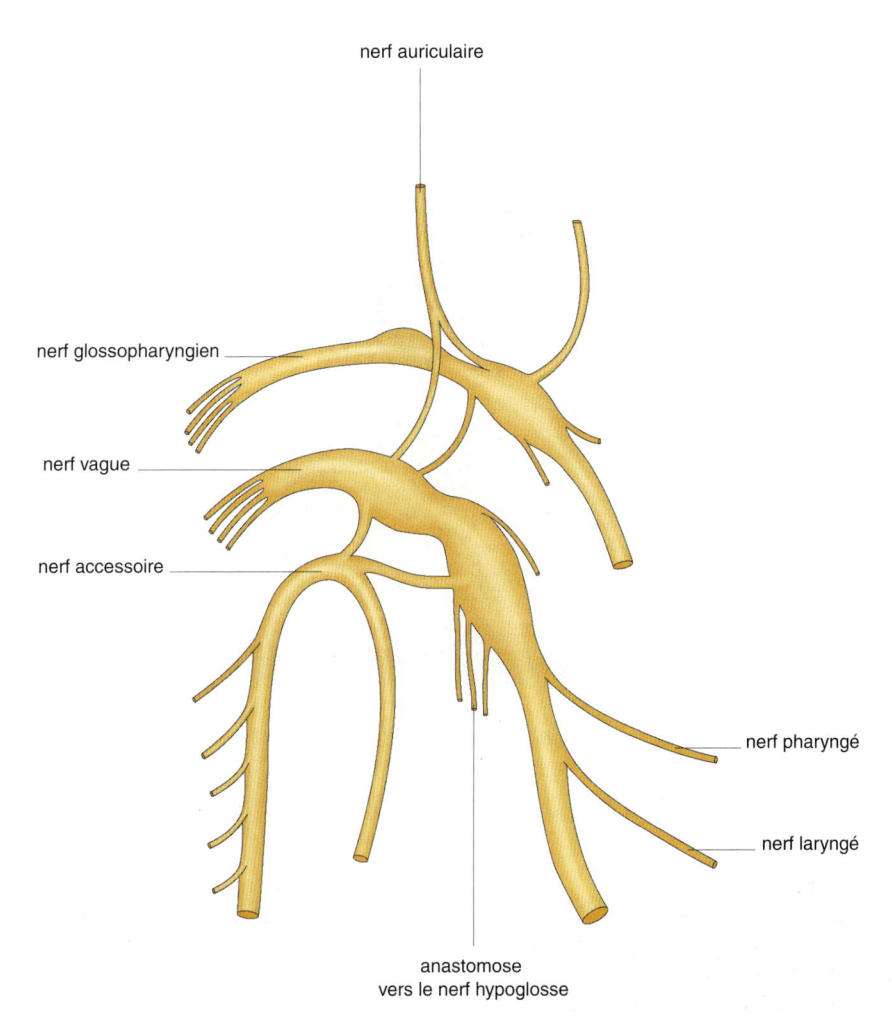

Figure 23.4. *Anastomoses du nerf accessoire.*

Nerfs du trapèze

Le nerf accessoire donne deux à trois branches au muscle trapèze. Il reçoit aussi des filets du 4ᵉ nerf cervical et de l'arcade qui unit les 3ᵉ et 4ᵉ nerfs cervicaux.

Points clés topographiques

Trapèze

Le nerf accessoire aborde le muscle trapèze :
- soit par son bord antérieur ;
- soit par sa face profonde à trois travers de doigt, en arrière de la clavicule, entre l'articulation acromioclaviculaire et la face latérale du cou (figure 23.5).

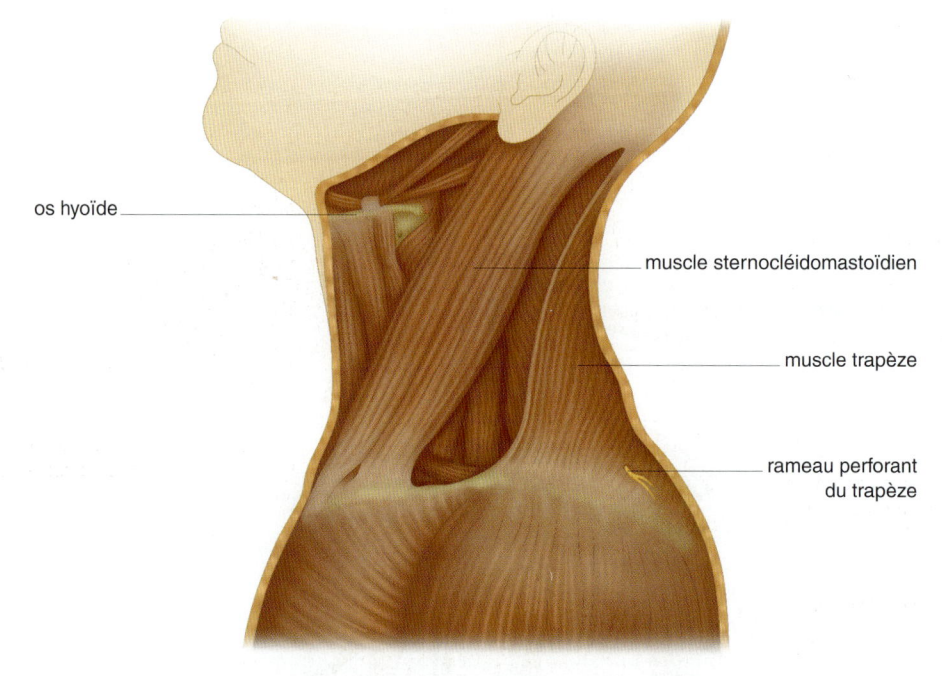

Figure 23.5. Muscle trapèze : point clé du nerf accessoire.

Sternocléidomastoïdien

Le nerf accessoire aborde le muscle sternocléidomastoïdien à l'union de ses tiers supérieur et moyen, à 3 cm de la mastoïde, c'est-à-dire à l'angle mandibulaire, à hauteur de la 3e cervicale, où il perfore le muscle (figure 23.6).

Il ressort au niveau de son bord postérieur, à 5 cm au-dessous de la mastoïde, sur la ligne horizontale passant par l'os hyoïde, au niveau de la 4e cervicale.

Espace rétrostylien

Le nerf accessoire pénètre dans le muscle sternocléidomastoïdien entre l'apophyse transverse de l'atlas (à un travers de doigt au-dessous de la pointe de la mastoïde) et le ventre postérieur du digastrique.

Rappel physiopathologique

Fonctions

Nerf accessoire bulbaire

Les fonctions motrices du nerf accessoire bulbaire se confondent avec celles du vague au niveau de la motricité du pharynx, du voile du palais et du larynx.

Nerf accessoire médullaire

Le nerf accessoire médullaire le principal nerf de la rotation de la tête. Notons que les muscles sternocléidomastoïdien et trapèze bénéficient aussi d'une innervation provenant des 2e, 3e et 4e nerfs cervicaux. Une atteinte de l'accessoire médullaire se compense facilement par ces nerfs cervicaux.

Nerf accessoire 281

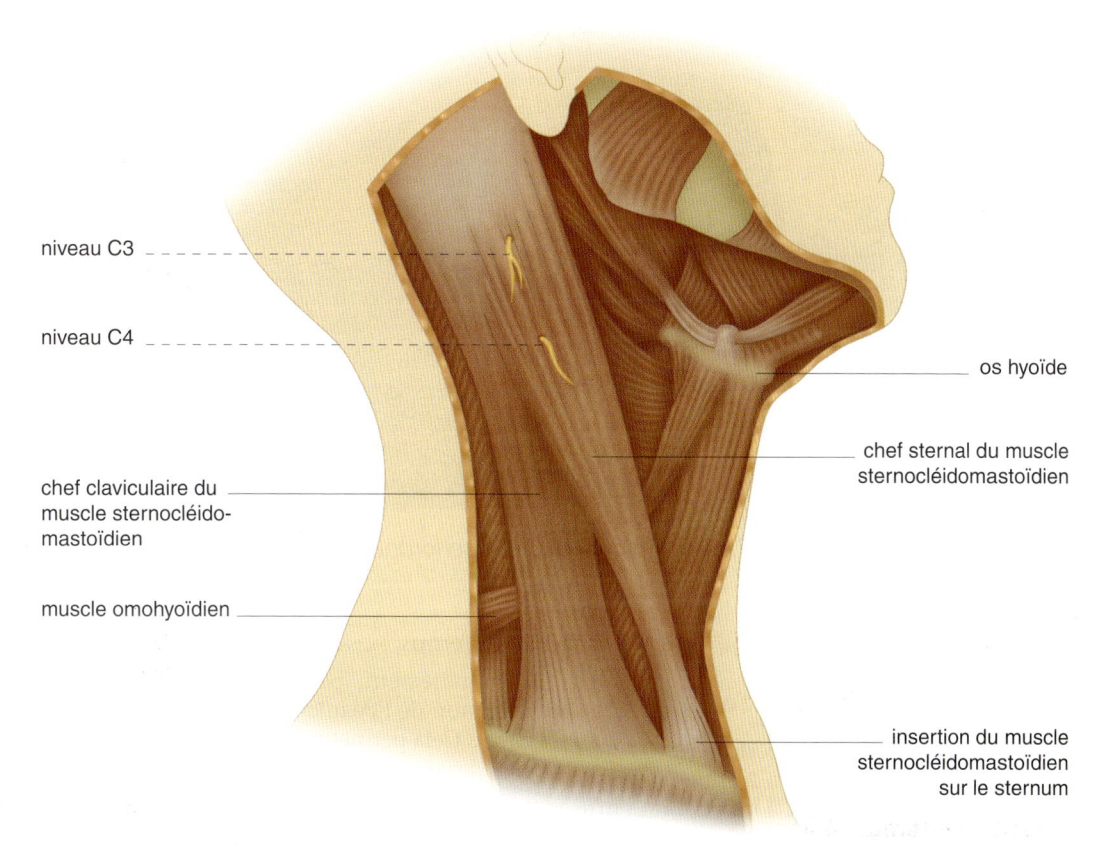

Figure 23.6. Muscle sternocléidomastoïdien : point clé du nerf accessoire.

Notons aussi que, lorsque les deux muscles sternocléidomastoïdiens prennent leur point fixe au niveau du crâne, ils deviennent inspirateurs annexes.

Clinique

Atteinte périphérique

L'atteinte de la racine bulbaire provoque des troubles de la déglutition et de la phonation.

L'atteinte de la branche spinale provoque une paralysie des muscles sternocléidomastoïdien et trapèze :
- la paralysie du sternocléidomastoïdien se caractérise par l'absence de relief du muscle du côté atteint et l'impossibilité de tourner la tête vers le côté sain ;
- la paralysie du trapèze occasionne un abaissement du moignon de l'épaule, un écartement du bord spinal de l'omoplate et une projection de la clavicule en avant.

Syndrome d'Avellis

Le syndrome d'Avellis est une atteinte de la branche médiale du nerf accessoire et du noyau ambigu du nerf vague, avec :
- hémiparalysie et anesthésie vélo-laryngo-pharyngée du côté de la lésion ;
- dysarthrie ;
- dysphagie.

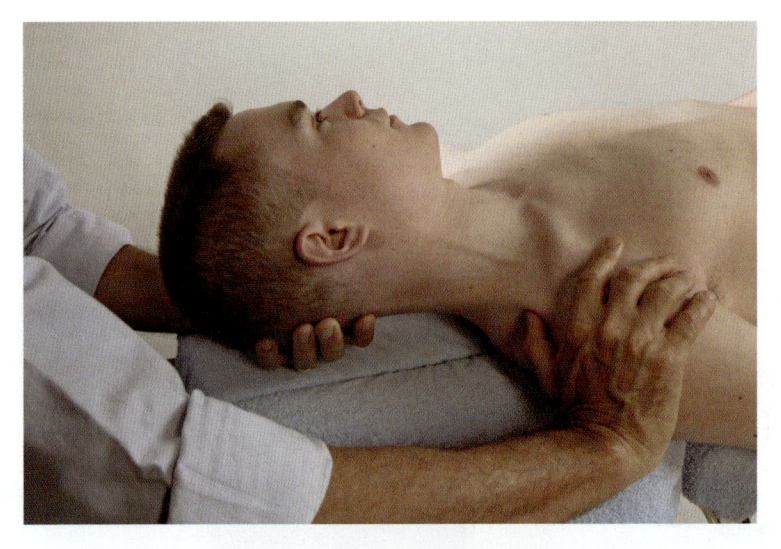

Figure 23.7. Manipulation du nerf perforant du trapèze.

Manipulations

Nerf perforant du trapèze

On recherche la branche perforante du nerf accessoire dans le trapèze, à 2 cm environ du bord antérieur du muscle, à mi-chemin entre l'articulation acromioclaviculaire et la partie verticale cervicale du trapèze.

Ce point de 2 à 3 mm de diamètre est dur, sensible, voire hypersensible ; sa palpation peut même provoquer ce que l'on appelle en médecine une douleur exquise !

Manœuvre

Le patient est en décubitus. Placez la paume d'une main sous l'occiput pour maintenir le cou. Le pouce de l'autre main est placé sur la zone du nerf perforant ; le restant de la main englobe le moignon de l'épaule (figure 23.7).

■ 1er temps

Comprimez délicatement le point douloureux, relâchez un peu et effectuez une induction tout en maintenant le point douloureux.

■ 2e temps

Simultanément, poussez progressivement le moignon de l'épaule latéralement et caudalement. Cela permet à la branche perforante du nerf accessoire d'être toujours en tension ; l'idéal est d'effectuer cette manœuvre pendant la phase d'expansion crânienne.

N.B. : Effectuez cette manœuvre progressivement en « flirtant » avec la douleur ; un appui trop fort augmente la douleur et inhibe votre action.

Nerfs perforants du sternocléidomastoïdien

On va trouver deux points importants à manipuler sur le muscle sternocléidomastoïdien :

– au niveau de l'angle mandibulaire (au regard de C3) ;

– au niveau de l'horizontale passant par l'os hyoïde (au regard de C4).

Ce sont deux points sensibles – légèrement moins que celui du trapèze.

Nerf accessoire 283

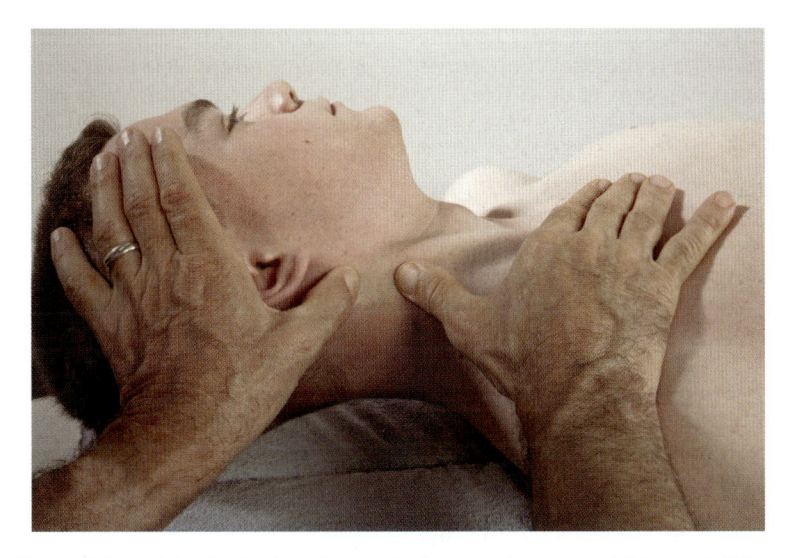

Figure 23.8. Manipulation des nerfs du muscle sternocléidomastoïdien.

Manœuvre

■ 1ᵉʳ temps
Placez vos deux pouces de part et d'autre du point sensible. Effectuez une légère traction en induction (figure 23.8).

■ 2ᵉ temps
Après avoir réalisé la première manœuvre, faites une induction directement sur les émergences du nerf accessoire.

Points clés de la mécanique craniosacrée

Pour globaliser le traitement, n'oubliez pas de vérifier la mécanique du système craniosacré et les éléments du mécanisme respiratoire primaire, surtout à ces différents niveaux :

– dure-mère (fosse cérébrale postérieure, tente du cervelet) ;
– suture temporo-occipitale ;
– foramen jugulaire (trou déchiré postérieur).

Significations des manipulations du nerf accessoire

Qui n'a pas le muscle trapèze tendu ? En plus des manœuvres globales sur le trapèze qui apportent une impression de bien-être et de confort, nous pouvons atteindre le nerf accessoire en relâchant avec précision ces points d'émergence.

Nous allons voir quelques indications des manipulations du nerf accessoire, dépassant pour certaines largement la simple contracture musculaire des muscles trapèze et sternocléidomastoïdien. Comme il s'agit d'émergences d'un nerf crânien, leurs manipulations ont une action sur les éléments intracrâniens et sur le mécanisme respiratoire primaire.

Le muscle trapèze a des implications plus subtiles que ses fonctions motrices bien connues ; nous allons les détailler.

Position érigée

Du fait de sa position verticale, l'homme doit tenir sa tête droite pour horizontaliser son regard et « faire front » à ce qui se passe devant lui. Le nerf accessoire a indirectement un rôle propriocepteur central. Grâce à lui, l'homme peut à la fois tenir sa tête droite et coordonner les mouvements de ses yeux et de sa tête.

Territorialité

L'individu qui se sent en forme se tient droit et fait face au monde extérieur. Cette position lui permet d'occuper son espace par rapport à lui-même, aux autres et à l'environnement. Ses récepteurs sensoriels ont alors la parfaite orientation pour mieux analyser ce qui se passe autour de lui.

Pour nos très lointains ancêtres, c'était vital : une question de vie et de mort par rapport aux dangers qui les menaçaient. Aujourd'hui, nous n'avons plus les mêmes dangers, mais la société que nous avons créée est difficile ; il faut tenir sa place coûte que coûte. Le nerf accessoire est l'un des éléments indispensables à la bonne occupation de notre territoire par le rôle qu'il joue sur le port de la tête et par ses conséquences sur le système proprioceptif.

Reflet de l'âme

Relâcher une tension du nerf accessoire, donc des muscles trapèze et sternocléidomastoïdien, procure un bien-être immédiat. Dans un deuxième temps, cela nous permet de poser le sac que nous portons en permanence sur les épaules, qui est parfois bien lourd ! Le géant Atlas portait le monde sur sa tête ; quant à nous, nous portons souvent trop lourdement notre petit monde sur nos épaules...

Système végétatif

Le nerf accessoire s'anastomose avec le nerf vague, plus exactement avec son ganglion supérieur et, par son intermédiaire, avec tout le système végétatif. Manipuler le nerf accessoire permet d'avoir un effet sur les organes.

Cette action se fait dans les deux sens : un organe en difficulté a un effet sur le nerf accessoire et le nerf accessoire a un effet sur l'organe.

Le pharynx, le larynx et le cœur reçoivent des fibres du ganglion inférieur du nerf vague, qui reçoit lui-même des anastomoses de la branche médiale du nerf accessoire. La manipulation du nerf accessoire est une bonne indication pour tous les troubles fonctionnels des organes du cou et du thorax.

Chapitre 24
Nerf hypoglosse

Rappel anatomique

Rappel physiopathologique

Manipulations

Chapitre 24
Nerf hypoglosse

Uniquement moteur, le nerf hypoglosse (XII) s'étend du bulbe aux muscles de la région sous-hyoïdienne et à ceux de la langue. C'est un acteur important de la mastication, de la succion, de la déglutition et de la parole.

Rappel anatomique

Origine

L'origine du nerf hypoglosse est la face antérieure du bulbe par une dizaine de racines.

Trajet

Trajet crânien

Les racines bulbaires se dirigent vers le foramen condylien antérieur en se divisant en deux groupes : un groupe céphalique et un groupe caudal.

Ils traversent la dure-mère soit par deux orifices, soit par un orifice commun.

Trajet extracrânien

Le nerf hypoglosse a une direction oblique caudale et antérieure jusqu'au bord antérieur du muscle sternocléidomastoïdien, qu'il croise (figure 24.1).

Il rejoint ensuite le bord postérieur du muscle mylohyoïdien pour finir dans la langue (figure 24.2).

Rapports utiles

Dans la portion intracrânienne

Les filets nerveux de l'hypoglosse cheminent entre l'artère vertébrale et l'artère cérébelleuse caudale et postérieure. Ils sont contigus à l'orifice dural de l'artère vertébrale.

Intérêt ostéopathique

Dans notre manœuvre de l'artère vertébrale, nous pouvons aussi avoir un effet sur le nerf hypoglosse, à la fois par la direction de ses fibres nerveuses et par l'intermédiaire de la dure-mère.

Au niveau hyoïdien

Le nerf hypoglosse est situé entre la grande corne de l'os hyoïde, caudale, et le tendon intermédiaire du digastrique, céphalique. Il remonte ensuite vers la face caudale de la langue, entre le muscle mylohyoïdien, latéralement, et les muscles hyoglosse et génioglosse, médialement.

Anastomoses

Le nerf hypoglosse a de nombreuses connexions (figure 24.3), avec les nerfs :
– vagues, par quelques filets que l'hypoglosse envoie au ganglion inférieur du nerf vague ;
– sympathiques, par un filet au sortir du foramen condylien destiné soit au ganglion cervical supérieur, soit au filet carotidien de ce même ganglion ;

© 2006 Elsevier Masson SAS. Tous droits réservés.
Manipulations des nerfs crâniens

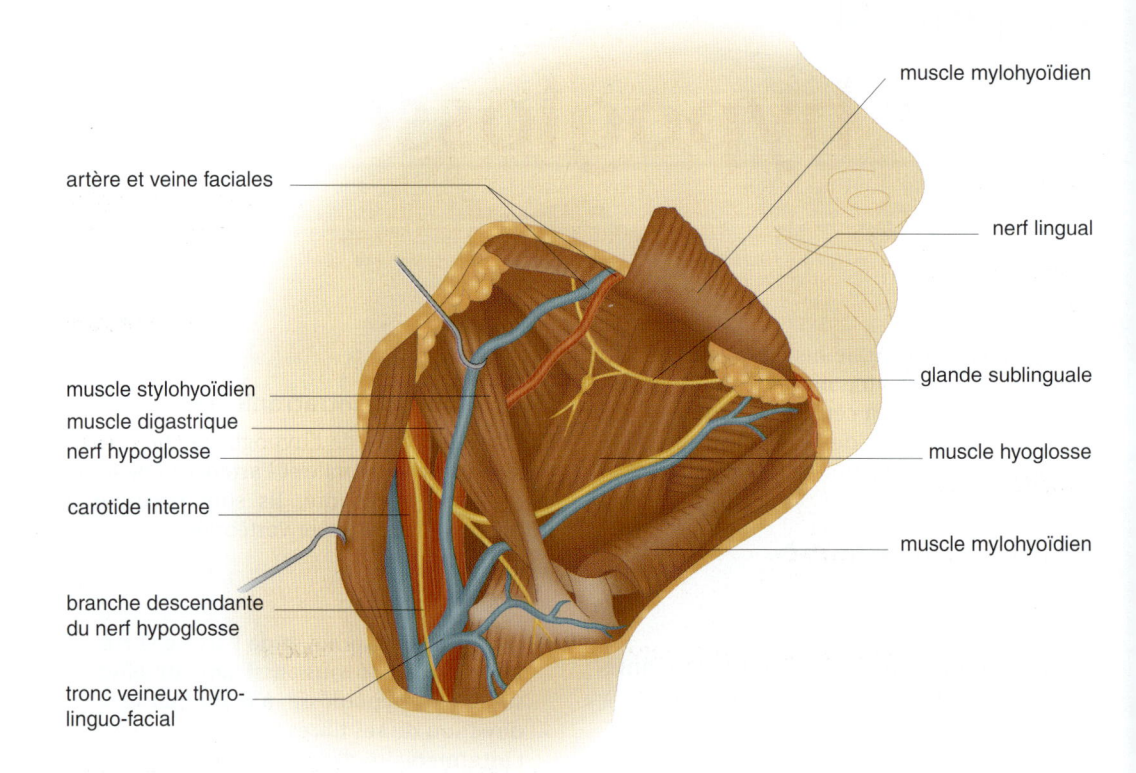

Figure 24.1. Nerf hypoglosse au niveau hyoïdien.

- cervicaux 1 et 2, par l'intermédiaire de l'arcade nerveuse formée par les deux premiers nerfs cervicaux au-devant de l'atlas ;
- trijumeau (nerf lingual), par une arcade nerveuse formée par les nerfs lingual et hypoglosse.

Branches collatérales

Rameau méningé

Ce filet se détache de l'hypoglosse dans le canal condylien antérieur.

Il fournit des fibres à la région dure-mérienne occipitale et au sinus occipital postérieur. Ces fibres s'anastomosent le plus souvent avec le vague, le trijumeau (nerf lingual) et le premier nerf cervical.

Branche descendante

La branche descendante se sépare du tronc nerveux à son croisement avec la carotide primitive. À ce niveau, elle envoie une anastomose au plexus cervical en formant l'anse de l'hypoglosse.

De cette anse partent des fibres pour les muscles omohyoïdien, sternohyoïdien et sternothyroïdien.

Du muscle sternohyoïdien peuvent s'échapper quelques filets qui vont au nerf phrénique et au plexus cardiaque.

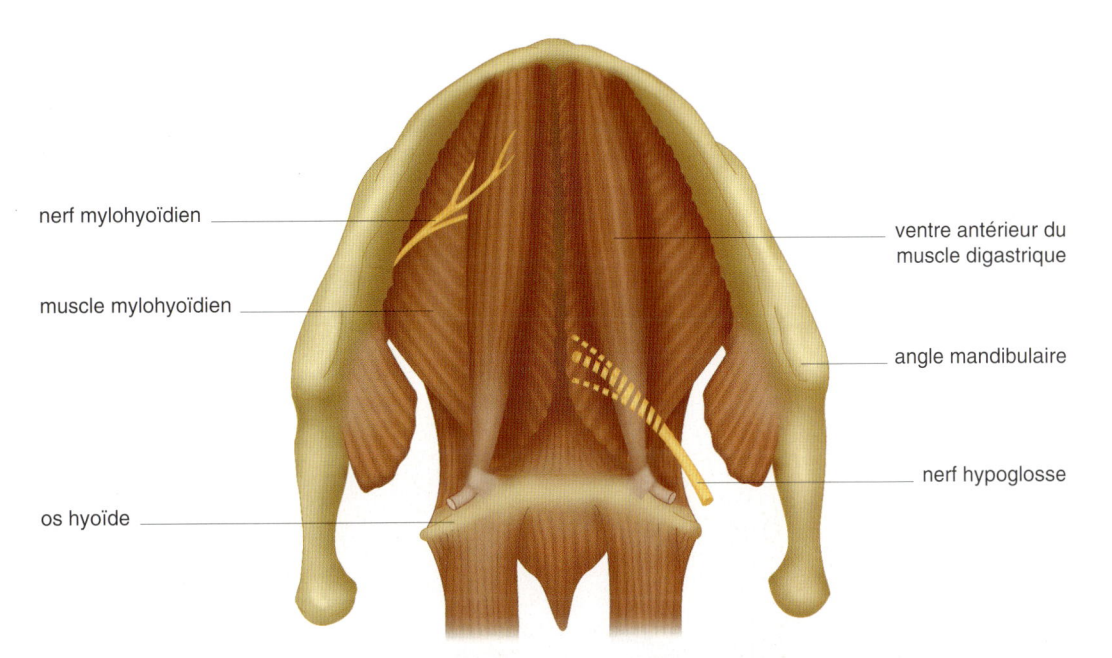

Figure 24.2. Nerf hypoglosse dans le plancher de la bouche.

Branches terminales

Les branches terminales se détachent du bord antérieur du muscle hyoglosse pour s'épanouir sur le muscle génioglosse.

Elles fournissent l'innervation de tous les muscles de la langue.

Rappel physiopathologique

Fonctions

Le nerf hypoglosse assure la mobilité de la langue. Il en innerve la totalité de la musculature intrinsèque et trois des quatre muscles extrinsèques (génioglosse, styloglosse et hyoglosse).

Clinique

L'atteinte de l'hypoglosse entraîne une paralysie de la moitié homolatérale de la langue. Une amyotrophie, particulièrement marquée dans les lésions périphériques du nerf, apparaît après un certain temps, et donne à la langue un aspect ratatiné et plissé. Le patient ressent des troubles lors de la mastication, de la déglutition et de la parole.

– On demande au patient de tirer la langue en avant (protrusion) et on observe une éventuelle déviation latérale de la pointe.

Au cours de la protrusion, la langue dévie :
- du côté opposé à la lésion dans les atteintes supranucléaires ;
- du côté de la lésion, au cours des lésions nucléaires ou périphériques.

– On lui demande de pousser latéralement la langue à l'intérieur de la joue pendant que l'on exerce une résistance avec les doigts à l'extérieur.

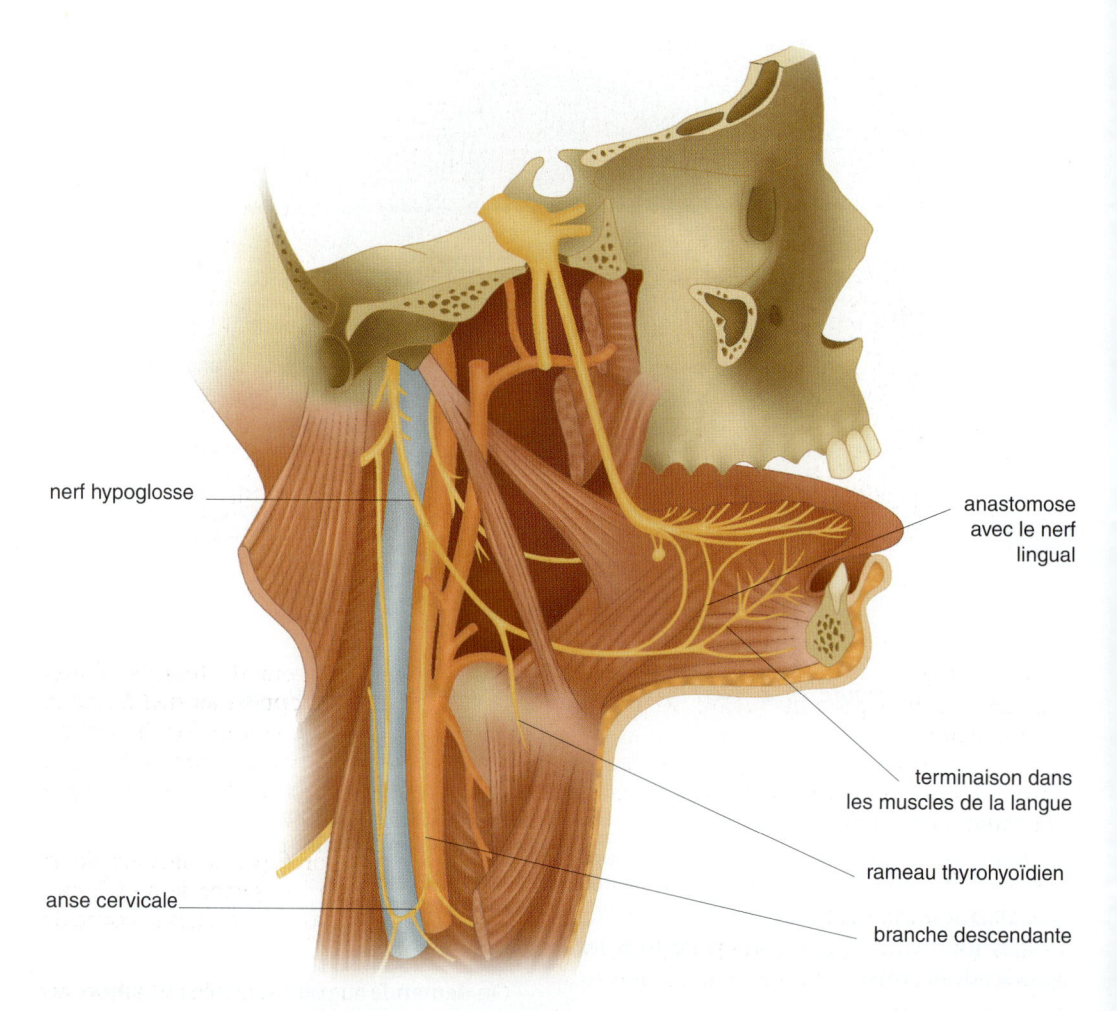

Figure 24.3. Anastomoses du nerf hypoglosse.

Manipulations

Sous-mandibulaire

Repérage
Suivez le bord antérieur du muscle sternocléidomastoïdien jusqu'à l'angle mandibulaire. Après avoir récliné ce muscle en arrière, vous trouverez l'hypoglosse en dedans de la carotide externe.

On peut suivre le nerf jusqu'à la grande corne de l'os hyoïde ; attention : on peut le confondre avec le nerf lingual du trijumeau (V3).

Technique directe
Demandez au patient de tourner la tête du côté opposé au nerf à traiter. Avec l'index de votre main mentonnière, repérez le nerf dans la partie postérieure du plancher buccal, juste en avant de l'angle mandibulaire et en arrière du muscle mylohyoïdien (figure 24.4).

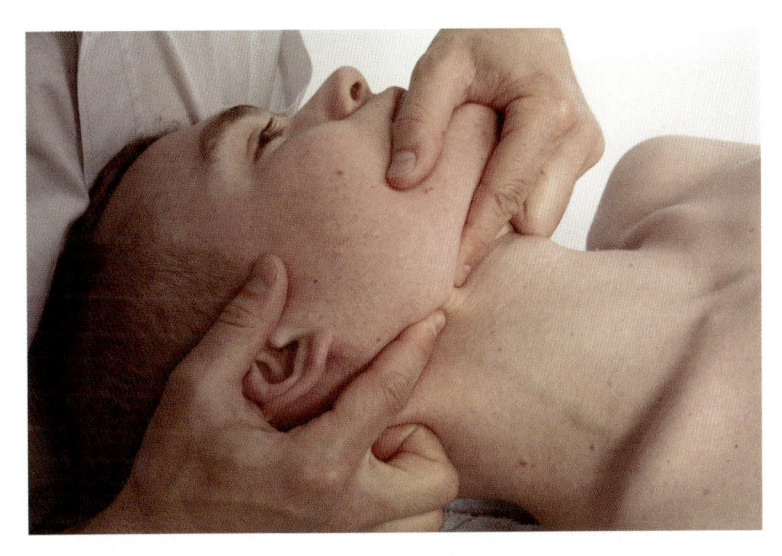

Figure 24.4. Manipulation directe du nerf hypoglosse.

Avec l'index de votre main occipitale, contactez le nerf juste en arrière de l'angle mandibulaire.

Exercez une légère mise en tension du nerf entre vos deux appuis et suivez l'écoute tissulaire jusqu'à l'obtention du relâchement du nerf.

Technique indirecte

Le nerf hypoglosse réagit aussi bien à des techniques de glissé–induction qu'à des compressions–inductions.

Prenez un appui léger sur un point sensible de l'hypoglosse et travaillez-le superficiellement en induction (figure 24.5).

On peut aussi effectuer la manipulation que l'on a étudiée pour l'artère vertébrale qui a aussi un effet sur le glossopharyngien, le vague et l'accessoire (voir p. 80).

Technique combinée

Du fait de ses connexions avec l'anse cervicale, le nerf hypoglosse est très intéressant à manipuler avec les fixations des branches dorsales de C2 et C3.

Demandez au patient de tourner légèrement la tête du côté opposé au nerf à traiter. De l'index de la main controlatérale, recherchez un bourgeon sensible sur la branche cervicale postérieure et faites une très légère compression (figure 24.6).

De l'index renforcé par le médius de la main homolatérale, contactez le nerf hypoglosse, juste en dehors de la grande corne de l'os hyoïde.

Traitez en faisant une double induction sur chacun des points de contact jusqu'à l'obtention d'un relâchement total sous les deux appuis.

Points clés de la mécanique craniosacrée

Pour globaliser le traitement, n'oubliez pas de vérifier la mécanique du système craniosacré et les éléments du mécanisme respiratoire primaire, surtout à ces différents niveaux :

– dure-mère (fosse cérébrale postérieure, tente du cervelet) ;

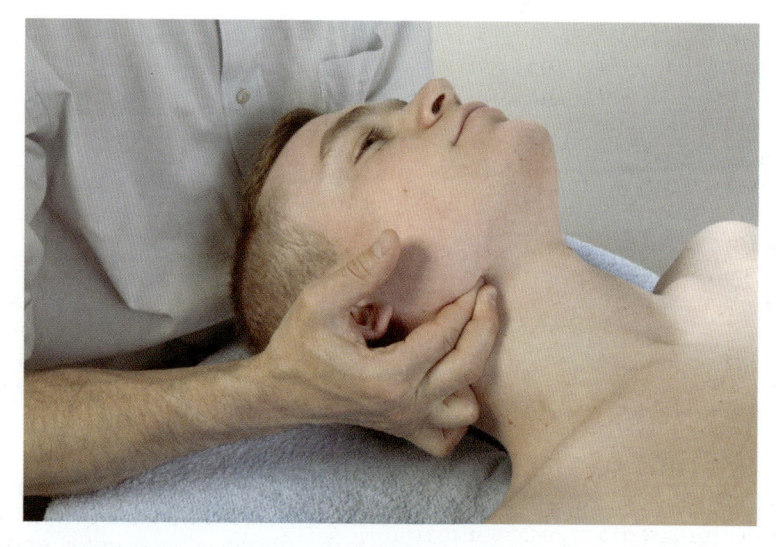

Figure 24.5. Manipulation indirecte du nerf hypoglosse.

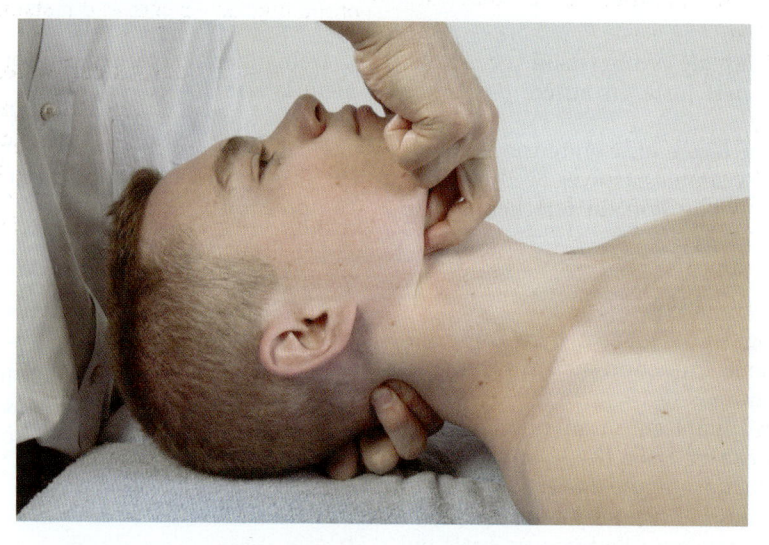

Figure 24.6. Manipulation combinée du nerf hypoglosse.

– occiput : pars condylaires, foramen magnum (trou occipital) ;
– articulations occipito-atloïdienne et atloïdo-axoïdienne.

Indications

Motricité linguale

Le nerf hypoglosse est le nerf moteur principal de la langue. Rappelons que la langue est actionnée par un ensemble de 17 muscles dont l'équilibre et la coordination doivent être parfaits pour assurer l'harmonie de la bouche et des dents.

Il faut rechercher une tension anormale du nerf hypoglosse dans les cas de :
– prognathisme ;
– déséquilibre occlusal ;
– troubles de la déglutition ;
– troubles de l'élocution.

Il est bon de le vérifier au cours des traitements orthodontiques, lorsque ceux-ci sont de longue durée ou encore lorsque les résultats tardent à se manifester.

Dysphonies fonctionnelles

La langue est un élément capital pour le langage articulé. Ses insertions postérieures se font sur l'os hyoïde et la partie haute du larynx. Toute perturbation de la motricité linguale, d'origine motrice ou psychologique, peut se répercuter sur la phonation et l'expression vocale.

Séquelles chirurgicales

Recherchez aussi des tensions du nerf hypoglosse dans les suites chirurgicales du cou, surtout dans les zones cicatricielles.

Séquelles traumatiques

Il s'agit des séquelles de traumatismes crâniens et cervicaux.

Fixations dure-mériennes craniorachidiennes

Les indications concernent :
– les fixations dure-mériennes crâniennes basses, autour du foramen magnum ;
– les fixations sévères des pars condylaires chez le nourrisson et l'enfant ;
– les insuffisances vertébrobasilaires.

Vertiges et instabilité

Par l'intermédiaire du rôle sensitif du nerf hypoglosse sur les méninges de la fosse cérébrale postérieure et du système artérioveineux basilaire, on peut avoir un effet dans les problèmes de vertiges et d'instabilité.

Fixations des racines cervicales hautes

En cas de fixation sévère des racines cervicales C1, C2 et C3, la manipulation du nerf hypoglosse est du plus grand intérêt. L'anse cervicale représente une connexion importante entre le plexus cervical et le nerf hypoglosse.

Chapitre 25
Oreille

Oreille externe

Oreille moyenne

Exploration physique de l'oreille

Manipulations

Chapitre 25
Oreille

Nous allons essayer de simplifier au maximum l'anatomie complexe de l'oreille. Nous n'allons retenir que ce qui est important pour son exploration physique et son traitement en ostéopathie.

Pour l'oreille interne, reportez-vous aussi au chapitre 20 consacré au nerf vestibulocochléaire.

On distingue trois parties à l'oreille :
- l'oreille externe, qui recueille les sons ;
- l'oreille moyenne, qui transmet et amplifie les sons ;
- l'oreille interne, organe de réception, de perception et d'équilibration du corps.

Oreille externe

Pavillon

Le pavillon recueille, dirige et concentre les sons vers le conduit auditif (figure 25.1).

Face médiale

Les reliefs de la face médiale du pavillon sont nettement moins marqués que ceux de la face latérale. Notons la convexité de la conque qui est son relief le plus marqué.

Elle est séparée du crâne par le sillon céphalo-auriculaire.

Face latérale

Nous allons voir succinctement les différents reliefs de l'oreille, là où nous pouvons manipuler les branches terminales de certains nerfs crâniens.

C'est grâce à la forme particulière du pavillon due à ses cartilages que l'oreille externe peut remplir son rôle. On trouve l'hélix, l'anthélix, le sillon de l'anthélix, le tragus, l'antitragus et la conque. Le lobule n'a pas de cartilage ; c'est peut-être cette caractéristique qui le rend moins intéressant à manipuler.

- L'hélix naît dans la concavité de la conque par la racine de l'hélix. Sous l'hélix, formé par l'enroulement de l'hélix lui-même, est disposée la gouttière de l'hélix.

- L'anthélix est la partie située entre l'hélix et la conque. À sa partie céphalique, l'anthélix se sépare en deux pour former la fossette de l'hélix ou fossette naviculaire ou encore fossette scaphoïde.

- Le tragus est une saillie cartilagineuse située à la partie antérieure de la conque. Il est séparé de l'hélix par le sillon antérieur de l'oreille.

- L'antitragus est en face du tragus. En avant et caudalement, il est limité du côté du tragus par l'échancrure de la conque.

- Le lobule n'a pas de cartilage ; sa consistance est molle.

- La conque a une forme d'entonnoir ; son fond, dirigé en dedans, se continue avec le méat acoustique externe. Tout autour de la conque, on trouve le point de départ de quatre saillies : l'hélix, l'anthélix, le tragus et l'antitragus.

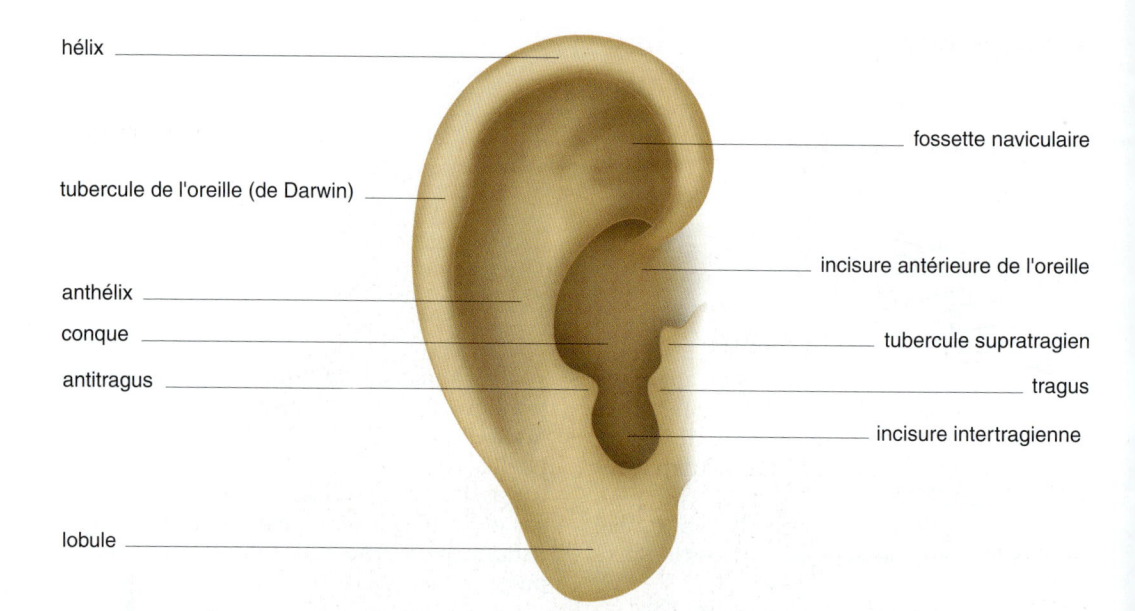

Figure 25.1. Pavillon de l'oreille.

Muscles moteurs du pavillon

■ Muscles extrinsèques

Les muscles extrinsèques du pavillon sont intéressants à localiser, car ils sont innervés par le nerf facial. Ils sont au nombre de trois : les muscles auriculaires supérieur, antérieur et postérieur (figure 25.2).

Auriculaire supérieur

Ce muscle est le plus développé. Il s'insère en haut sur l'aponévrose épicrânienne pour se diriger sur la face médiale du pavillon, sur la convexité de la fossette naviculaire.

Auriculaire antérieur

L'origine de ce muscle est sur la partie latérale de l'aponévrose épicrânienne, juste au-dessus de l'arcade zygomatique. Il se dirige en arrière pour se terminer sur l'hélix et la partie antérieure de la conque.

Auriculaire postérieur

Ce muscle s'insère sur la base de l'apophyse mastoïde par deux à trois faisceaux pour aller à la partie médiale de la conque.

■ Muscles intrinsèques

Les muscles intrinsèques du pavillon méritent ce nom car leurs insertions restent sur le pavillon de l'oreille. Ils sont au nombre de six :

– le grand muscle de l'hélix ;
– le petit muscle de l'hélix ;
– le muscle du tragus ;
– le muscle de l'antitragus ;
– le muscle transverse ;
– le muscle oblique.

Ces muscles échangent parfois quelques fibres avec les muscles extrinsèques.

Oreille **299**

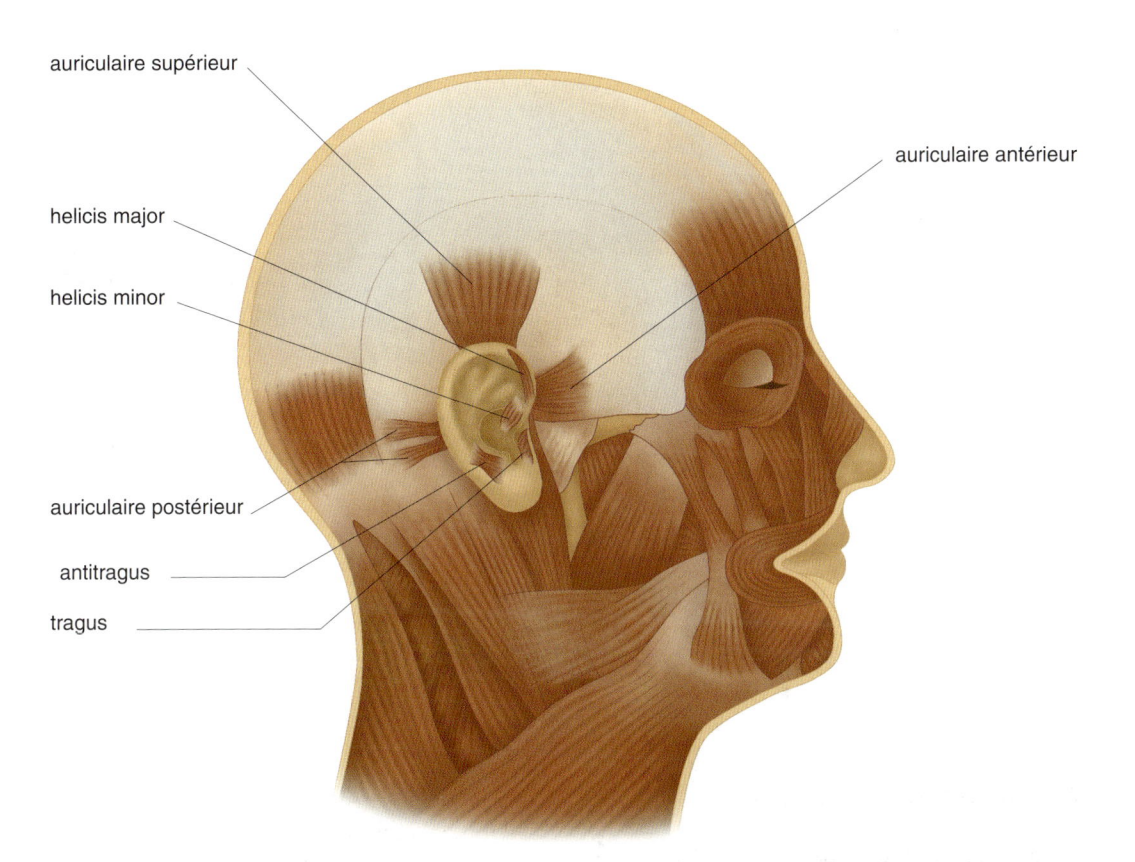

Figure 25.2. Muscles moteurs du pavillon.

Intérêt ostéopathique

La présence des muscles du pavillon est l'un des éléments forts pour confirmer le rôle éminemment réflexogène de l'oreille. De plus, ces muscles, pour la plupart vestigiaux, sont probablement liés sur le plan émotionnel à la peur d'être blessé ou de perdre la vie. De nos jours, ces muscles ont peu d'action, mais s'ils existent, c'est qu'ils étaient auparavant indispensables à l'homme dans son environnement.

Les petits filets nerveux contenus dans ces muscles sont intéressants à manipuler ; c'est à ce niveau qu'ils sont le plus réflexogéniques.

Nous n'avons pas pris connaissance des travaux du Dr Nogier de Lyon, aujourd'hui décédé. Il avait procédé à toute une cartographie des points réflexes de l'oreille qui permettait de diagnostiquer et de traiter des patients avec succès.

Nerfs du pavillon

Il existe des nerfs moteurs et des nerfs sensitifs dans le pavillon (figure 25.3).

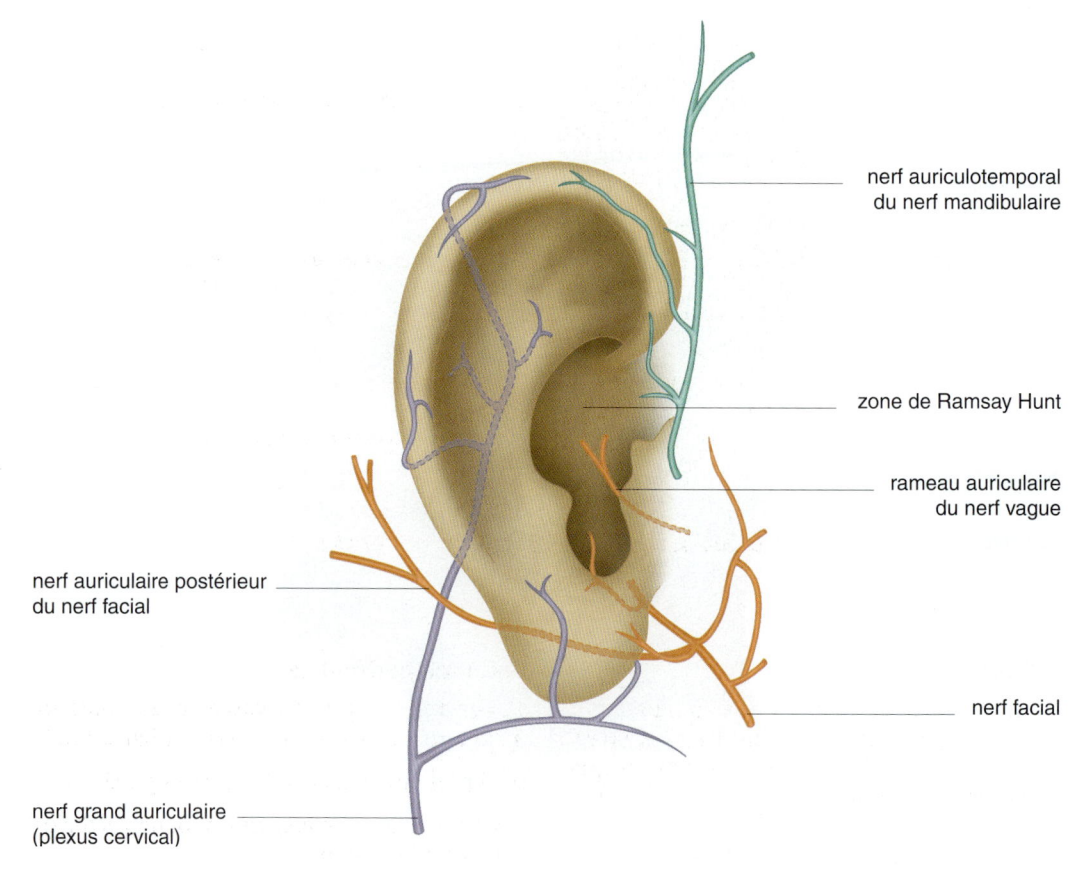

Figure 25.3. Nerfs du pavillon.

- nerf auriculotemporal du nerf mandibulaire
- zone de Ramsay Hunt
- rameau auriculaire du nerf vague
- nerf facial
- nerf auriculaire postérieur du nerf facial
- nerf grand auriculaire (plexus cervical)

■ Nerfs moteurs

Les nerfs moteurs du pavillon sont les suivants :
- le nerf facial : pour tous les muscles extrinsèques et intrinsèques notamment, il existe un filet ascendant du rameau auriculaire postérieur pour les muscles auriculaires postérieur et supérieur ;
- la branche temporofaciale du nerf facial reçoit des anastomoses du nerf auriculotemporal (V3, nerf mandibulaire) et donne des filets temporaux pour le muscle auriculaire antérieur.

■ Nerfs sensitifs

Par son rameau auriculaire et, plus exactement, son rameau sensitif, le nerf vague emprunte le canal mastoïdien (canaliculus mastoideus) pour sortir du crâne entre le pore externe de l'oreille et l'apophyse mastoïde.

Ce rameau se divise en deux filets ; l'un s'anastomose avec le nerf auriculaire postérieur, et l'autre distribue des filets nerveux à la face médiale du pavillon et à la paroi postérocaudale du méat acoustique (figure 25.4).

Oreille **301**

- territoire du nerf mandibulaire
- territoire du nerf vague et du nerf facial
- territoire du plexus cervical

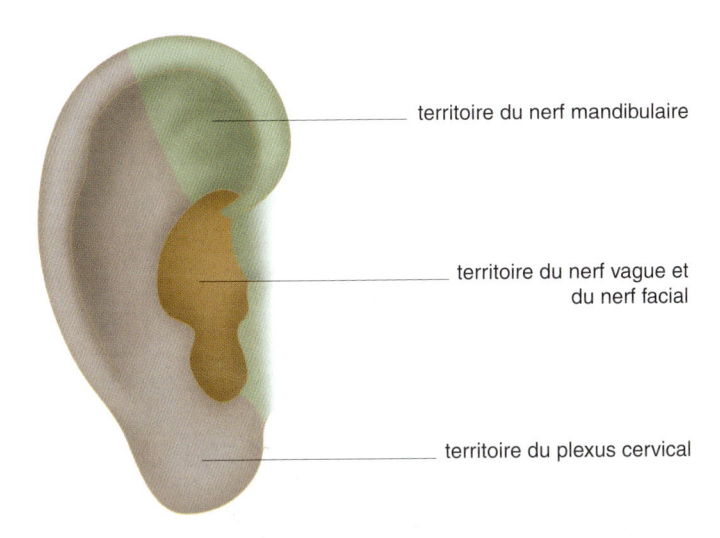

Figure 25.4. Territoires sensitifs de l'oreille.

■ Précision
Le nerf facial est réputé être uniquement moteur ; pourtant, il reçoit de nombreux petits filets sensitifs par les anastomoses que nous venons de voir.

Méat acoustique externe

Le méat acoustique externe est un canal de 25 mm de profondeur et de 6 à 8 mm de diamètre, allant de la conque au tympan. Ses parois sont recouvertes de glandes sécrétant le cérumen. C'est surtout sa direction qui nous intéresse, car certaines techniques se font dans ce conduit à l'aide d'un coton-tige.

Direction

Le méat acoustique externe a une direction horizontale oblique, médiale et légèrement antérieure.

Ce conduit n'est pas rectiligne mais sinueux ; une coupe horizontale et verticale de ce conduit permet de mieux le comprendre.

■ Coupe horizontale
Le conduit se dirige d'abord en avant, puis en arrière et encore un peu en avant (figure 25.5).

Il présente deux coudes et trois portions :
– une portion latérale, très oblique médialement et en avant ;
– une portion moyenne, très oblique médialement et en arrière ;
– une portion médiale, plus longue et légèrement oblique médialement et en avant.

Les deux premières portions empruntent le conduit fibrocartilagineux de l'oreille ; la dernière portion s'engage dans le conduit osseux. Sa position fibrocartilagineuse est longue de 8 mm, et sa position osseuse de 16 mm.

■ Coupe frontale
Jusqu'à sa partie moyenne, le conduit est horizontal ; ensuite, il décrit une longue courbe à concavité caudale (figure 25.6).

302 Pratique des manipulations

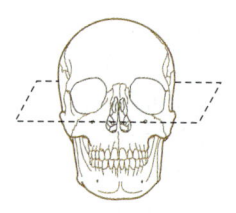

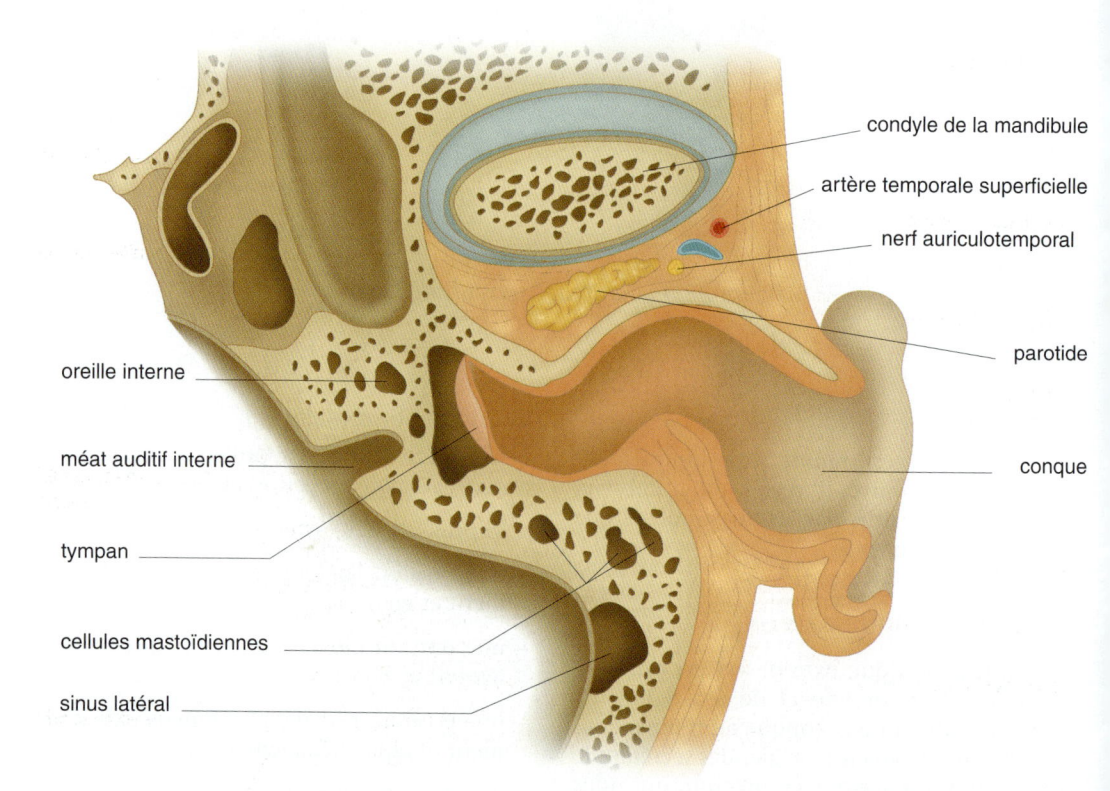

Figure 25.5. Méat acoustique externe (coupe horizontale).

Intérêt ostéopathique

Nous indiquons ci-après ce qu'il faut retenir de la direction du méat acoustique externe pour notre pratique.

Le conduit se dirige obliquement médialement, en avant et légèrement caudalement.

Il décrit une courbe sinueuse à concavité caudale et postérieure.

Pour rendre plus facile la pénétration du coton-tige, on peut étirer le pavillon en direction céphalique, et le tragus vers l'avant.

Oreille   **303**

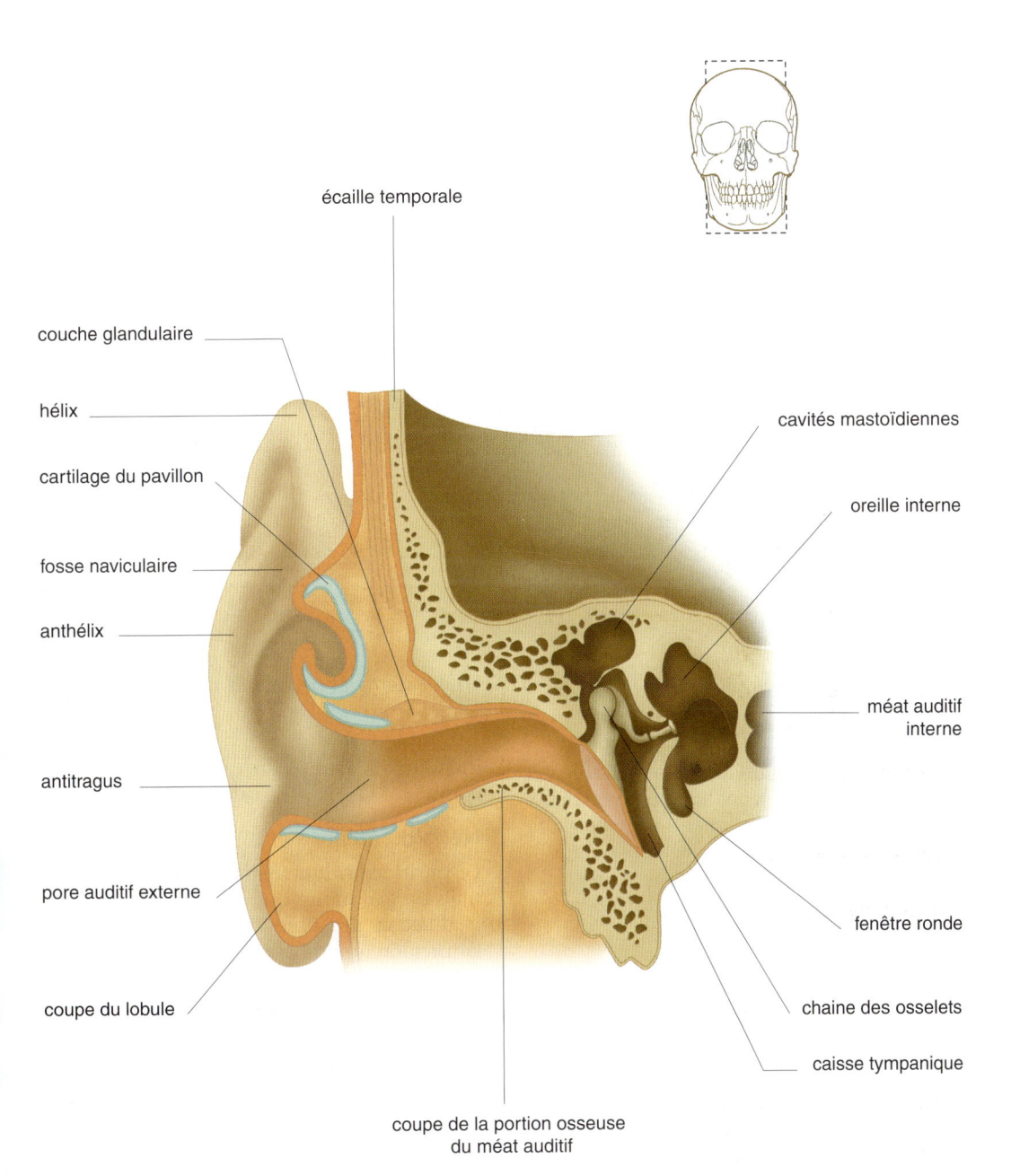

Figure 25.6. Méat acoustique externe (coupe frontale).

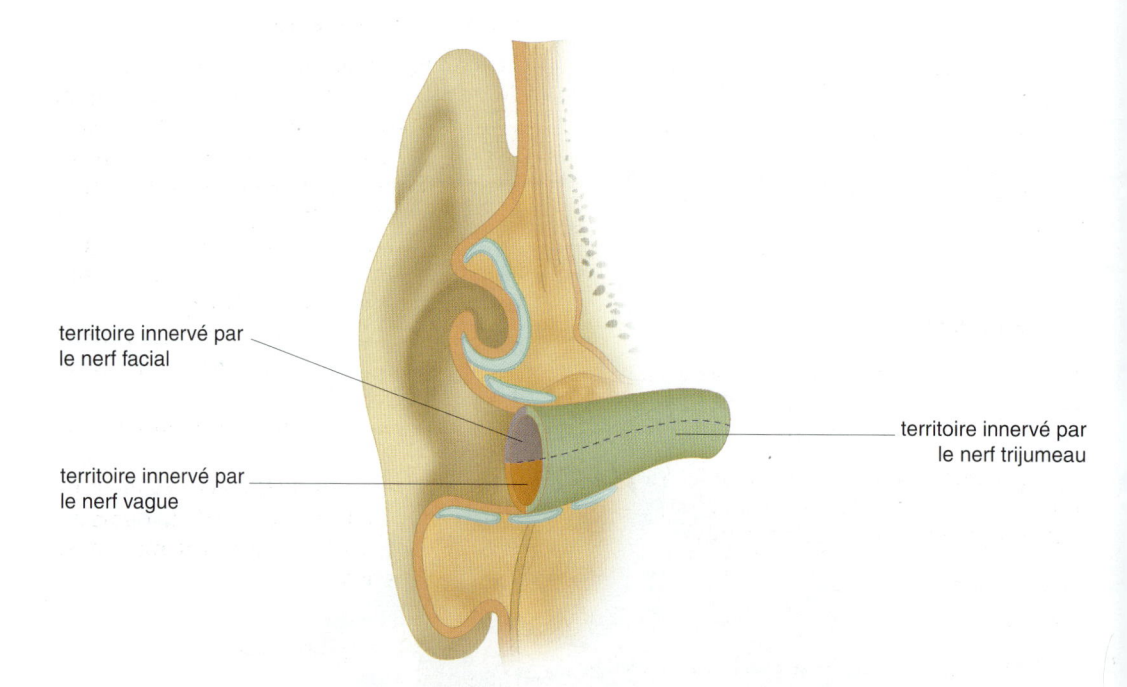

Figure 25.7. Innervation du méat acoustique externe et de l'oreille moyenne.

Du fait de l'obliquité du plan de l'orifice interne du méat acoustique en direction caudale et médiale, la paroi caudale est la plus longue. C'est à ce niveau que nous traitons plus particulièrement le nerf vague, sur la paroi postérocaudale du conduit.

Diamètre du méat

Le calibre du méat acoustique externe n'est pas régulier. Retenons que c'est à l'union de ses trois quarts externes et de son quart interne qu'il est le plus étroit ; cette région est appelée l'isthme du conduit. Plus en dedans, il s'élargit jusqu'au tympan.

Rapport important

La paroi antérieure du méat acoustique externe est en rapport avec l'articulation temporomandibulaire, surtout avec le condyle de la mandibule. Une mince couche de tissu conjonctif la sépare de cette articulation.

Nerfs du méat

Le méat acoustique externe est très sensible, mais un peu moins que le tympan.

Il reçoit des fibres nerveuses du nerf de l'auriculotemporal et du nerf vague :
– le nerf auriculotemporal, qui est un rameau de la branche mandibulaire du nerf trijumeau (V3) ;
– le nerf vague, par son rameau auriculaire qui se sépare de lui, juste en dessous de la base du crâne.

Il parcourt ensuite un canal osseux creusé dans le rocher et donne une petite anastomose au facial.

Il traverse la fissure tympanomastoïdienne et se distribue à la peau de la portion osseuse du conduit auditif et à la membrane du tympan (figure 25.7).

Intérêt ostéopathique

Par l'intermédiaire des filets sensitifs de la paroi postérocaudale du conduit, on peut agir sur le tympan. Cette caractéristique va élargir notablement l'étendue des indications des manipulations du méat acoustique externe.

Oreille moyenne

Le tympan sépare l'oreille moyenne de l'oreille externe. L'oreille moyenne est représentée par la caisse du tympan.

Dans cette cavité débouchent la trompe d'Eustache et les fenêtres ronde et ovale par l'intermédiaire de l'aditus ad antrum.

Tympan

De couleur gris nacré, le tympan a une épaisseur de $1/10^e$ de millimètre. Il est très résistant et sensible. Il est légèrement concave médialement, et incliné en direction caudale et médiale.

On voit en transparence la tige verticale du marteau et, dans sa partie céphalique, la membrane flaccide de Shrapnell.

Notons que sa très grande sensibilité est due au nerf vague. Certains anatomistes ont affirmé que plus le tympan était vertical, plus le sujet avait l'oreille musicale.

Caisse du tympan

La caisse du tympan est une cavité est remplie d'air. Son grand axe a une direction oblique médiale et caudale. Elle est creusée dans la région moyenne du rocher.

Chaîne ossiculaire

Dans la caisse du tympan, on trouve la chaîne des osselets (marteau, enclume, étrier).

Orifices de la caisse du tympan

- La trompe d'Eustache est un canal de 30 mm de long qui met la caisse du tympan en communication avec le nasopharynx.
- L'aditus ad antrum est le canal tympano-mastoïdien. Long de quelques millimètres, il relie la caisse à la trompe d'Eustache et à la plus importante des cellules pneumatiques de la mastoïde, l'antre mastoïdien (10 mm de hauteur et 6 mm d'épaisseur).
- La fenêtre ovale fait communiquer la caisse du tympan avec l'oreille interne ; contre elle s'applique l'étrier.
- La fenêtre ronde fait aussi communiquer la caisse du tympan avec l'oreille interne. Cet orifice est formé par le tympan secondaire.

L'ensemble de la muqueuse de la caisse du tympan est un prolongement de la muqueuse pharyngo-salpingienne.

Exploration physique de l'oreille

Pavillon

On apprécie la sensibilité, la dureté et la rénitence du pavillon. Ce sont surtout les zones d'hypersensibilité qui nous intéressent ; elles correspondent aux filets sensitifs superficiels des nerfs vague, trijumeau et facial (pour ce dernier, les fibres motrices peuvent être très sensibles).

La sensibilité de ces fibres nerveuses doit nous amener à les traiter, dans la mesure où il n'y a pas de tuméfaction ni d'infection de l'oreille.

Régions périauriculaires

Observez toutes les régions autour de l'oreille, à la recherche de lymphangite, d'adénite ou de tuméfaction.

En arrière de l'oreille et vers la région mastoïdienne, notez toute tuméfaction et, surtout, vérifiez une éventuelle douleur osseuse à la pression, pouvant signifier une mastoïdite, la plupart du temps dans un contexte d'otite.

Profitez-en pour palper la parotide et l'articulation temporomandibulaire.

Les adénopathies angulomaxillaires sont présentes dans les angines. Surtout n'oubliez pas non plus les problèmes dentaires. Ces derniers ont un retentissement incroyable sur tout l'organisme ; nous avons vu des sciatalgies disparaître après traitement de caries !

Méat acoustique externe

Étirez le pavillon en direction céphalique et postérieure. Si cette manœuvre est douloureuse, elle est le témoin d'une infection du conduit.

En fonction de la douleur provoquée par la direction de la traction du pavillon, on peut savoir la portion du conduit atteinte.

Si la douleur est provoquée par une traction :
- en direction céphalique, il s'agit d'une infection de la partie supérieure du conduit ;
- en direction caudale, c'est une infection de la paroi inférieure ;
- sur le tragus, c'est une infection de la paroi antérieure.

Tympan

Peu d'ostéopathes utilisent le spéculum et l'otoscope. Il nous semble qu'au moindre doute, il vaut mieux confier le patient à un généraliste ou à un spécialiste. Il est cependant bon de connaître la manœuvre de Valsalva.

Manœuvre de Valsalva

On demande au patient de souffler par le nez en maintenant ses narines pincées entre ses doigts. Cette manœuvre est bien connue pour rétablir les pressions de l'oreille quand on change rapidement d'altitude.

La pression de l'air pénétrant par la trompe d'Eustache dans la caisse du tympan peut provoquer une douleur conséquente, en cas de perforation ou d'infection. Elle peut aussi provoquer un écoulement en cas de perforation.

Manipulations

Ce paragraphe concerne les manipulations du pavillon de l'oreille et du conduit auditif externe. Nous avons déjà vu certaines techniques sur les nerfs facial et vestibulocochléaire en agissant sur les conduits osseux endocrâniens concernés. Nous abordons maintenant les manœuvres à exercer sur le cartilage, les muscles et les nerfs du pavillon.

Pavillon

Cartilage

■ Test cartilagineux

En dehors du lobule, l'oreille est constituée d'un fibrocartilage qui doit être souple et indolore quand on le plie.

Prenez le pavillon de l'oreille entre le pouce et l'index d'une seule main ou des deux mains, et effectuez des petits plis sur toute sa superficie.

Si le pli est dur à réaliser et sensible, vous êtes sur une zone de fixation à cartilagineuse fibreuse.

■ Technique cartilagineuse

Du pouce et de l'index des deux mains, vous pliez la partie cartilagineuse sensible et indurée dans le sens de l'écoute. Travaillez en induction en essayant toujours de mettre en traction la partie cartilagineuse située entre vos doigts (figure 25.8).

La manœuvre est terminée quand la sensibilité disparaît et que le cartilage devient plus souple.

Muscles du pavillon

Nous l'avons déjà souligné auparavant : il nous semble que les muscles involutifs du pavillon étaient certainement essentiels pour

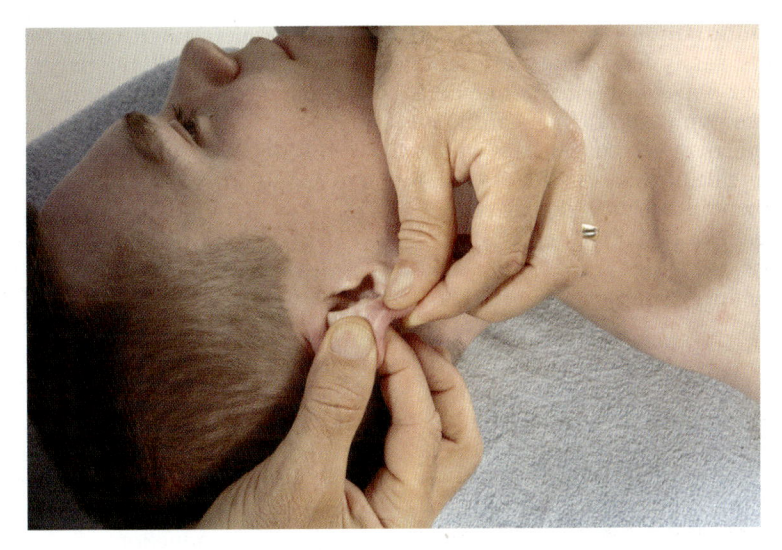

Figure 25.8. Manipulation neurocartilagineuse.

la survie de l'espèce. Ils ont dû conserver au tréfonds de notre cerveau des connexions liées au système limbique.

■ Muscles extrinsèques

Ce sont surtout les muscles auriculaire supérieur et postérieur, innervés par le nerf facial, qui sont importants.

Auriculaire supérieur

Faites glisser votre index le long de la partie postérocéphalique de la région temporale. Essayez de ressentir une sorte d'épaississement sensible de l'aponévrose épicrânienne que vous manipulez en compression–étirement et induction.

Cherchez bien les fixations sur la convexité de la fossette naviculaire de l'anthélix.

Auriculaire postérieur

Selon le même procédé, partez de l'apophyse mastoïde jusqu'à la convexité de la conque, à la recherche d'une zone indurée sensible que vous manipulez en induction.

■ Muscles intrinsèques

Les muscles intrinsèques du pavillon les plus intéressants sont les grand et petit muscles de l'hélix.

Grand muscle de l'hélix

Ce muscle peut rejoindre l'auriculaire supérieur. Il est sur la portion ascendante de l'hélix. Cherchez une zone sensible en plaquant la pointe de l'index contre la partie postérieure de l'hélix pour la travailler en compression–induction.

Petit muscle de l'hélix

Ce muscle est sur le coude de la racine de l'hélix, entre sa partie horizontale et ascendante. Il est très intéressant à manipuler. N'hésitez pas à diriger le coin de votre index en profondeur, car c'est là où se trouvent les fixations les plus intéressantes.

■ Effets

En plus des actions réflexogéniques à distance, dont nous reparlerons à la fin de ce chapitre, les manipulations des muscles du pavillon ont un effet sur la circulation de la face. On les utilise dans les troubles congestifs de la face, les paralysies faciales, les suites d'hémiplégie. C'est grâce aux connexions avec le plexus sympathique péricarotidien que le système nerveux du cartilage et des muscles de l'oreille donne ces effets vasculaires. Ils intéressent la face mais aussi le système circulatoire endocrânien.

Nerfs du pavillon

■ Innervation sensitive

L'innervation sensitive provient :
- de l'auriculotemporal pour le tragus et la portion ascendante de l'hélix ;
- de la branche auriculaire du plexus cervical superficiel pour le lobule, l'hélix et l'anthélix à leur partie postérieure ;
- du nerf vague, anastomosé au facial pour la conque (zone de Ramsay Hunt).

Notons que les différentes innervations s'entrecroisent et qu'il n'est pas toujours si simple de les différencier.

■ Technique

Faites glisser entre vos doigts les différentes parties du pavillon à la recherche de petits filets nerveux sensibles et indurés. Ceux-ci étant extrêmement fins, c'est seulement lorsqu'ils sont très sensibles qu'il faut les travailler en induction jusqu'à sédation de la douleur.

Méat acoustique externe

Nous avons vu que l'innervation du méat acoustique externe vient essentiellement du facial, avec le rameau anastomotique du nerf vague et de la branche auriculaire du plexus cervical.

L'anastomose avec le facial se fait par le rameau auriculaire du nerf vague. Au niveau de l'aqueduc de Fallope, il fournit un petit filet au facial. À la base du crâne, il se divise en deux branches, l'une pour le nerf auriculaire postérieur, l'autre pour la face postérieure du pavillon et la partie postérocaudale du canal.

Par ailleurs, le nerf vague fournit aussi des filets sensitifs au tympan, dont chacun connaît l'extrême sensibilité.

Manipulation du méat

On peut manipuler la partie la plus externe du pavillon avec le bout médial de l'index ou l'auriculaire, et la partie plus profonde avec un coton-tige (figure 25.9).

■ Partie la plus externe du méat

Ce sont surtout l'échancrure de la conque et la partie externe du cartilage du méat acoustique externe qui sont accessibles. Cherchez de votre doigt la zone la plus sensible ; en principe, elle est située à la partie la plus caudale et antérieure. Relâchez la zone sensible en compression–induction.

■ Partie profonde du méat

Prenez un coton-tige très légèrement mouillé, car certains supportent mal le « crissement sec » du coton-tige.

Dirigez-le d'abord en direction céphalique puis caudale, tout en le maintenant appuyé tour à tour contre les parois céphalique, caudale, médiale et latérale du conduit. Demandez au patient si cette compression provoque une douleur ou une gêne ; surtout, prenez votre temps. Faites pénétrer très lentement le coton-tige dans le conduit, en le faisant tourner légèrement sur son axe.

À la moindre douleur, revenez délicatement en arrière et changez à peine l'orientation du coton-tige pour progresser davantage.

Avec l'habitude, on ressent les zones douloureuses avec le coton-tige parce qu'elles sont légèrement rugueuses ou indurées. On peut percevoir aussi l'écoute tissulaire au travers du coton-tige, qui n'est finalement qu'un prolongement du doigt.

Sur la zone sensible, effectuez une compression–induction pour relâcher la portion douloureuse. C'est certainement la manipulation la plus efficace du nerf vague que nous connaissons. Cette manœuvre demande une certaine expérience.

Oreille 309

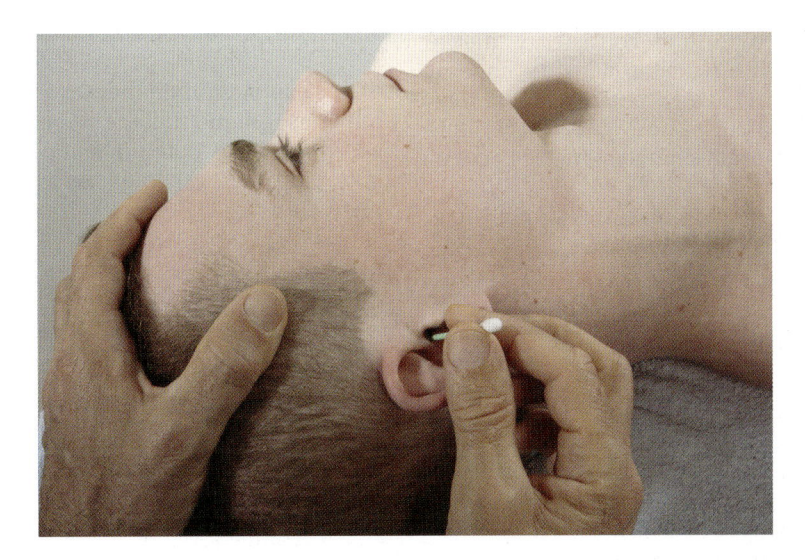

Figure 25.9. Manipulation neurale dans le méat acoustique externe.

■ Recommandation

N'essayez pas d'appliquer cette technique sur le tympan : elle peut être très douloureuse et entraîner une forte vagotonie avec lipothymie. Le tympan est une structure délicate et fragile, d'une extrême sensibilité. Si vous le contactez avec le coton-tige, vous déclencherez une douleur très vive qui doit vous inviter à éviter cette zone et à revenir un peu en arrière.

Laissez toujours le coton-tige en appui contre la paroi du méat. Cela permet de progresser lentement et d'éviter de contacter directement le tympan. À partir du moment où la sensibilité augmente nettement, c'est que vous êtes très proche de l'insertion du tympan.

■ Réflexe tussigène

Le réflexe tussigène est dû à la stimulation du nerf vague. Généralement, il est provoqué en effleurant le tympan, mais il se produit aussi souvent quand on touche la partie profonde du méat acoustique externe. Il prouve que le coton-tige est au bon endroit.

■ Indications

Il nous semble difficile d'être exhaustif quant aux manipulations de l'oreille en raison de la distribution complexe et sans limites très précises du nerf vague. Certaines indications sont plutôt en relation avec le nerf facial et d'autres, avec le nerf vague :
– paralysie faciale ;
– algie vasculaire de la face ;
– sinusites ;
– acouphènes ;
– surdité post-traumatique ;
– fibrose du tympan, par l'intermédiaire de la paroi du méat acoustique externe ;
– otalgie sans explication infectieuse ;
– fixations crâniennes ; l'effet s'exerçant par le biais de la régulation de la pression intra-crânienne et par l'innervation vagale des méninges de la fosse cérébrale postérieure ;
– viscéralgie, souvent homolatérale ; par exemple, pour stimuler le foie ou le poumon droit, on agit sur le conduit externe droit ;
– vagotonies ; pour les crises vagales, on peut apprendre au patient ou à son entourage

une manœuvre qui consiste à mettre l'index ou l'auriculaire dans le conduit auditif externe et à exécuter plusieurs rotations horaires. Une autre technique consiste à mordre la phalangine de l'auriculaire gauche ;
– la sphère ORL, dans les suites de chirurgie, d'infection et de traumatismes.

Précautions

C'est l'exploration du méat avec le coton-tige qui vous indique si la manipulation du méat est appropriée. Toute douleur ou toute sensibilité trop marquée doit vous rendre extrêmement circonspect.

Chapitre 26
Manipulations de l'encéphale

Caractéristiques mécaniques

Manipulation viscoélastique cérébrale

Chapitre 26
Manipulations de l'encéphale

Caractéristiques mécaniques

Viscoélasticité cérébrale

Le cerveau a la consistance d'un flan entouré d'une enveloppe plus rigide. Baignant dans le liquide cérébrospinal, il est très sensible à toute variation de pression. Il suffit de mettre sa tête en déclive pour sentir immédiatement une tension intracrânienne plus forte.

Voyons ce qui peut faire varier la pression intracrânienne pour affiner à la fois le diagnostic et le traitement sur le cerveau lui-même.

Sensibilité mécanique de l'encéphale

Du fait de sa texture très malléable et compressible, le cerveau est sensible à la moindre variation de pression. De nombreux paramètres climatiques, barométriques, hygrométriques, mécaniques, digestifs, hormonaux, psychoémotionnels exercent une influence sur sa compressibilité. En fonction de l'intensité des stimulus, le cerveau va réagir avec des symptômes variés qui peuvent aller du simple mal de tête à une décharge épileptiforme.

Les manipulations de viscoélasticité cérébrale, en plus des techniques crâniennes classiques, vont permettre au cerveau de ne pas subir de gradients de pression défavorables.

Le cerveau et, surtout, les cellules gliales produisent un champ électromagnétique important. Nous pensons que nos manipulations, en jouant sur la pression intracrânienne, influencent ces champs électriques pour mieux les harmoniser.

Modifications de la pression intracrânienne

On peut modifier la pression intracrânienne à l'aide de certaines positions, de la respiration, d'une compression de l'abdomen, des yeux et des oreilles.

Règles générales
- À l'inspiration, la pression intracrânienne augmente.
- À l'expiration forcée, elle a tendance à diminuer.
- En amenant les genoux sur la poitrine, elle augmente.
- En procubitus, la tête en bas, elle augmente.
- En comprimant les yeux et les conduits auditifs, elle augmente.

Écoute globale crânienne en inspiration

Nous avons étudié l'écoute globale crânienne et ses différentes appréciations. Supposez que vous hésitiez entre une fixation membraneuse et cérébrale. Le patient est en décubitus ; vous avez une main sous-occipitale et l'autre sur le crâne, avec le médius dans l'axe de la suture sagittale. Demandez au patient d'inspirer et de rester quelques secondes en apnée inspiratoire. Les tensions intracrâniennes vont se renforcer du fait de l'augmentation de la pression.

En cas de tension membraneuse, votre paume va se diriger plus précisément vers la zone dure-mérienne fixée.

En cas de problème cérébral, la paume de la main va s'enfoncer profondément de manière plus précise et linéaire vers le cerveau, en marquant un arrêt plus net que pour les membranes.

L'inspiration renforce les fixations intracrâniennes pour vous permettre d'être plus précis.

Manipulation viscoélastique cérébrale

La manipulation viscoélastique cérébrale consiste à jouer sur la pression intracrânienne pour avoir un effet sur l'encéphale et sur l'origine des nerfs crâniens. Il est possible de s'aider de la respiration et de la position du patient. Les mains posées sur le crâne augmentent les différences de pression en comprimant les zones ressenties pendant l'écoute.

Respiration

Le patient est en décubitus. Vous avez toujours une paume sous-occipitale et l'autre posée sur le crâne, le médius dans la direction de la suture sagittale.
– Faites une écoute crânienne globale pour repérer la zone fixée.
– Demandez au patient d'inspirer et de rester quelques secondes en apnée inspiratoire.
– Déplacez vos paumes de manière à ce qu'elles soient de part et d'autre de la zone fixée diagnostiquée par l'écoute.
– Tournez la tête du patient afin d'avoir un appui optimal des deux paumes pour que celles-ci soient en opposition et agissent de concert en compression.
– Demandez au patient d'expirer à fond : la tension intracrânienne se relâche. Mainte-nant, demandez-lui d'inspirer à fond pour mieux placer vos paumes en regard de la fixation.
– Quand il est en inspiration maximale, faites-le expirer à fond. Simultanément, vous comprimez de vos deux paumes le crâne dans la direction de l'écoute. N'hésitez pas à réaliser une réelle compression progressive, pendant le temps de l'expiration.

Ce jeu de pression–dépression va jouer sur la fixation cérébrale et sur tout le système fluidique de l'encéphale.

Il va agir notamment sur le système veineux, qui joue un rôle très important pour diminuer le poids réel du cerveau.

Rappelons qu'en inspiration, la pression négative intrathoracique se répercute à travers les veines vertébrobasilaires jusqu'au cervelet et à la partie postérieure du cerveau. Elle est l'un des facteurs de diminution du poids réel de l'encéphale.

Nous sommes toujours ébahis par le fait que le cerveau, qui a un poids sur la balance de 1,3 kg, ne pèse plus que 40 g in situ.

Respiration et mouvement crânien

C'est exactement la même technique, mais vous faites coïncider la phase expiratoire avec la phase de rétraction crânienne, et la phase inspiratoire avec la phase d'expansion crânienne.

C'est une technique excellente et le patient ressent bien les différences de pression.

Membres inférieurs

On peut combiner la technique viscoélastique du cerveau classique et un mouvement genoux–poitrine.

Selon le même protocole, en phase d'inspiration, on peut demander au patient d'amener ses genoux sur la poitrine à l'aide de ses deux mains. Cette position va augmenter la pression intracrânienne et, ensuite, la diminuer au moment de la phase expiratoire en relâchant le mouvement des genoux.

Finalement, la phase d'inspiration sert à mettre en tension le tissu cérébral et ses enveloppes. Au moment de l'expiration, le relâchement de cette tension permet de bénéficier de l'élasticité de retour et de jouer sur les zones les plus denses.

Compression des yeux et des méats acoustiques

Avec les yeux

Dans la même position, on demande au patient de comprimer ses yeux. Cela a pour effet d'augmenter les tensions membraneuses intracrâniennes antérieures et la pression intracrânienne.

■ Compression combinée à la respiration

Le patient inspire à fond progressivement tout en comprimant lui-même (sans désagrément) les globes oculaires.

On bénéficie alors d'une tension maximale pour porter un diagnostic plus précis sur la fixation tissulaire et bénéficier du retour élastique.

■ En expiration

On demande au patient de souffler à fond progressivement tout en relâchant la compression des yeux pendant la phase de rétraction.

■ Recherche et traitement des zones de dysfonction cérébrale

Avant de traiter votre patient, faites une écoute crânienne globale.

Supposez que vous ayez trouvé une zone pariétale droite chez un patient souffrant d'une gonalgie droite. Vous stimulez les propriocepteurs musculo-ligamento-capsulaires du genou en les étirant et vous refaites une écoute crânienne globale. Si vous sentez une zone occipitale ou frontale gauche qui attire votre paume, c'est que la partie cérébrale concernant le genou problématique est à ce niveau. Bien sûr, il peut parfois correspondre à la même localisation ressentie au départ, mais c'est assez rare.

On peut travailler cette zone en viscoélasticité cérébrale, comme on l'a vu précédemment. Cette technique permet de relâcher la zone où le cerveau a mémorisé ce problème.

On peut appliquer cette technique avec toutes les parties du corps, notamment le système viscéral.

Méats acoustiques

C'est le même protocole que pour la compression des yeux. Mais l'effet se fait davantage ressentir au niveau des compartiments moyen et postérieur du cerveau.

Indications et contre-indications

Indications

Nous pensons avoir un effet au niveau des origines des nerfs crâniens et aussi sur les attaches orificielles de la dure-mère. Il est même possible de penser que plus un orifice est petit, plus il est sensible aux variations de pression, plus sa fixation est pathogénique.

Les indications de manipulation sont les suivantes :
- différences de densité cérébrale (démyélinisation, plaques de protéines, microcicatrices) ;
- séquelles de traumatisme crânien ;
- maladie de Parkinson ;
- sclérose en plaques ;
- maladie d'Alzheimer ;
- insuffisance circulatoire cérébrale.

Il est bien entendu que nous n'avons pas d'effets directs sur ces maladies mais sur leurs conséquences fonctionnelles.

Contre-indications

Les contre-indications des manipulations sont les suivantes :
- hypertension artérielle ;
- anévrisme intracrânien ;
- diabète ;
- suites de rupture d'anévrisme.

Troisième partie
Données anatomo-cliniques

Chapitre 27. Pathologies des nerfs crâniens
Chapitre 28. Adénopathies du cou et de la face
Chapitre 29. Cervicalgies d'origine crânienne
Chapitre 30. Sinusites
Chapitre 31. Système nerveux autonome
Chapitre 32. Neuroglie

Chapitre 27
Pathologies des nerfs crâniens

Pathologies nerf par nerf

Pathologies combinant plusieurs nerfs crâniens

Chapitre 27
Pathologies des nerfs crâniens

L'approche manuelle des nerfs crâniens nous confronte parfois à des pathologies sérieuses. Ce chapitre peut servir à éviter les gros pièges ainsi qu'à comprendre l'intérêt et les effets locaux et généraux de certaines manipulations.

Pathologies nerf par nerf

Les nerfs crâniens ont sensiblement les mêmes atteintes que les nerfs périphériques. Cependant, leur diagnostic est plus complexe et nécessite l'avis d'un neurologue.
Ce dernier précise les différentes caractéristiques de la lésion :
– sa localisation ;
– sa physiopathologie ;
– son étiologie ;
– ses répercussions à distance.

L'imagerie cérébrale a considérablement affiné le diagnostic, mais c'est souvent un diagnostic a posteriori, quand les symptômes sont assez évocateurs.

Nous allons voir dans le tableau 27.1 que chaque nerf crânien a sa sémiologie propre ou apporte sa contribution à un tableau clinique plus complexe.

Pathologies combinant plusieurs nerfs crâniens

Les pathologies combinant plusieurs nerfs crâniens sont indiquées au tableau 27.2.

© 2006 Elsevier Masson SAS. Tous droits réservés.
Manipulations des nerfs crâniens

Tableau 27.1.
Principaux symptômes et signes cliniques des nerfs crâniens (d'après Doyon et al.)

Nerf	Fonction	Symptômes et signes cliniques
Nerf olfactif (I)	Sensorielle	Anosmie ou hyposmie
Nerf optique (II)	Sensorielle	Baisse de l'acuité visuelle unilatérale, œdème ou décoloration de la papille, scotome central ou cœcocentral au champ visuel (hémianopsie bitemporale si atteinte du chiasma, hémianopsie latérale homonyme si atteinte des bandelettes optiques ou des radiations optiques [souvent en quadrant])
Nerf oculomoteur (III)	Motrice et végétative	Diplopie (verticale, horizontale ou oblique), ptosis, strabisme divergent, limitation de l'adduction, de l'élévation et de l'abaissement de l'œil, mydriase paralytique, paralysie de l'accommodation
Nerf trochléaire (IV)	Motrice	Diplopie verticale dans le regard vers le bas et le côté sain, inclinaison et rotation de la tête vers le côté opposé
Nerf trijumeau (V)	Mixte	Paresthésie ou névralgie de l'hémiface, hypo- ou anesthésie de l'hémiface, abolition du réflexe cornéen, déficit des muscles masticateurs, bouche oblique ovalaire
Nerf abducens (VI)	Motrice	Diplopie horizontale, strabisme convergent, limitation de l'abduction de l'œil
Nerf facial (VII)	Mixte	Paralysie faciale périphérique (territoires du nerf facial céphalique et caudal) Hypo-esthésie de la zone de Ramsay Hunt, agueusie des deux tiers antérieurs de la langue, diminution des sécrétions salivaires et lacrymales
Nerf acoustique (VIII)	Sensorielle	Acouphènes, hypoacousie ou surdité (nerf cochléaire) Syndrome vestibulaire (nerf vestibulaire)
Nerf glossopharyngien (IX)	Mixte	Névralgie, hypo- ou anesthésie du pharynx et du tiers postérieur de la langue, agueusie du tiers postérieur de la langue, paralysie du carrefour vélo-pharyngo-laryngé, diminution de la sécrétion salivaire
Nerf vague (X)	Mixte	Hypo- ou anesthésie du pharynx et du larynx, paralysie du carrefour vélo-pharyngo-laryngé, signes végétatifs
Nerf accessoire (XI)	Motrice	Paralysie des muscles sterno-cléido-occipito-mastoïdien et trapèze
Nerf hypoglosse (XII)	Motrice	Paralysie de l'hémilangue (déviation de la langue du côté atteint lors de la protraction)

Tableau 27.2
Principaux syndromes topographiques d'atteinte des nerfs crâniens à la base du crâne (d'après Doyon et al.)

Syndrome	Nerfs crâniens atteints	Étiologies principales
De la fissure orbitaire supérieure	III, IV, VI, branche ophtalmique du V, parfois II (si la lésion est localisée à l'apex orbitaire)	Tumeurs envahissantes du sinus sphénoïdal, anévrismes
De la paroi latérale du sinus caverneux	III, IV, VI, branche ophtalmique du V, souvent exophtalmie	Anévrismes dans le sinus caverneux, thrombose du sinus caverneux, tumeurs de la selle turcique et des sinus crâniens
Du carrefour pétrosphénoïdal	II, III, IV, V (névralgie), VI	Tumeurs (volumineuses) de l'angle moyen du crâne
De la pointe du rocher	V (névralgie), VI	Otite avec pétrosite, tumeurs du rocher
Du méat acoustique interne	VII, VIII	Tumeurs, processus infectieux
De la citerne pontocérébelleuse	V sensitif, VII, VIII (cochléaire et vestibulaire)	Neurinome de l'acoustique, méningiome
Du foramen jugulaire (trou déchiré postérieur)	IX, X, XI	Tumeurs, anévrismes, dissection carotidienne
Du carrefour jugulo-hypoglosse (condylo-déchiré postérieur)	IX, X, XI, XII	Tumeurs, anévrismes, dissection carotidienne
De Garcin	Atteinte extradurale unilatérale de tous les nerfs crâniens	Cancers oropharyngés, métastases de la base du crâne

Chapitre 28
Adénopathies du cou et de la face

Tuméfactions de la face

Tuméfactions latérales du cou

Chapitre 28
Adénopathies du cou et de la face

Lorsqu'on explore les parties émergentes des nerfs crâniens, il est intéressant de savoir interpréter la signification des différents ganglions que l'on trouve dans le cou.

En principe, toute atteinte infectieuse doit rendre très prudent et inciter à diriger le patient chez son médecin.

Certains ganglions sont peu significatifs et présents presque systématiquement chez le jeune enfant ou l'adolescent. Ils sont les témoins d'une activité lymphoïde en réponse à des sollicitations immunitaires ou à une fatigue générale.

Tuméfactions de la face

– Les adénopathies sous-maxillaires et sous-mentales signifient des lésions de la bouche, de la langue et du plancher buccal.
– Les adénopathies sous-angulo-maxillaires sont en rapport avec les infections amygdaliennes et linguales.
– Les adénopathies sous-maxillaires peuvent être postlithiasiques.
– Les inflammations parotidiennes :
  • les parotidites aiguës : la palpation met en évidence des tuméfactions sensibles dans les régions rétromaxillaire et sous-auriculaire ;
  • les tumeurs de la parotide : à la palpation, on ressent, en arrière de la branche montante du maxillaire, un nodule dur, mobile et arrondi. Il entraîne une gêne à la mastication et à l'audition ;

Attention : une parésie faciale, des douleurs névralgiques, une tumeur adhérente à la peau et aux plans profonds doivent impérativement faire penser à un cancer parotidien.

Tuméfactions latérales du cou

Il est important de savoir palper et analyser les tuméfactions latérales du cou. Répétons-le : il est très fréquent de trouver une adénopathie dans cette région, témoin de réactions immunitaires ou d'infection locale.

En principe, on trouve des ganglions ovoïdes, de petit volume, lisses, bien délimités, de la taille d'un grain de riz ou d'un petit pois. Ils sont fermes et rénitents.

On peut les mobiliser facilement par rapport aux tissus adjacents.

Attention à ces signes :
– ganglions empâtés et coalescents ;
– ganglions de volume important ;
– ganglions de consistance molle et fluctuante ;
– ganglions de trop grande dureté, adhérents aux tissus de voisinage.

© 2006 Elsevier Masson SAS. Tous droits réservés.
Manipulations des nerfs crâniens

N.B. : Nous l'avons déjà souligné mais nous préférons le rappeler : il n'est pas possible d'effectuer des techniques articulaires sur une colonne cervicale en présence de ganglions du cou et de la face ! Les adénopathies sont souvent génératrices de douleurs articulaires ou abarticulaires. Elles signent toujours une réaction du système immunitaire face à une infection, à une inflammation ou à une tumeur.

Nous avons vu nombre de maladies dont le seul symptôme initial était une cervicalgie. Le piège était que certaines étaient parfois déclenchées après un effort ou une mauvaise position. Dans tous ces cas de figure, le patient est alors convaincu qu'il s'agit d'un problème purement mécanique ; son assurance peut vous conduire à porter le mauvais diagnostic.

Chapitre 29
Cervicalgies d'origine crânienne

Hypertension intracrânienne

Syndrome méningé

Chapitre 29
Cervicalgies d'origine crânienne

La colonne cervicale est une zone privilégiée de projection de douleur partant du crâne. L'exemple de la raideur de la nuque en cas de syndrome méningé illustre bien ce phénomène. L'irritation des méninges, surtout de la fosse cérébrale postérieure, envoie des messages douloureux dans les segments C1 et C2. Reportez-vous au chapitre 5, relatif à l'innervation de la dure-mère, pour approfondir les relations entre la colonne cervicale et la fosse crânienne postérieure.

Les manipulations des nerfs crâniens sont une bonne réponse à certaines cervicalgies d'origine fonctionnelle. Toutefois, il est indispensable de connaître les symptômes de cas plus sévères pour pouvoir diriger ces patients vers d'autres praticiens.

Hypertension intracrânienne

L'augmentation de la pression intracrânienne est due, la plupart du temps, à un développement d'un processus expansif dans la boîte crânienne.

Symptomatologie

Certains symptômes sont tellement évidents qu'il est peu probable que ces patients viennent nous consulter ; d'autres sont plus sournois.

Il s'agit, dans les cas de légère hypertension, de :
– troubles visuels ;
– tension rétro-oculaire ;
– troubles de la vigilance, avec apathie, somnolence ou torpeur ;
– ralentissement du pouls ;
– stase papillaire ;
– céphalées par à-coup. La céphalée est un élément important mais inconstant. À ses débuts, elle est intermittente et réveille souvent le malade dans la deuxième partie de la nuit. Elle reproduit un syndrome pseudomigraineux et s'accompagne de vomissements.

Il s'agit, dans les cas de forte hypertension :
– de vomissements en fusée sans effort et sans cause alimentaire ;
– d'œdème papillaire : à ses débuts, ce n'est qu'une légère dilatation veineuse, sans trouble fonctionnel visuel. Petit à petit, les symptômes augmentent, jusqu'à une paralysie du nerf abducens se traduisant par une diplopie ;
– d'accès convulsifs ;
– d'état d'obnubilation ;
– d'engagements cérébraux ; ils sont occasionnés par les déformations mécaniques de l'encéphale, plus que par l'augmentation de pression. Les conséquences de ces engagements sont à craindre, par dysfonction de

la partie encéphalique comprimée et par compression des structures vasculonerveuses.

L'existence de signes d'hypertension intracrânienne et, surtout, de signes d'engagement est une urgence médicale.

Principales causes de l'hypertension intracrânienne

Les principales causes de l'hypertension intracrânienne sont représentées par tout ce qui peut augmenter la pression du liquide cérébrospinal : traumatisme, méningite, hémorragie méningée, tumeur, encéphalite.

Il existe une hypertension intracrânienne dite bénigne, avec tomodensitométrie normale, qui peut être en relation avec :

– une hypertension artérielle sévère ;
– une thrombose veineuse cérébrale (complication d'otite) ;
– une maladie de Behçet ;
– certains médicaments : corticoïdes, antibiotiques et vitaminothérapie A.

Formes cliniques topographiques

Voici les principaux signes consécutifs aux tumeurs, selon leurs localisations :

– frontales : troubles psychiques avec moria euphorique ;
– fosses postérieures : céphalées par poussées, raideur de la nuque, troubles cérébelleux ;
– temporopariétales : signes d'excitation corticale, soit motrice (type Bravais-Jackson), soit sensitive avec parfois une hémianopsie homolatérale ;
– pontocérébelleuses : troubles auditifs, paralysie faciale, névralgie du trijumeau ;
– du 3e ventricule et de la région hypophysaire : dysfonctions hypothalamo-hypophysaires ; sphénoïdales : troubles visuels avec énophtalmie.

Syndrome méningé

Le syndrome méningé groupe l'ensemble des symptômes liés à une irritation pathologique des enveloppes méningées du système nerveux et du liquide cérébrospinal. Il s'accompagne constamment de modifications biologiques de ce dernier.

Symptômes

Les symptômes du syndrome méningé constituent une triade classique.

Céphalée

La céphalée constitue le signe le plus évocateur, le plus constant et le plus précoce. Elle est la conséquence soit de l'hyperpression intracrânienne, soit de l'inflammation des structures de la base du crâne.

Elle est très intense, violente, diffuse (parfois à prédominance frontale), permanente (avec des paroxysmes) et insomniante.

Elle est exagérée par :
– le bruit (phonophobie) ;
– la lumière (photophobie) ;
– la toux ;
– la poussée abdominale ;
– la flexion de la nuque.

Elle n'est pas calmée par les antalgiques habituels et s'accompagne souvent de rachialgies ainsi que d'une hyperesthésie cutanée diffuse.

En cas d'hémorragie méningée, la céphalée peut être localisée au début. Dans l'hématome sous-dural, elle est souvent associée à une douleur provoquée par la pression de la fosse temporale.

Vomissements

Les vomissements sont plus inconstants mais précoces. Ils sont dits « cérébraux » car ils sont faciles, en jets, sans rapport avec les repas, survenant spontanément ou lors des changements de position du patient.

Constipation

La constipation est le troisième élément du trépied méningitique classique. Très inconstante, la constipation est d'un intérêt pratique limité.

Signes

L'examen clinique cherche à objectiver le syndrome méningé.

Raideur méningée

La raideur méningée est une contracture antalgique de défense des muscles paravertébraux, en rapport avec la douleur secondaire à l'inflammation des méninges.

Douloureuse et permanente, elle est parfois évidente, avec une attitude particulière du sujet couché en chien de fusil (dos tourné à la lumière, tête en arrière, membres demi-fléchis). Toute tentative de la flexion progressive de la tête entraîne une résistance invincible et douloureuse (raideur de nuque). Les mouvements de rotation et de latéralité sont possibles, mais augmentent la céphalée.

■ Tests cliniques

Deux manœuvres confirment la raideur méningée. C'est surtout dans les formes frustes qu'il est utile de les connaître ; nous avons vu quelques cas où ce diagnostic n'était pas évident.

Signe de Kernig

Ce signe est la limitation de l'élévation des membres inférieurs, avec impossibilité de fléchir les cuisses sans plier les genoux lorsqu'on met le malade en position assise ou lorsqu'on élève les deux membres inférieurs du malade couché.

Signe de la nuque de Brudzinski

Ce signe est la flexion involontaire des membres inférieurs à la flexion passive de la nuque. L'hyperflexion de la hanche entraîne sur l'autre membre inférieur :
– une flexion, si le membre inférieur était initialement en extension ;
– une extension, si le membre inférieur était initialement en flexion.

■ Signes d'accompagnement

Parmi les signes qui accompagnent cette raideur méningée, il faut signaler :
– le ralentissement du rythme cardiaque ;
– l'hyperesthésie cutanée ;
– la raie méningitique de Trousseau : si l'on trace, avec l'ongle ou une pointe mousse, un trait sur la peau, on voit apparaître une raie d'abord blanche, qui rougit ensuite et tarde à disparaître ;
– fièvre souvent élevée et dissociée du pouls. Dans les cas plus sévères, il s'agit de :
– signes neurologiques d'emprunt, qui traduisent l'irritation du système nerveux sous-jacent : crises comitiales, paralysies diverses (paralysies oculomotrices notamment), troubles psychiques ;
– l'irritation méningée, qui peut aussi entraîner des signes pyramidaux sous forme d'une vivacité des réflexes ostéotendineux.

Formes cliniques

Un syndrome méningé peut avoir deux causes : l'hémorragie méningée et une méningite.

Les arguments en faveur d'une hémorragie méningée sont :
– la brutalité du début ;
– l'absence de fièvre malgré une possible élévation thermique à 38° C après quelques heures.

Les arguments en faveur d'une méningite sont :
– un début plus progressif ;
– la présence d'une fièvre à 39–40° C avec frissons, sueurs et myalgies ;
– la notion d'une épidémie ou d'autres signes infectieux : diarrhée, rhinopharyngite, rash cutané.

Le caractère fébrile du syndrome méningé est souvent évident, sauf en cas de prise d'antipyrétique qui masque l'élévation de la température (tout simplement l'aspirine, par exemple).

Parfois, une autre cause de fièvre est associée (pneumopathie, foyer ORL : sinusite, otite) qui constitue la porte d'entrée de la méningite.

Chapitre 30
Sinusites

Rôle pneumatique des sinus

Définition

Symptômes

Localisations

Étiologie

Chapitre 30
Sinusites

Rôle pneumatique des sinus

La pneumatisation des os de la face est liée à l'évolution du crâne. Elle a produit un allègement important du massif facial, diminuant ses tractions sous la base du crâne.

Les sinus jouent un rôle pneumatique considérable pour harmoniser les pressions intracrânienne et craniofaciale. Ils contribuent également à l'allègement du crâne osseux et du contenu intracrânien. Ceux qui ont déjà ressenti les symptômes d'une sinusite savent combien ils sont désagréables et invalidants. Quelques gouttes de pus sont suffisantes pour augmenter les pressions intrasinusiennes et entraîner de très fortes réactions locales (congestion) et régionales (céphalées).

Des patients nous consultent souvent pour des sinusites sans cause apparente. Ce sont des patients aux muqueuses extrêmement sensibles, avec un terrain allergique parfois méconnu. D'autres patients ont un problème dentaire asymptomatique qui provoque des irritations du nerf trijumeau avec irradiation sinusienne. Enfin, certains déséquilibres mécaniques du crâne, souvent d'origine traumatique, peuvent entraîner des irritations et des inflammations des sinus.

Définition

Les sinusites sont des inflammations et des infections des sinus de la face. Les infections sont dues à des propagations d'infection nasale ou dentaire, plus rarement à une infection secondaire à une infection générale, après une grippe ou une scarlatine.

En médecine manuelle, on voit beaucoup d'inflammations sinusiennes non infectieuses.

Symptômes

Les symptômes des sinusites sont essentiellement des céphalées aiguës ou sourdes, parfois à type de migraine ou de névralgie. Le goût et l'odorat sont touchés. Les sinusites provoquent souvent des écoulements mucopurulents. Le patient se plaint parfois uniquement d'avoir le crâne pris dans un étau et se sent mal. Les douleurs sont augmentées par les variations de pression, lors des changements de position (flexion de la tête), à la toux et à l'éternuement.

Les émergences faciales du nerf trijumeau sont très sensibles à la palpation.

Localisations

Sinusites frontales

Les sinusites frontales donnent des céphalalgies sus-orbitaires et frontales. Elles sont rythmées, à horaire régulier.

Le rebord orbitaire et l'angle supéromédial de l'orbite sont sensibles à la palpation (nerf supraorbitaire), de même que la racine du nez.

Le patient a l'impression qu'il a la tête prise dans un étau.

© 2006 Elsevier Masson SAS. Tous droits réservés.
Manipulations des nerfs crâniens

Sinusites maxillaires

Ces sinusites créent des douleurs sous-orbitaires irradiant vers les dents. La pression du bouquet nerveux infraorbitaire augmente la douleur. Les crises sont rythmées.

Sinusites ethmoïdales

Ces sinusites se traduisent par des céphalées antérieures sourdes, en arrière du nez.

Dans les ethmoïdites antérieures, les écoulements purulents se font dans le méat moyen des fosses nasales.

Dans les ethmoïdites postérieures, les écoulements purulents se font dans la fente olfactive et sur la queue du cornet moyen.

Les formes chroniques contribuent à la formation de polypes nasaux.

Sinusites sphénoïdales

Dans les sinusites sphénoïdales, les céphalées sont profondes, souvent à projection occipitale. Les écoulements de pus se font dans le rhinopharynx, donnant mauvais goût dans la bouche. À l'inverse des autres localisations de sinusite, le patient se mouche peu.

Sinusites associées

Ce sont des associations de sinusites : sinusite frontomaxillaire, fronto-ethmoïdale ou ethmoïdo-sphénoïdale.

Étiologie

De nombreux facteurs favorisent les sinusites :

– digestifs : par exemple, les reflux gastro-œsophagien et les dysfonctionnements hépatiques ;

– hormonaux : sensibilité particulière aux estrogènes ;

– allergiques : toutes les sensibilisations directes, par l'air inhalé, et indirectes, par voie sanguine, sous l'action de métabolites de certaines substances (chocolat, sulfites, alcool, drogues, peintures, vernis, solvants, etc.) ;

– toxiques : la pollution atmosphérique et le tabagisme en sont les principaux vecteurs. La simple odeur de tabac sur les vêtements peut créer une irritation sinusienne.

Chapitre 31
Système nerveux autonome

Systèmes orthosympathique et parasympathique

Nerfs glossopharyngien et vague

Système sympathique cervicocéphalique

Hypersympathicotonie

Chapitre 31
Système nerveux autonome

Le système nerveux autonome est l'une des clés de notre action. Dans les chapitres précédents, nous avons traité chaque nerf crânien individuellement. Même si nous avons mentionné les nombreuses anastomoses et connexions dont ils font l'objet, il nous paraît intéressant d'envisager globalement les composantes neurovégétatives des nerfs crâniens. Les chemins qu'empruntent les fibres ne sont pas toujours très directs, et les effets des manipulations vont bien au-delà du simple geste local.

Les anastomoses très riches entre les nerfs crâniens et le système sympathique cervical expliquent les interférences entre la tête et le cou. Il est parfois difficile de différencier les symptômes venant du cou ou de la tête, tant leur système nerveux est interdépendant.

Systèmes orthosympathique et parasympathique

Les deux composantes du système nerveux autonome sont encore trop souvent considérées comme deux composantes antagonistes. Si leurs actions paraissent opposées sur de nombreux organes, ces deux systèmes sont en réalité complémentaires.

Le *système sympathique* prépare l'individu à l'action ; on le dit *ergotropique*. Classiquement, on admet qu'il met tout en œuvre pour que le corps puisse combattre ou fuir. C'est un système qui prédomine le jour et pendant l'état de veille.

Le *système parasympathique* a pour fonction de protéger et de restaurer le milieu intérieur ; on le dit *endophylactique*. Il permet de contrebalancer les effets du système sympathique, après l'action. C'est un système qui prédomine la nuit et pendant le sommeil.

La distinction anatomique entre les deux systèmes repose pour partie sur la localisation des neurones préganglionnaires :

– localisation thoracique pour le système sympathique ;
– localisation craniosacrale pour le système parasympathique.

Nous allons aborder la composante cervicocéphalique des deux systèmes, qui n'est qu'une partie du système nerveux autonome. S'il est tentant de vouloir stimuler ou inhiber l'une de ces deux composantes, elles sont complémentaires et fonctionnent le plus souvent en alternance.

Le système nerveux autonome est d'une subtilité difficile à imaginer. C'est à travers les exemples des nerfs glossopharyngien et vague ainsi que du système sympathique cervicocéphalique que nous pouvons en prendre particulièrement conscience.

© 2006 Elsevier Masson SAS. Tous droits réservés.
Manipulations des nerfs crâniens

Nerfs glossopharyngien et vague

Viscérosensibilité du glossopharyngien

Le nerf glossopharyngien véhicule les sensations inconscientes en provenance du corpuscule carotidien, chémorécepteur, et du sinus carotidien, barorécepteur.

Les chémorécepteurs du corpuscule carotidien enregistrent les niveaux d'oxygène, de dioxyde de carbone et les paramètres de l'équilibre acidobasique du sang artériel.

Les barorécepteurs du sinus carotidien, qui sont sensibles à l'étirement de la paroi, enregistrent la pression artérielle.

Ces sensations sont relayées par la branche carotidienne du nerf glossopharyngien vers le ganglion inférieur du nerf (d'Andersch) où se trouvent les corps cellulaires des neurones. Ils envoient des informations vers la formation réticulée et à l'hypothalamus pour établir des réponses réflexes contrôlant la respiration, la pression artérielle et l'éjection cardiaque.

Glomus carotidien

Le glomus carotidien, ou corpuscule carotidien, est un petit chémorécepteur de 3 mm par 6 mm, localisé à la bifurcation carotidienne (figure 31.1). Il est très sensible à :
– l'hypoxie (baisse du niveau d'O_2 sanguin artériel) ;
– l'hypercapnie (augmentation du niveau de CO_2 sanguin artériel) ;
– l'acidose (baisse du pH sanguin artériel).

En réponse à ces modifications sanguines, il décharge des influx dans la branche carotidienne du nerf glossopharyngien.

Sinus carotidien

Le sinus carotidien est une dilatation de l'artère carotide interne, peu après sa séparation de la carotide primitive.

Il répond aux modifications de la pression artérielle. Les parois du sinus présentent une média fine et une adventice épaissie, du fait de la présence de récepteurs à l'étirement.

Ces capteurs sont connectés aux terminaisons nerveuses du nerf glossopharyngien. Ils répondent aux augmentations de pression artérielle dans le sinus en engendrant des influx qui sont à l'origine d'un abaissement de la pression artérielle par voie réflexe.

Fibres parasympathiques du nerf vague

Viscéromotricité du nerf vague

Les corps cellulaires des neurones préganglionnaires sont situés dans le noyau dorsal du vague et dans la partie médiale du noyau ambigu.

Le noyau dorsal du vague est situé dans le plancher du 4e ventricule et dans la matière grise centrale de la proche moelle allongée.

Les fibres préganglionnaires de ce noyau traversent le noyau spinal du trijumeau, émergent du bord latéral de la moelle allongée et cheminent dans le nerf vague.

Les neurones du *noyau dorsal* innervent les ganglions de l'intestin et de ses dérivés (poumons, foie, pancréas).

Les neurones du *noyau ambigu* innervent les ganglions du plexus cardiaque.

Les deux noyaux sont influencés par des influx venant de l'hypothalamus, du système olfactif, de la formation réticulée et du noyau du tractus solitaire.

À l'intérieur du pharynx et du larynx, les axones préganglionnaires activent des neurones ganglionnaires qui sont sécrétomoteurs pour les glandes des muqueuses pharyngienne et laryngée.
– Pour le thorax : les nerfs vagues prennent des chemins différents, mais chacun éclate en plusieurs branches qui rejoignent les plexus autour des gros vaisseaux de la base du cœur. Les branches pulmonaires provoquent une bronchoconstriction et les branches œsophagiennes activent le péristaltisme œsophagien en stimulant la musculature lisse des parois de l'œsophage.

Système nerveux autonome

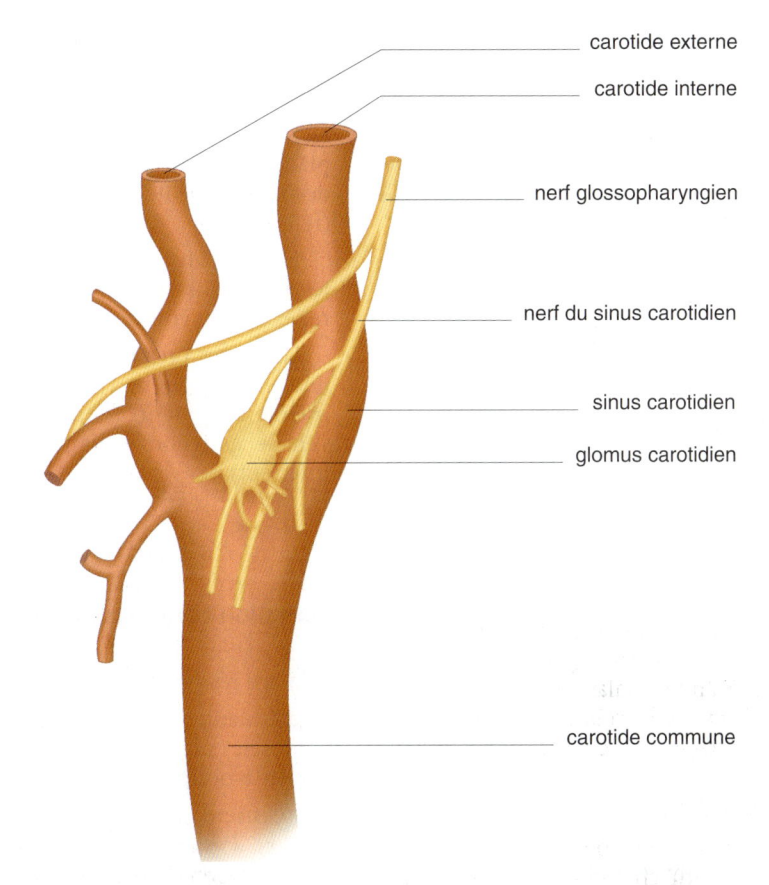

Figure 31.1. Glomus carotidien.

- Pour le cœur : le corps cellulaire des axones préganglionnaires est situé dans le noyau ambigu. Leurs axones se terminent dans de petits ganglions associés au cœur et provoquent un ralentissement de la fréquence cardiaque.
- Pour l'estomac : les nerfs gastriques droit et gauche émergent du plexus œsophagien. Ces nerfs stimulent la sécrétion des glandes gastriques et sont moteurs pour la musculature lisse de l'estomac.
- Pour l'intestin : les branches intestinales agissent de la même manière sur l'intestin grêle, le cæcum, l'appendice, le côlon ascendant et la majeure partie du côlon transverse.

Viscérosensibilité du vague

À un niveau conscient, la sensation viscérale véhiculée par le nerf vague se traduit par le fait de « se sentir bien » ou de « se sentir mal ». Les sensations douloureuses d'origine viscérale sont véhiculées par le système sympathique.

Issues des plexus périviscéraux, les fibres sensitives viscérales convergent vers les nerfs gastriques droit et gauche. Ces nerfs passent à travers le hiatus œsophagien du diaphragme, pour se mélanger au plexus périœsophagien.

Des fibres sensitives provenant des plexus cardiaque et pulmonaire les rejoignent et continuent leur route vers le haut dans les nerfs vagues droit et gauche.

Les deux nerfs vagues sont rejoints par des nerfs véhiculant l'information viscérale provenant :
- de la crosse aortique, des barorécepteurs (récepteurs à l'étirement) ;
- des corps aortiques, des chémorécepteurs (mesurant la pression en oxygène) ;
- de la partie basse du larynx, par le nerf récurrent laryngé ;
- de la partie haute du larynx, par le nerf laryngé interne ;
- de la muqueuse de l'épiglotte, de la base de la langue et des plis aryépiglottiques par le plexus pharyngé.

Les corps cellulaires des neurones viscérosensibles sont situés dans le ganglion inférieur du nerf vague (plexiforme). Ils sont connectés à la formation réticulée et à l'hypothalamus pour l'élaboration de réflexes contrôlant les activités cardiovasculaire, respiratoire et gastro-intestinale.

Des connexions par la voie réticulobulbaire (entre la formation réticulée et les noyaux des nerfs crâniens dans le tronc cérébral) avec le noyau dorsal du vague (moteur) rendent possibles ces réponses réflexes par le nerf vague lui-même.

Intérêt ostéopathique

Ces réflexes, de type vagovagal, sont de la plus haute importance pour nous. Ils nous permettent de jouer sur l'autorégulation du nerf vague dans sa globalité.

Système sympathique cervicocéphalique

La portion cervicale du système sympathique s'étend de la base du crâne à l'orifice supérieur du thorax. Elle distribue ses collatérales à la tête, au cou, au membre supérieur et au médiastin antérieur.

La chaîne sympathique cervicale est plaquée contre le plan prévertébral et située derrière le pédicule vasculonerveux du cou (figure 31.2).

Elle est constituée de trois ganglions, appelés ganglions supérieur, moyen et inférieur, reliés par un cordon intermédiaire.

Les fibres préganglionnaires destinées à la tête et au cou sortent des trois ou quatre premiers segments thoraciques, et remontent vers le ganglion stellaire (ganglion cervical inférieur).

Système sympathique cervical

Ganglion cervical supérieur

Le ganglion cervical supérieur est situé dans l'espace rétrostylien, limité :
- latéralement, par le ventre postérieur du muscle digastrique et le muscle sterno-cléido-occipito-mastoïdien ;
- en arrière, par les apophyses transverses des 2e et 3e vertèbres cervicales et les muscles prévertébraux (long du cou et grand droit antérieur) ; le ganglion est appliqué sur ces structures ;
- en avant, par les muscles du rideau stylien et le paquet vasculonerveux jugulocarotidien ;
- médialement, par le pharynx et par la lame sagittale.

Le ganglion cervical supérieur est fusiforme, allongé en noyau de datte, étendu de la base du crâne à la 4e vertèbre cervicale.

À l'intérieur du ganglion :
- certaines fibres font synapse et vont aux artères carotide primitive, sous-clavière et vertébrale ;
- d'autres fibres le traversent sans synapse et gagnent les ganglions sus-jacents.

Système nerveux autonome   **345**

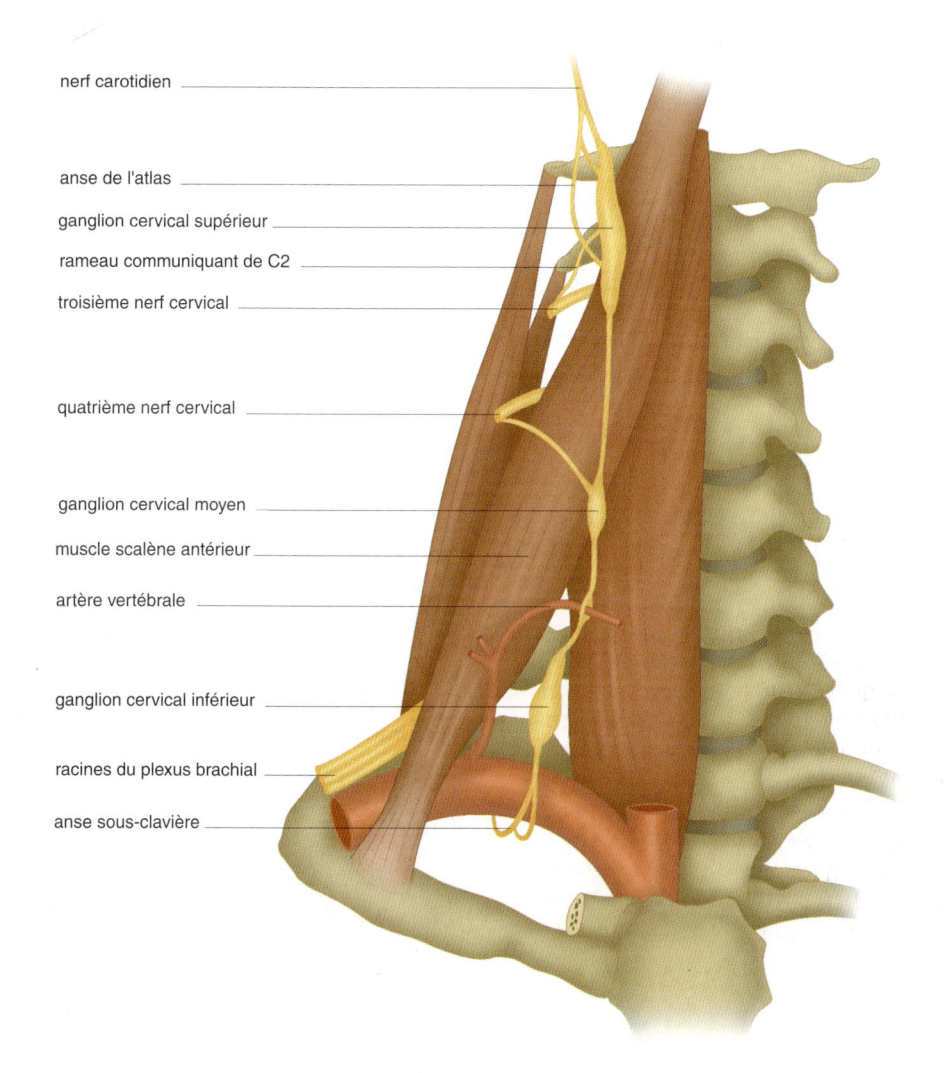

Figure 31.2. Chaîne sympathique cervicale.

Ganglion cervical moyen

Le ganglion cervical moyen est présent chez 50 % des sujets. Variable de siège, de forme et de dimension, il a souvent la forme d'un gros pois.

Il est généralement situé en dedans du tubercule antérieur de l'apophyse transverse de la 6e vertèbre cervicale, particulièrement saillant, encore appelé tubercule de Chassaignac.

Le ganglion cervical moyen serait le lieu de relais des fibres destinées à la langue, au larynx et au corps thyroïde.

Ganglion cervical inférieur

Le ganglion cervical inférieur est situé au carrefour du cou, du thorax et du membre supérieur. Il représente la fusion de quatre à cinq ganglions cervicaux et d'un à deux

ganglions thoraciques. Il est situé dans la fosse sus- et rétropleurale de Sebileau, limitée :
– en avant, par le versant postérieur du dôme pleural ;
– en arrière, par l'apophyse transverse de C7 et par le col de la première côte ;
– latéralement, par les ligaments transversopleural et costopleural ;
– médialement, par le ligament vertébropleural.

Le ganglion est sur la face postérieure de l'artère sous-clavière et entoure souvent aussi l'artère vertébrale.

À partir du ganglion cervical supérieur, les fibres postganglionnaires se divisent en :
– anastomoses aux derniers nerfs crâniens et aux quatre premiers nerfs cervicaux, par des rameaux communicant gris ;
– formations des plexus périartériels des carotides interne et externe pour se distribuer à la tête et au cou en suivant ces plexus.

Les très riches plexus périartériels de la carotide externe et de ses collatérales se distribuent aux tissus de la face et aux plans extracrâniens. *Ils suivent aussi les artères méningées et vont aux méninges.*

Les plexus péricarotidien (figure 31.3) interne et vertébrobasilaire suivent les artères carotide interne et vertébrale dans la cavité crânienne et se poursuivent sur les artères cérébrales.

Distribution

De ces ganglions partent des rameaux de nature et de destinée différentes. On peut en distinguer plusieurs variétés. On trouve :
– les rameaux communicants ;
– les collatérales vasculaires ;
– les collatérales musculosquelettiques ;
– les collatérales viscérales ;
– les rameaux anastomotiques.

Rameaux communicants

– Du ganglion cervical supérieur partent les rameaux destinés aux quatre premiers nerfs cervicaux qui constituent le plexus cervical. Des filets gagnent l'anse de l'atlas, les 2e et 3e nerf cervicaux et, de manière inconstante, le 4e nerf cervical.
– Du ganglion cervical moyen partent des filets qui vont aux 4e et 5e nerfs cervicaux.
– Du ganglion cervical inférieur partent des filets qui se rendent aux nerfs qui constituent le plexus brachial (5e, 6e, 7e, 8e nerfs cervicaux et 1er nerf thoracique).

Collatérales vasculaires

■ Ganglion cervical supérieur

Nerf carotidien et plexus carotidien interne

Le nerf carotidien prolonge le pôle céphalique du ganglion cervical supérieur sur la carotide interne (figure 31.4). Il porte les fibres de la vasomotricité du cerveau et de la rétine ainsi que la commande du muscle irien.

À l'entrée du canal carotidien, il se divise en deux branches médiale et latérale qui s'anastomosent pour former le plexus carotidien.

La *branche latérale* donne :
– le nerf caroticotympanique. Il pénètre dans la caisse du tympan et s'unit à une branche du nerf tympanique du IX (nerf de Jacobson) ;
– le nerf pétreux profond. À la sortie du canal carotidien, il traverse le foramen déchiré et rejoint le nerf grand pétreux du VII pour constituer le nerf vidien destiné au ganglion ptérygopalatin ;
– un filet anastomotique au nerf abducens.

La *branche médiale* donne :
– des filets anastomotiques pour
  • les nerfs oculomoteur, trochléaire et abducens ;
  • le ganglion trigéminal ;
  • le nerf ophtalmique.

Ces derniers filets commandent le muscle irien, auquel ils se rendent par le nerf nasal, le ganglion ciliaire et les nerfs ciliaires courts. Ce sont des fibres iridodilatatrices.

Système nerveux autonome 347

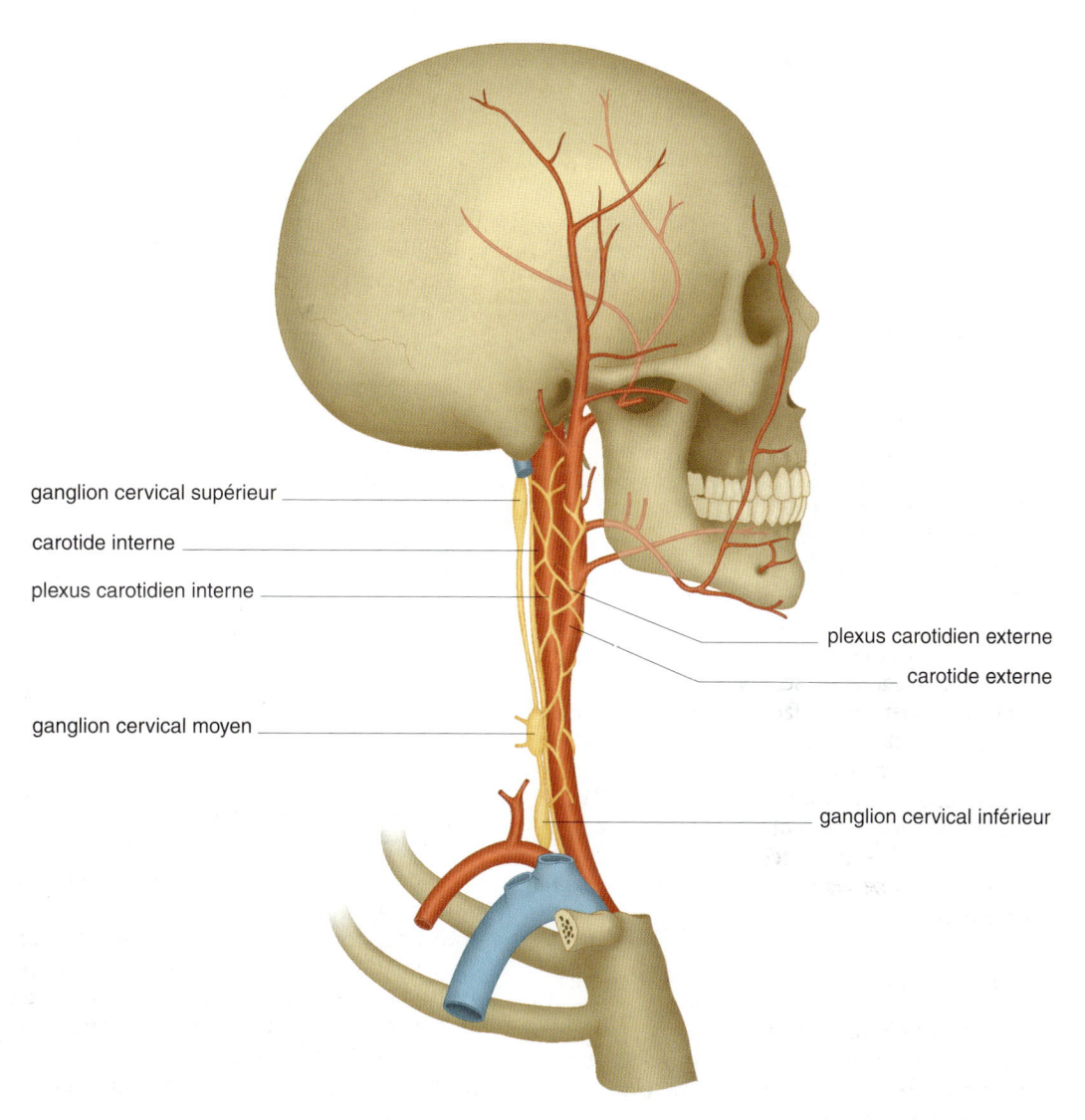

Figure 31.3. Plexus péricarotidien.

– des filets pour :
  • l'hypophyse ;
  • la dure-mère de la selle turcique et de la lame basilaire ;
  • la muqueuse du sinus sphénoïdal.

Au sortir du sinus caverneux, les deux branches se terminent dans le plexus vasculaire qui entoure la carotide interne et ses branches.

Nerfs intercarotidiens

Ce sont les nerfs qui se rendent à la bifurcation carotidienne.

Au nombre de quatre à sept, ils constituent, avec les nerfs issus des nerfs vague et glosso-

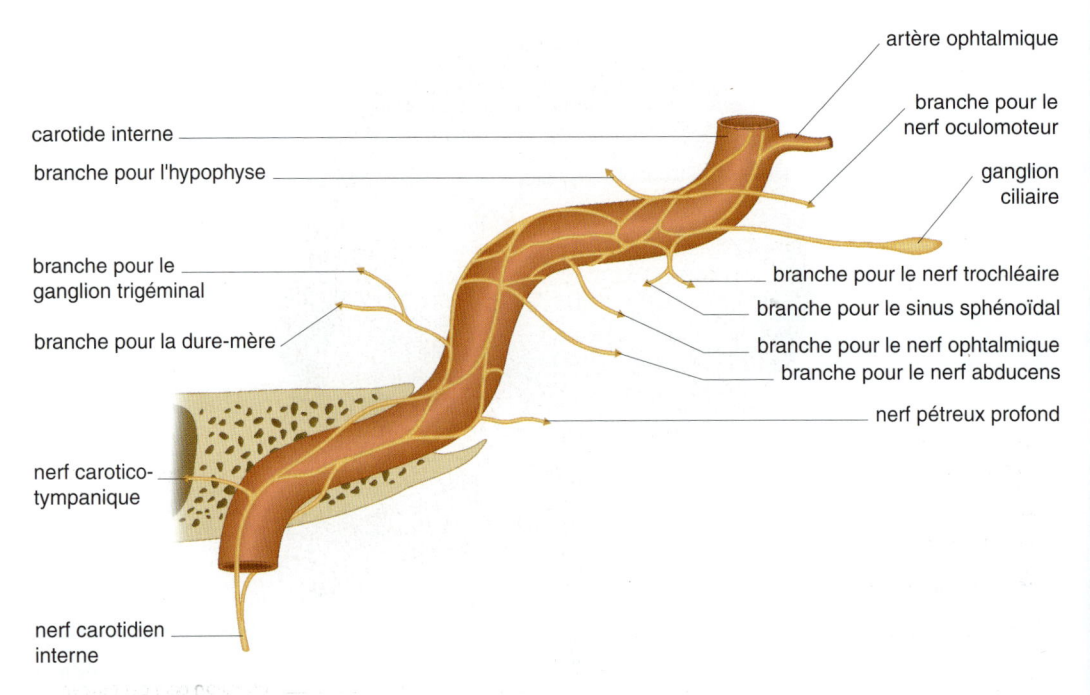

Figure 31.4. Branches du plexus carotidien interne.

pharyngien, le plexus intercarotidien qui innerve la fourche carotidienne et le corpuscule carotidien. De ce plexus partent de nombreux filets qui vont former un riche plexus périartériel sur la carotide externe. Les prolongements de ce plexus accompagnent toutes les collatérales et terminales de l'artère : artères faciale, thyroïdienne supérieure, temporale superficielle, maxillaire interne et méningée moyenne.

■ Ganglion cervical moyen

De ce ganglion naissent des filets pour la carotide primitive et, surtout, pour l'artère thyroïdienne inférieure (plexus thyroïdien inférieur).

■ Ganglion cervical inférieur

Nerf vertébral et plexus vertébrobasilaire

Du ganglion cervical inférieur naissent deux nerfs vertébraux, l'un antérieur, l'autre postérieur, qui constituent un plexus autour de l'artère vertébrale (figure 31.5).

Le nerf postérieur donne des rameaux communicants profonds aux 5e, 6e et 7e nerfs cervicaux.

Au niveau de chacun des foramens intervertébraux correspondants, il émet la racine sympathique du nerf sinuvertébral, destinée à la dure-mère rachidienne et aux disques intervertébraux.

Le plexus périvertébral, avant son entrée dans le crâne, est renforcé par des filets issus du ganglion cervical moyen et des deux à trois premiers nerfs cervicaux (figure 31.6). Il se poursuit sur la partie intracrânienne de l'artère vertébrale, sur le tronc basilaire et ses collatérales. Appelé alors plexus vertébrobasilaire, il s'anastomose au plexus péricarotidien.

Système nerveux autonome 349

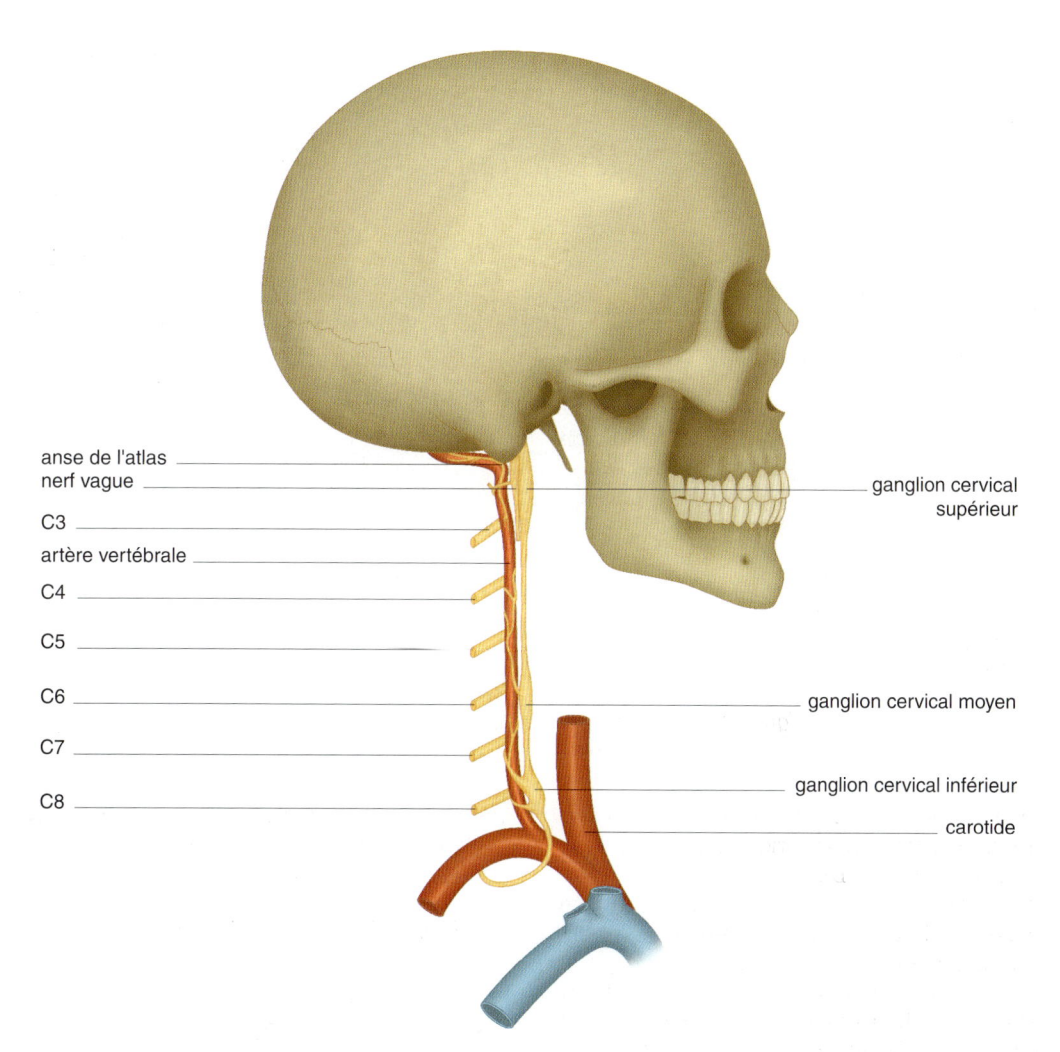

Figure 31.5. Plexus vertébral.

Nerfs de l'artère sous-clavière

Certains nerfs de l'artère sous-clavière viennent du ganglion cervical inférieur, directement ou par l'anse de Vieussens, et vont à la face postérieure de l'artère. D'autres, issus de l'anse périvertébrale, vont à la face antérieure de l'artère et à ses collatérales, particulièrement aux artères vertébrale, thoracique interne et thyroïdienne inférieure.

Collatérales musculosquelettiques

Des filets très grêles, nés de la face postérieure de ganglions, sont destinés aux corps vertébraux et aux muscles prévertébraux (droit antérieur, long du cou).

Collatérales viscérales

Parmi les collatérales viscérales, celles du ganglion cervical inférieur sont intéressantes

Données anatomocliniques

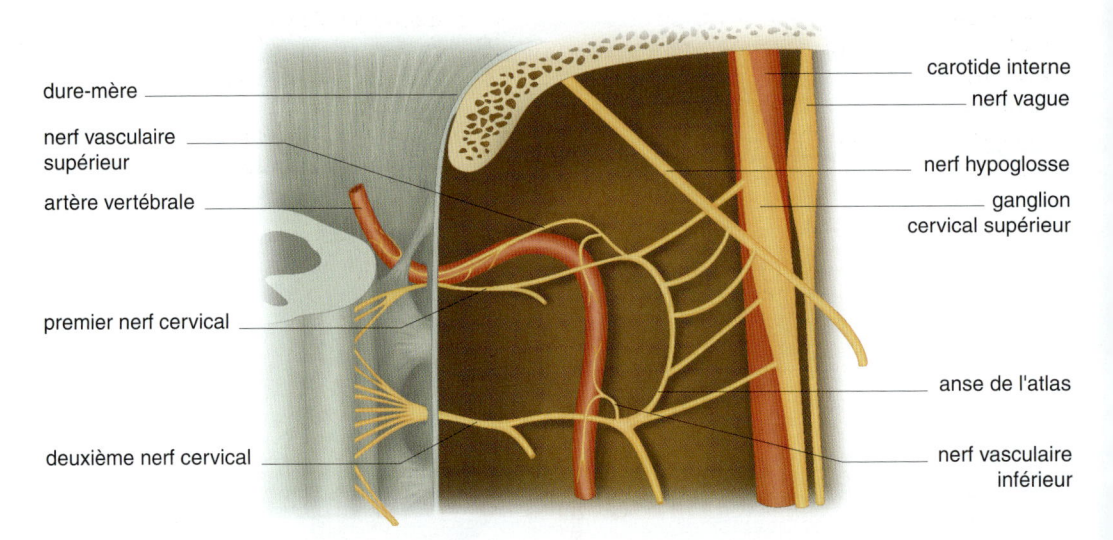

Figure 31.6. Innervation de l'artère vertébrale.

à étudier. Elles expliquent en partie les résultats étonnants que l'on obtient sur le système vasculaire crânien. En traitant manuellement le défilé thoracique, on libère particulièrement :

- des filets pleuraux destinés au dôme pleural ;

- des filets œsophagiens et trachéaux, grêles et courts ;

- le nerf cardiaque inférieur ;

- le nerf cardiaque inférieur qui, des deux côtés, se termine derrière la crosse de l'aorte, dans le plexus cardiaque profond. Sur son trajet, il s'anastomose aux nerfs vague et récurrent, et donne des nerfs vasculaires à la sous-clavière, à la carotide et à la crosse de l'aorte. Il donne aussi des nerfs thymiques et pulmonaires ;

- des anastomoses constantes au nerf phrénique. À droite, une anastomose constante emprunte l'anse de Vieussens pour atteindre le nerf vague et le récurrent.

Rameaux anastomotiques

- Du ganglion cervical supérieur, le nerf jugulaire se dirige vers le foramen jugulaire. Il se termine dans les ganglions inférieurs du nerf glossopharyngien et du nerf vague. L'anastomose est réalisée par plusieurs filets.
- Du ganglion cervical moyen, une anastomose est envoyée au nerf récurrent du vague.
- Du ganglion cervical inférieur, des anastomoses constantes, mais de nombre et de développement variables, vont au nerf phrénique. À droite, une anastomose constante emprunte l'anse de Vieussens pour atteindre le nerf vague et le récurrent.

Hypersympathicotonie

De même que nous avons donné les caractéristiques de la vagotonie, voici résumés ceux de l'hypersympathicotonie :
- nervosité ;
- hyperémotivité ;
- grande irritabilité ;

- pessimisme ;
- violence plus ou moins contenue ;
- insomnie ;
- maigreur ;
- réflexes tendineux et pilomoteurs exagérés ;
- mydriase ;

- énophtalmie possible ;
- tachycardie ;
- tension systolique parfois élevée ;
- lenteur digestive ;
- douleurs postprandiales ;
- météorisme et constipation.

Chapitre 32
Neuroglie

Généralités

Les différentes cellules gliales

Motilité gliale

Fonctions gliales

Rôle pathogène

Chapitre 32
Neuroglie

Généralités

Les cellules gliales occupent plus de 50 % du volume cérébral. Elles ont été découvertes en 1856 par le médecin allemand Rudolf Virchow. Celui-ci les a rassemblées sous le terme générique de glie, ce qui signifie littéralement « glue ».

À partir de ce moment-là, elles furent les « oubliées » des neurosciences ; elles furent globalement considérées comme des cellules rudimentaires. On pensait qu'elles constituaient une substance amorphe, se contentant d'occuper l'espace cérébral vacant et d'isoler passivement les neurones. Au mieux les considéra-t-on, un peu plus tard, comme des cellules assumant les fonctions d'un tissu conjonctif, c'est-à-dire : soutien, échanges, résorption et formation de cicatrices.

Ainsi, les cellules gliales ont été délaissées par la science jusqu'à un passé récent. Des travaux de pointe ont montré qu'elles jouent en fait un rôle majeur. Certaines ont un rôle de sentinelle ou de protecteur ; d'autres participent beaucoup plus au traitement de l'information dans le cerveau. Elles ont la capacité de décrypter et de transmettre des informations d'un bout à l'autre du cerveau, formant ainsi un véritable réseau de communication qui s'ajouterait à celui des neurones.

Les différentes cellules gliales

Oligodendrocytes

Les oligodendrocytes présentent des prolongements qui s'enroulent en spirale autour des fibres nerveuses. Ils fabriquent la gaine de myéline, véritable isolant qui protège et facilite la circulation des influx nerveux. Ils assurent la formation de myéline pour les axones du système nerveux central, et sont ainsi les homologues des cellules de Schwann pour le système nerveux périphérique. Cependant, si pour un nerf myélinisé, chaque cellule de Schwann ne myélinise qu'un seul axone, un oligodendrocyte contribue à la formation de myéline pour plusieurs axones.

Microglie

Les cellules de la microglie sont équipées de « bras ». Ce sont de véritables sentinelles du cerveau, car elles ont la possibilité d'envoyer leurs bras explorer les zones alentour. Elles sont à la base du système immunitaire cérébral. Elles défendent le système nerveux central contre les différentes agressions. Elles jouent aussi le rôle de phagocytes pour éliminer les débris laissés par les neurones et les cellules gliales en voie de dégénérescence.

Astrocytes

Les cellules gliales les plus nombreuses sont les astrocytes. Ils sont ainsi dénommés en raison de leur forme étoilée. On a longtemps considéré ces cellules comme un simple dispositif de comblement de l'espace situé entre les neurones.

Les astrocytes participent à la régulation de la composition du milieu extracellulaire. En formant une sorte d'enveloppe autour de la jonction synaptique, ils contribuent à réduire la diffusion des neurotransmetteurs qui ont été libérés. Ils sont capables de capter les neurotransmetteurs et les molécules agissant dans l'espace synaptique.

Ils jouent un rôle :
- de régulation des taux de neurotransmetteurs synaptiques ;
- de contrôle de la concentration extracellulaire de substances néfastes au bon fonctionnement des neurones.

Motilité gliale

Les ostéopathes se sont intéressés aux cellules gliales bien avant que la communauté scientifique ne les redécouvre. À la suite de W.G. Sutherland, c'est dans ces cellules que de nombreux auteurs ont vu un « moteur » très probable du mécanisme respiratoire primaire.

Les nombreuses observations histologiques de cultures de tissu glial montrent que les différentes cellules ont des comportements différents :
- les astrocytes ne montrent qu'une mobilité faible et représentent l'élément tissulaire stable. Toutefois, d'après Bear et al., *l'expansion et la rétraction des neurites* (axones et dendrites), observées par certains auteurs, semblent dépendre étroitement des astrocytes ;
- les microgliocytes se déplacent rapidement entre les prolongements des astrocytes, en changeant continuellement de forme ;
- les oligodendrocytes sont *animés d'une pulsation qui contracte et dilate le corps cellulaire selon un rythme régulier* (Kahle, Leonhardt et Platzer citant Lumsden et Pomerat).

S'il était établi que l'activité de certains groupes de cellules se fait de manière concertée, on pourrait alors affirmer l'existence du générateur du mouvement crânien que la main de l'ostéopathe perçoit.

Fonctions gliales

Communication astrocytaire

Les astrocytes ont de longs bras qui viennent s'enrouler autour des points de jonction entre neurones pour former une sorte de manchon. Lorsque l'influx nerveux arrive au niveau de la synapse, il déclenche la libération de neurotransmetteurs dans l'espace synaptique.

Il se trouve que, par leur situation privilégiée autour de la synapse, les astrocytes ont les moyens de faciliter, de ralentir ou même de bloquer ce flux d'informations.

Ils sont également capables de transmettre des informations saisies dans une synapse à une autre synapse. Les neurones ne sont donc pas les seuls à échanger des informations.

Dans le cerveau, des groupes d'astrocytes forment des ensembles de communication, appelés *domaines astrocytaires*. Ces groupes travaillent spécifiquement avec certains neurones.

La propagation de l'information par les astrocytes ne se fait pas par voie électrique, comme pour le neurone, mais par voie chimique. Il y a une forte production d'ions calcium qui se répercute comme une onde, d'astrocyte en astrocyte. Les gliologistes parlent d'*onde calcique*. Les informations véhiculées par cette voie sont très lentes. Elles atteignent au mieux 15 à 30 µm par seconde, contre 1 m par seconde au minimum pour l'influx nerveux.

Sur la voie nerveuse, *les informations circulent 100 000 fois plus vite que sur la voie astrocytaire.*

Il existe donc deux réseaux, l'un rapide et l'autre lent, permettant vraisemblablement au cerveau de mieux coordonner son activité.

Organisation neuronale

Les astrocytes sont de grands organisateurs de l'architecture cérébrale. Ils se révèlent indispensables à la création de nouveaux neurones et de nouvelles synapses.

La naissance des neurones tout au long de notre vie est également sous contrôle astrocytaire. Il est prouvé que, même à l'âge adulte, le cerveau peut fabriquer de nouvelles cellules nerveuses à partir de cellules souches, notamment dans l'hippocampe. Ces substances, libérées par les astrocytes, permettent la transformation des cellules souches en neurones.

La plasticité cérébrale, clé de l'apprentissage et de la mémorisation, se trouve dépendante de facteurs chimiques libérés par les astrocytes.

Apprentissage

Les cellules gliales occupent une place déterminante dans l'intelligence de l'espèce humaine qui possède la plus forte proportion de cellules gliales du règne animal.

Du point de vue neuronal, le cerveau d'Albert Einstein, autopsié dans les années 1980, ne différait pas de celui du *vulgum pecus*. Le nombre et la physionomie de ses neurones étaient tout à fait habituels. Seules certaines zones cérébrales, celles dédiées aux tâches les plus complexes, possédaient une proportion de cellules gliales incroyablement élevée.

Dans les zones cérébrales soumises à un apprentissage intensif, le volume cortical tend à augmenter, mais la densité des neurones tend à diminuer. Tout se passe comme si les cellules gliales « écartaient » les neurones. Plus les tâches à effectuer sont complexes, plus les astrocytes semblent intervenir dans la communication entre neurones. Autrement dit, face à une situation nouvelle ou complexe, les astrocytes s'adaptent aussi !

Mémorisation

Les astrocytes semblent jouer aussi un rôle facilitateur dans les phénomènes de mémorisation.

Rôle pathogène

Les cellules gliales se révèlent de plus en plus impliquées dans la pathologie du système nerveux central. Certains en font même la clé des maladies du cerveau.

Dans le scénario biologique qui aboutit à la maladie d'Alzheimer, les astrocytes ont une double personnalité.

Leur responsabilité dans le processus inflammatoire qui accompagne le dépôt des plaques amyloïdes dans le cerveau les a longtemps fait considérer comme jouant le rôle des « méchants ». Ces agrégats de protéines, en s'accumulant dans le cerveau, provoquent la mort des neurones et l'apparition de la démence.

Des études récentes viennent de montrer que les astrocytes avaient la capacité de dégrader ces mêmes plaques amyloïdes. Ce nettoyage des zones touchées permettrait de ralentir, voire de stopper, l'apparition des lésions.

D'une manière plus générale, les astrocytes ont ceci de particulier qu'ils peuvent avoir le bon et le mauvais rôles au cours d'une même maladie. Des travaux récents le confirment pour de nombreuses pathologies comme la maladie de Parkinson, la maladie de Huntington, la sclérose latérale amyotrophique, l'épilepsie et les accidents vasculaires cérébraux (ischémie, infarctus).

Nous pensons que les manipulations de l'encéphale ont un très grand impact sur les cellules gliales ; certainement bien plus important que sur les neurones eux-mêmes.

Conclusion

Les manipulations des nerfs crâniens sont un « plus » indéniable pour améliorer les effets des nombreuses techniques propres à l'ostéopathie. Leurs effets sur la dure-mère, les sutures crâniennes, l'encéphale et même sur tout l'organisme permettent de mieux soulager les patients.

L'ostéopathie est une science complexe et un art difficile ; elle ne peut se satisfaire d'être un catalogue de techniques isolées. Son concept d'unité du corps lui fait respecter même les structures corporelles les plus infimes, chacune jouant sa partition sous l'autorité du cerveau.

L'objectif d'un traitement ostéopathique est de s'adresser à la partie de l'organisme la plus dysfonctionnelle sur le plan mécanique pour obtenir un effet local, mais aussi pour prévenir le cerveau des changements occasionnés. Ce dernier a un rôle informationnel considérable qui traite les milliards de messages émis et reçus par les tissus.

L'intégration de ces messages tissulaires après notre intervention intervient dans le subtil processus curatif de l'individu. En réorientant la mécanique corporelle et les mécanismes de l'homéostasie, le cerveau va créer de nouvelles conditions qui pourront permettre à l'individu de récupérer peu à peu une physiologie plus conforme à ses attentes.

Ce sont en grande partie les 100 000 km de notre système nerveux périphérique qui permettent ces fantastiques échanges.

Les neurones ont leur propre pathologie mécanique à titre de contrainte exogène, d'œdème ou de fibrose endoneurale. Notre main peut les aider à retrouver leur fonction optimale et ainsi améliorer ces indispensables relations corps–cerveau.

Les manipulations des nerfs crâniens sont une aide précieuse pour accéder à encore plus de finesse dans les notions de globalité et d'unicité du corps humain. Nous devons défendre et affirmer sans relâche le concept et la philosophie de l'ostéopathie.

Glossaire

Aditus ad antrum : canal de communication entre la caisse du tympan et l'antre mastoïdien.

A frigore : « Par refroidissement ». Terme employé pour les paralysies faciales, parfois les pleurésies et les néphrites. À vrai dire, le refroidissement n'est qu'un paramètre de ces maladies.

Agoraphobie : peur des grands espaces vides ou pleins de monde.

Agueusie : perte du goût.

Amaurose : cécité sans lésion apparente de l'œil.

Ambigu (noyau) : noyau moteur bulbaire commun aux nerfs glossopharyngien et vague.

Amblyopie : baisse de l'acuité visuelle sans lésion organique de l'œil.

Andersch (ganglion d') : ganglion inférieur du nerf glossopharyngien, situé à la partie caudale du rocher, fournissant le nerf tympanique (nerf de Jacobson).

Anisocorie : inégalité de diamètre des pupilles.

Anisotension : inégalité de tension artérielle mesurée au niveau des membres.

Arnold (nerf d') : grand nerf sous-occipital émergeant entre atlas et axis.

Arnold (nerf récurrent d') : rameau méningé récurrent du nerf ophtalmique (V1) innervant la tente du cervelet.

Anosmie : perte de l'odorat.

Ataxie : troubles de la coordination des mouvements sans altération de la force musculaire.

Aura : sensations qui précèdent le paroxysme d'une maladie. Elles peuvent être d'origine motrice, sensitive, sensorielle, vasomotrice, sécrétoire ou psychique.

Avellis (syndrome d') : paralysie homolatérale du voile du palais, du pharynx et de la corde vocale par atteinte des nerfs accessoire (XI) et vague (X).

Behçet (maladie de) : association de plusieurs symptômes : lésions oculaires (uvéite, choriorétinite), cutanéomuqueuses, articulaires (cervicalgie), digestives, vasculaires et nerveuses.

Bell (signe de) : dans la paralysie faciale, rotation latérocéphalique du globe oculaire avec occlusion incomplète des paupières, du côté paralysé, quand le patient tente de fermer les yeux.

Blastoderme : portion de l'œuf des mammifères qui donne naissance à l'embryon, constituée de deux feuillets : l'ectoderme et l'endoderme.

Blépharospasme : spasme du muscle orbiculaire des paupières.

Bourgeon neural : petit relief dur et sensible, perceptible manuellement sur un nerf en restriction de mobilité.

Bravais-Jackson (maladie de) : forme d'épilepsie localisée ; le patient reste conscient jusqu'à ce que les convulsions atteignent la face. Les convulsions sont localisées sur un seul membre ou sur la moitié du corps. Elle est souvent due une irritation corticale (traumatisme, tumeur, sclérose, problèmes vasculaires, etc.).

Brudzinski (signe de) : flexion involontaire des membres inférieurs lors de la flexion passive de la nuque, au cours d'un syndrome méningé.

Cataracte : opacité du cristallin.

Cavum de Meckel : cavum trigéminal. Dédoublement de la dure-mère qui constitue une cavité au niveau de la face antérieure du rocher contenant le ganglion trigéminal.

Cénesthésie : sensations souvent désagréables provenant de l'intérieur du corps.

Chassaignac (tubercule de) : tubercule antérieur sur l'apophyse transverse de la 6e vertèbre cervicale, servant de point de repère à la carotide primitive.

Cholestéatome : tumeur bénigne formée par la desquamation de cellules épithéliales infiltrées de cholestérol dans l'oreille moyenne à la suite d'otite.

Coalescence : adhérences entre différentes formations, généralement de même nature, ganglions par exemple.

Conjonctive : membrane muqueuse très fine tapissant la face interne des paupières et la face antérieure du globe oculaire, ce qui leur permet de glisser l'un sur l'autre.

Corps genouillés : ce sont deux petites éminences situées à la partie postérieure du thalamus. Le corps genouillé médial est le relais des voies auditives. Le corps genouillé latéral est le relais des voies visuelles.

Cushing (maladie de) : hyperplasie des surrénales avec sécrétion excessive d'hormones cortico-surrénaliennes.

Dermatome : territoire cutané innervé par le nerf rachidien sensitif correspondant.

Diplopie : perception de deux images pour un seul et même objet. Ce symptôme peut s'observer au cours d'une paralysie des nerfs oculomoteurs.

Écouvillon : tige souple, renflée à une de ses extrémités par du coton (parfois une petite brosse), pour faire des prélèvements. Pour nous, utilisé pour atteindre l'épithélium et les nerfs olfactifs.

Ectoderme : feuillet externe de l'embryon qui va former l'épiderme et les phanères, les organes des sens et le système nerveux.

Edinger-Westphal (noyau d') : synonyme : noyau pupillaire. Noyau moteur de la musculature intrinsèque de l'œil, appartenant au nerf oculomoteur.

Ehrenritter (ganglion d') : synonyme : ganglion supérieur du IX. Ganglion nerveux du nerf glossopharyngien, situé juste au-dessus du foramen jugulaire.

Endoderme (ou endoblaste) : feuillet interne de l'embryon donnant naissance à l'intestin primitif et à la vésicule ombilicale. Cette dernière est une annexe embryonnaire rattachée au cordon ombilical primitif.

Énophtalmie : enfoncement anormal des globes oculaires dans l'orbite (contraire : exophtalmie).

Epley (manœuvre d') : mobilisation passive et rapide du patient, de la position verticale à la position horizontale, pour débloquer les otolithes du labyrinthe de l'oreille.

Ergotropie : réaction à des stimulus non spécifiques.

Foramen condylien antérieur : orifice du canal du nerf hypoglosse.

Ganglion ciliaire : anciennement, ganglion ophtalmique. Plexus nerveux, situé contre la face latérale du nerf optique, dont sont issus les nerfs ciliaires courts.

Ganglion géniculé : ganglion du nerf facial, situé dans l'aqueduc de Fallope.

Ganglion inférieur du nerf vague : anciennement, ganglion plexiforme. Ganglion du nerf vague situé légèrement au-dessous du foramen jugulaire.

Ganglion otique : plexus nerveux, annexé au nerf mandibulaire, situé au-dessous du foramen ovale.

Ganglion ptérygopalatin : anciennement, ganglion sphénopalatin. Plexus nerveux, annexé au nerf maxillaire, situé dans la fosse ptérygopalatine

Ganglion supérieur du nerf vague : anciennement, ganglion jugulaire, situé dans le foramen jugulaire.

Ganglion trigéminal : anciennement, ganglion de Gasser. Ganglion situé à l'origine des trois branches du nerf trijumeau (ophtalmique, maxillaire, mandibulaire).

Ganglions cœliaques : petits plexus nerveux, situés autour du tronc cœliaque, contribuant à la formation du plexus solaire.

Garcin (syndrome de) : paralysie unilatérale des nerfs crâniens par une tumeur de la base du crâne.

Glauque : couleur verte tirant sur le bleu.

Hémianopsie : perte partielle ou complète de la vision de la moitié du champ visuel d'un œil ou des deux yeux.

Hering (nerf de) : branche viscérosensible du nerf glossopharyngien innervant le sinus carotidien.

Hunt (névralgie de Ramsay) : névralgie du ganglion géniculé (ganglion du nerf facial dans l'aqueduc de Fallope). La douleur est localisée au conduit auditif et à l'oreille moyenne.

Hydrops : synonyme : hydropisie. Accumulation de liquide séreux dans une cavité (endolymphe pour la cochlée et le vestibule).

Hyperacousie : sensibilité acoustique excessive avec audition douloureuse pour certains sons.

Hypermétropie : difficulté à voir les objets de près.

Induction : étirement manuel volontaire d'un tissu dans la direction de l'écoute.

Iridocyclite : inflammation de l'iris et du corps ciliaire (muscle ciliaire qui donne insertion au cristallin et aux procès ciliaires, sécrétant l'humeur aqueuse de l'œil).

Jacobson (nerf de) : nouvelle nomenclature : nerf tympanique, issu du nerf glossopharyngien.

Jacobson (organe de) (organe voméronasal) : diverticule des fosses nasales, situé de chaque côté de la cloison médiane.

Kernig (signe de) : impossibilité de fléchir les cuisses sans plier les genoux, en position assise ou couchée. L'élévation des membres inférieurs crée aussi une douleur lombaire. Ce signe est présent dans le syndrome méningé.

Lipothymie : malaise avec nausées, respiration haletante, faiblesse musculaire, troubles visuels, sudation importante, en principe sans perte de connaissance.

Lobstein (maladie de) : fragilité osseuse génétique, d'apparition tardive, avec déformation du crâne et sclérotiques bleutées.

Méat : anciennement, canal. Désigne le conduit canalaire lui-même et non seulement son orifice.

Ménière (maladie de) : syndrome cochléovestibulaire avec vertiges d'installation brutale, acouphènes et surdité. C'est uniquement avec une surdité que l'on parle de maladie de Ménière.

Mésoderme : couche intermédiaire du blastoderme, entre l'ectoderme et l'endoderme, d'où viennent les tissus conjonctifs, osseux, cartilagineux, musculaires, sanguins, lymphatiques, la notochorde (petite tige constituant l'ébauche de la colonne), la plèvre, le péricarde, le péritoine, la capsule synoviale, les reins et les organes sexuels.

Moria : trouble de l'humeur caractérisé par une excitation euphorique et une jovialité excessive.

Myotome : synonymes : myomère, segment musculaire. Série de segments embryonnaires symétriques, d'origine mésodermique, disposés le long du tube médullaire. Chaque segment donne naissance à l'ensemble des muscles striés correspondant à un métamère.

Nervi nervorum : système micronerveux intrinsèque d'un nerf.

Neurokinine : polypeptide sécrété par le système nerveux ayant une activité vasodilatatrice.

Neuropeptide : médiateur chimique de nature peptidique sécrété par le système nerveux central.

Nystagmus : mouvements oculaires involontaires faits de secousses de directions opposées.

Otolithes : synonymes : otoconies, statoconies, statolithes. Formations riches en cristaux calcaires recouvrant certaines parties du labyrinthe et servant à l'équilibre du corps.

Otospongiose : sclérose des tissus de l'oreille moyenne et interne.

Paget (maladie de) : ostéite déformante avec hypertrophie et déformations des tibias, fémurs, bassin et pariétaux.

Parosmie : perception olfactive imaginée.

Pétrosite : ostéite du rocher (pyramide pétreuse).

Placode : épaississement de l'ectoderme formant la première ébauche des organes sensoriels et des ganglions nerveux.

Pore acoustique : anciennement, trou auditif. Orifice du méat acoustique.

Presbyacousie : baisse de l'acuité auditive due à l'âge.

Ptérygoïde : en forme d'aile.

Ptosis : chute plus ou moins importante de la paupière supérieure avec impossibilité de la relever (paralysie du releveur de la paupière ou problème congénital).

Quadranopsie : perte de vision d'un quart du champ visuel (on dit aussi tétranopsie ou hémianopsie en quadrant).

Rénitence : consistance ferme, résistante à la pression du doigt.

Rhinencéphale : partie du cerveau spécifique au sens de l'olfaction. Il comprend le bulbe olfactif, le tractus olfactif et le système limbique.

Scarpa (ganglion de) : ganglion nerveux du nerf vestibulaire.

Scotome : lacune dans le champ visuel due à des petits points insensibles sur la rétine.

Septum : cloison qui sépare en deux parties un organe, une cavité ou tout autre structure anatomique.

Sinuvertébral (nerf) : nerf récurrent innervant les méninges rachidiennes.

Somite : synonyme : protovertèbre. Chacun des segments du mésoderme de l'embryon qui donne le dermatome, le myotome et le sclérotome (tissu de l'embryon primitif qui donne naissance au squelette.

Stapédien (nerf) : nerf destiné au muscle de l'étrier.

Tic douloureux : il se produit dans les névralgies trigéminales (ou neuralgies faciales), souvent suite à un stimulus mécanique : rotation de la tête, compression des points *trigger* de la face, etc.

Tractus : faisceau de fibres nerveuses ou musculaires, ou ensemble de viscères creux appartenant à un système.

Trigone carotidien : espace formé latéralement par le sterno-cléido-occipito-mastoïdien, médialement par l'omohyoïdien, et cranialement par le digastrique.

Utricule : petite cavité, située à la partie céphalique du vestibule membraneux de l'oreille interne, où débouchent les trois canaux semicirculaires.

Uvée (tractus uvéal) : tunique vasculaire de l'œil comprenant l'iris, le corps ciliaire et la choroïde.

Valsalva (manœuvre de) : expiration par le nez, avec la bouche fermée et les narines pincées, pour faire augmenter la pression dans la trompe d'Eustache.

Vasa nervorum : système microvasculaire intrinsèque d'un nerf.

Vestibule : cavité moyenne du labyrinthe de l'oreille interne.

Vieussens (anse de) : synonyme : anse sous-clavière. Petit nerf reliant les ganglions cervicaux supérieur, moyen et inférieur, entourant l'artère sous-clavière.

Voile du palais : cloison musculomembraneuse mobile. Elle prolonge caudalement et en arrière la voûte du palais. Elle sépare la partie nasale du pharynx de la partie buccale.

Voméronasal (organe) : synonyme : organe de Jacobson. Diverticule endonasal de l'organe olfactif, sensible aux phéromones.

Wrisberg (nerf intermédiaire de) : racine sensitive du nerf facial.

Zinn (tendon de) : tendon formé par les muscles oculomoteurs autour du nerf optique.

Bibliographie

Amen DG. Images into human behavior. A Brain SPECT atlas. New York : Mindworks Press ; 2000.

Barral J.P. Manipulations urogénitales. Paris : Maloine ; 1984.

Barral JP. Diagnostic thermique manuel. Paris : Maloine ; 1994.

Barral JP. Manipulations viscérales 2. 2e éd. Paris : Elsevier ; 2004.

Barral JP. Le thorax : manipulations viscérales. 2e éd. Paris : Elsevier ; 2005.

Barral JP, Croibier A. Approche ostéopathique du traumatisme. Saint-Étienne : ATSA, CIDO & Actes Graphiques ; 1997.

Barral JP, Croibier A. Manipulations des nerfs périphériques. Paris : Elsevier ; 2004.

Barral JP, Ligner B, Paoletti S, Prat D, Rommeveaux L, Triana D. Nouvelles techniques urogénitales. Aix-en-Provence : Éditions CIDO & De Verlaque ; 1993.

Barral JP, Mathieu JP, Mercier P. Diagnostic articulaire vertébral. 2e éd. Aix-en-Provence : Éditions Cido & De Verlaque ; 1992.

Barral JP, Mercier P. Manipulations viscérales 1. 2e éd. Paris : Elsevier ; 2004.

Bates B. Guide de l'examen clinique. 3e éd. Paris : Arnette ; 1993.

Bear MF, Connors BW, Paradiso MA. Neurosciences. À la découverte du cerveau. Rueil-Malmaison : Pradel ; 2002.

Beaumont A, Cassier P. Biologie animale. Les cordés, anatomie comparée des vertébrés. Paris : Dunod Université–Bordas ; 1982.

Besli R, Saylam C, Veral A, et al. The existence of the vomeronasal organ in human beings. J Craniofac Surg 2004 ; 15 : 730-5.

Besson J, et al. Physiologie de la nociception. J Physiol (Paris) 1982 ; 78 : 7-107.

Bossy J., et al. Neuro-anatomie. 2 vol. Paris : Springer Verlag France ; 1990.

Bouchet Y, Cuilleret J. Anatomie topographique, fonctionnelle et descriptive. Lyon : Simep ; 1983.

Breig A. Adverse mechanical tension in the central nervous system. Stockholm–New York : Almqvist & Wiksell – John Wiley & sons ; 1978.

Buser P, Imbert M. Commandes et régulations neurovégétatives. Neurobiologie V. Paris : Hermann ; 1994.

Cambier J, Masson M, Dehen H. Neurologie. 5e éd. Paris : Masson ; 1985.

Carpenter MB. Human neuroanatomy. 7th ed. Baltimore : Williams & Wilkins ; 1976.

Cochard LR. Atlas d'embryologie de Netter. Trad. Martin Catala. Paris : Masson ; 2003.

Croibier A. Diagnostic ostéopathique général. Paris : Elsevier ; 2005.

Delattre A, Fenart R. L'hominisation du crâne étudiée par la méthode vestibulaire. Paris : Éditions du CNRS ; 1960.

Doyon D, Marsot-Dupuch K, Francke JP. Nerfs crâniens. Anatomie, clinique, imagerie. Paris : Masson ; 2002.

England MA. Life before birth. 2nd ed. London : Mosby-Wolfe ; 1996.

Epstein O, et al. Examen clinique. Éléments de sémiologie médicale. Trad. B. Devulder. Paris–Bruxelles : De Boeck Université ; 2000.

Felten DL, Josefowicz RF. Netter's Atlas of human neuroscience. Teterboro : Icon Learning System ; 2004.

Fitzgerald MJT, Folan-Curran J. Neuro-anatomie clinique et neurosciences connexes. Paris : Maloine ; 2003.

Gaafar HA, Tantawy AA, Melis AA, et al. The vomeronasal (Jacobson's) organ in adult humans : Frequency of occurrence and enzymatic study. Acta Otolaryngol 1998 ; 118 : 409-12.

Gauthier-Lafaye P. Précis d'anesthésie locorégionale. 2e éd. rev. et aug. Paris : Masson ; 1988.

Gauthier-Lafaye P, Muller A. Anesthésie locorégionale et traitement de la douleur. 3e éd. rév. Paris : Masson ; 1996.

Gouazé A. Neuroanatomie clinique. 4e éd. Paris : Expansion Scientifique Française ; 1994.

Gray H. Anatomy descriptive and surgical. 15th ed. rev. New York : Bounty Books ; 1977.

Harrisson TR. Principes de médecine interne. 13e éd. New York : McGraw-Hill ; 1995.

Johnson A, Josephson R, Hawke M. Clinical and histological evidence for the presence of the vomeronasal (Jacobson's) organ in adult humans. J Otolaryngol 1985 ; 14 : 71-9.

Kahle W, Leonhardt H, Platzer W. Anatomie. 2 : Viscères. Paris : Flammarion ; 1979.

Kahle W, Leonhardt H, Platzer W. Anatomie. 3 : Système nerveux et organes des sens. Paris : Flammarion ; 1979.

Kamina P. Anatomie. Introduction à la clinique. Fascicule 10 : Tête et cou. Nerfs crâniens et organes des sens. Vol. 2. Paris : Maloine ; 1996.

Kimmel DL. Innervation of the spinal dura mater and dura mater of the posterior cranial fossa. Neurology 1961 ; 9 : 800-9.

Köpf-Maier P. Wolf-Heidegger. The color atlas of human anatomy. New York : Barnes & Noble ; 2000.

Korr IM. Bases physiologiques de l'ostéopathie. Paris : Maloine–SBO-RTM ; 1982.

Laborit H. Physiologie humaine, cellulaire et organique. Paris : Masson ; 1961.

Lazorthes G. Le système nerveux périphérique. Description, systématisation, exploration. 3e éd. Paris : Masson ; 1981.

Lazorthes G, Poulhes J, Gaubert M. La duremère de la charnière crâniorachidienne. Bull Assoc Anat 1953 ; 78 : 169-72.

Littlejohn JM. Notes sur les principes de l'ostéopathie. Maidstone : Éditions du Centenaire ; 1974.

Livingston RB. Mechanics of cerebrospinal fluid. In : TC Ruch, HD Patton. Physiology and biophysics. Philadelphia : W.B. Saunders Company ; 1965. p. 935-40.

McClintock MK. Menstrual synchrony and suppression. Nature 1971 ; 291 : 244-5.

Méi N. La sensibilité viscérale. Paris : Tec & Doc ; 1998.

Meredith M. Human vomeronasal organ function : A critical review of best and worst cases. Chem Senses 2001 ; 26 : 433-45.

Monti-Bloch L, Diaz-Sanchez V, Jennings-White C, Berliner DL. Modulation of serum testosterone and autonomic function through stimulation of the male human vomeronasal organ (VNO) with pregna-4,20-diene,-3,6-dione. J Steroid Biochem Mol Biol 1998 ; 65 : 237-42.

Moore KL, Dalley AF. Anatomie médicale. Aspects fondamentaux et applications cliniques. Paris : De Boeck ; 2001.

Moore KL, Persaud TVN. Before we are born. Essentials of embryology and birth defects. Phildelphia : Saunders ; 1998.

Patten BM. Foundations of embryology. 2nd ed. New York : McGraw-Hill Book Company ; 1964.

Paturet G. Traité d'anatomie humaine. Paris : Masson ; 1951.

Penfield WG, McNaughton F. Dural headache and innervation of the dura mater. Arch Neurol Psychiat 1940 ; 79 : 475-97.

Poirier J. Propédeutique neurologique. Paris : Masson ; 1982.

Pritchard TC, Alloway KD. Neurosciences médicales. Les bases neuroanatomiques et neurophysiologiques. Paris : De Boeck Université ; 2002.

Rohen JW, Yokochi C. Anatomie humaine. Atlas photographique de l'anatomie systématique et topographique. 2 Vol. Paris : Vigot ; 1985.

Sappey MC. Recherches sur les nerfs du névrilème ou nervi nervorum. CR Acad Sci 1867 ; 65 : 761-2.

Sidorov L. Control systems, transduction arrays and psi healing : an experimental basis for human potential science. JNLRM1 2002 ; vol. 1, n° 2.

Sidorov L. On the possible mechanism of intent in paranormal phenomena. Journal of Theoretics 2001.

Stern K, McClintock MK. Regulation of ovulation by human pheromones. Nature 1998 ; 390 : 177-9.

Still AT. Osteopathy. Research and practise. Seattle : Eastland Press ; 1992.

Swartz MH. Manuel de diagnostic clinique ; anamnèse et examen. Paris : Maloine ; 1991.

Testut L. Traité d'anatomie humaine. Paris : Doin ; 1896.

Testut L, Jacob O. Anatomie topographique. Paris : Doin ; 1935.

Testut L, Latarjet A. Traité d'anatomie humaine. 9e éd. rev. et corr. Paris : Doin ; 1948.

Toldt C, Hochstetter F. Toldts anatomischer Atlas. Dritter band : Nervensystem, Sinneswerkzeuge. Wien : Urban & Schwarzenberg ; 1945.

Truhlar Robert E. Doctor A.T. Still in the living. Chagrin Falls : Personal publication.

Tuchmann-Duplessis H, Haegel P. Embryologie. Travaux pratiques et enseignement dirigé. Fascicule 2 : Organogenèse. Paris : Masson ; 1979.

Wilson-Pauwels L, Akesson EJ, Stewart PA, Spacey SD. Cranial nerves in health and disease. 2nd ed. Hamilton : BC Decker Inc ; 2002.

Index

A

Acouphène 233, 234, 236
Acuité visuelle 110, 112, 115
Adénopathie 327-328
Aditus ad antrum 305
Agueusie 247, 248
Alcool 90, 113, 115, 116, 265
Alzheimer, maladie d' 90, 315
Amaurose 115
Amblyopie 115
Andersch, ganglion d' *Voir* Ganglion inférieur du nerf glossopharyngien
Anesthésie vélo-laryngo-pharyngée 281
Anévrisme 315
Anisocorie 113
Anneau de Zinn 103, 125, 137, 155, 156
Anorexie 98
Anosmie 89, 90, 98, 99
Anse de l'hypoglosse 288
Anse de Vieussens 349, 350
Anthélix 297, 307, 308
Antitragus 297, 298
Anxiété 98
Apophyse
 – crista galli 85
 – jugulaire de l'occiput 77
Aqueduc de Fallope 207, 208, 211
Arc branchial 15, 16, 17, 18
Arnold, nerf récurrent d' *Voir* Nerf récurrent d'Arnold
Arnold, nerf sous-occipital d' *Voir* Nerf sous-occipital d'Arnold
Artère
 – auditive interne 215, 225, 234, 239, 240
 – ophtalmique 103, 105, 106, 116, 132, 160
 – vertébrale 77, 79, 80, 81, 234, 275, 287, 291

Astrocyte 355
Ataxie vestibulaire 235
Aura olfactive 90
Avellis, syndrome d' 281
Axe hypothalamo-hypophysaire 98, 99, 248

B

Barorécepteur 344
 – artériel 263
 – du sinus carotidien 342
Bell, signe de 214
Blépharospasme 215
Boulimie 98
Bouquet infraorbitaire 174, 178, 180
Bourgeon neural 57, 59
Branchiomotrice, modalité 18
Brudzinski, signe de la nuque de 333
Bulbe olfactif 85, 87, 89, 91

C

Caisse du tympan 305
Canal
 – carotidien 33
 – de l'hypoglosse 34
 – dentaire inférieur 190
 – optique 24, 31, 33
 – tympanomastoïdien 305
Cavum de Meckel 146
Cécité 113, 115, 230
Cellules
 – gliales 355
 – olfactives, particularités 86
Cénesthésie 262
Centre limbique 96
Céphalée 53, 69
Cervelet 275
Cervicalgie d'origine crânienne 331-334

Champ visuel   110, 113, 114
  – anomalies   113
Chémorécepteur   342, 344
  – artériel   263
Chiasma optique   103, 108, 110, 114, 115
Citerne chiasmatique   103
Cloison nasale   92, 94, 96
Coalescence   327
Comportement   88, 89, 98
Conduite alimentaire, troubles de la   98
Conque   297, 298, 301, 307, 308
Contrainte orificielle   52
Corde du tympan   207, 209, 210, 211, 214
Corps ciliaire   108, 112, 129
Corps vitré   108
Corpuscule carotidien   342, 348
Cou, tuméfactions   327-328
Courant périneural   51
Crise
  – migraineuse   152
  – uncinée   90
Cristallin   129, 130, 131
Cushing, maladie de   90

D

Défilé thoracique   256
Déglutition   293
Dépression corticale envahissante   151
Déséquilibre
  – neurovégétatif   98
  – occlusal   293
Désinformation proprioceptive   107
Diabète   90, 115, 116, 120, 315
Diagnostic crânien   59
Diploé   20
Diplopie   200
Dure-mère
  – crânienne   39
  – spinale   80
Dysosmie   *Voir* Olfaction, troubles de l'
Dysphagie   265, 281
Dysphonie   265, 293

E

Écoute   57, 58, 66
  – crânienne   59, 63, 66, 96
  –– globale   59, 65, 314, 315
  – neurale digitale   65

Écouvillon, technique à l'   92
Edinger-Westphal, noyau d'   113
Ehrenritter, ganglion d'   *Voir* Ganglion supérieur du nerf glossopharyngien
Électromagnétique   8, 51
Émergence orificielle   31-35
Émotion   89   *Voir aussi* Libération émotionnelle
Encéphale, manipulations de l'   313-315
Endonèvre   5, 6, 8
Énophtalmie   111, 112
Épilepsie   90
Épine de Spix   190, 194
Épinèvre   5, 6, 7
Épithélium olfactif   85, 86, 87, 91, 94, 98
Epley, manœuvre d'   233
Épreuve
  – de la marche linéaire   235
  – de l'index   235
  – des bras tendus   235
Équilibre, troubles de l'   233, 235, 239
Espace subarachnoïdien   85
Ethmoïde   85, 98, 168
Exophtalmie   111
Expansion crânienne   46, 58, 66, 67

F

Face, tuméfactions   327
Fallope
  – aqueduc de   *Voir* Aqueduc de Fallope
  – hiatus de   *Voir* Hiatus de Fallope
Fantosmie   *Voir* Hallucination olfactive
Faux du cerveau   97, 137, 155, 168
Fenêtre ovale   305
Fenêtre ronde   305
Fibrose
  – méningée évolutive   98
  – neurale   8
Fissure
  – orbitaire   75, 76, 132, 137, 201
  – orbitaire supérieure   24, 32, 75, 125, 132, 134, 137, 142, 156, 199, 201
  – pétrotympanique   35
  – tympanomastoïdienne   258, 304
Fixation
  – neurale   52, 57, 63
  – tissulaire   57

Foie   270
Foramen
  – condylien   287
  – condylien antérieur   287
  – du nerf hypoglosse   25
  – grand rond   33, 75, 173
  – infraorbitaire   32
  – jugulaire   23, 25, 34, 75, 77, 243, 244, 249, 252, 255, 262, 263, 265, 272, 275, 277, 283
  –– syndrome du   249
  – magnum   23, 34, 46, 75, 77, 79, 80, 275
  – malaire   180
  – mandibulaire   190, 193, 194
  – mentonnier   32, 178, 189, 190, 193, 194
  – olfactif   24
  – ovale   24, 33, 75, 187, 188, 190
  – petit rond   33, 75
  – rond   24
  – stylomastoïdien   35, 207, 210, 211, 212, 217, 244
  – supraorbitaire   32
  – zygomatico-orbitaire   32
Fukuda, test de   236

G
Ganglion
  – cervical inférieur   344, 345, 346, 348, 349
  – cervical moyen   345, 348
  – cervical supérieur   344, 346
  – ciliaire   27, 105, 113, 128, 129, 132, 159
  – géniculé   27, 207, 214
  – inférieur du nerf glossopharyngien   27, 243, 244, 245, 249, 262
  – inférieur du nerf vague   255, 258, 259, 262, 266, 287
  – jugulaire *Voir* Ganglion supérieur du nerf vague
  – otique   27, 187, 190
  – ptérygopalatin   27, 173, 176
  – sous-maxillaire   189, 190
  – spiral   27
  – stellaire   81, 344
  – sublingual   27
  – submandibulaire   27

  – supérieur du nerf glossopharyngien   27, 243
  – supérieur du nerf vague   255, 258, 266, 275, 277, 284
  – trigéminal   26, 145, 146, 147, 149, 150, 151, 152
  – vestibulaire   27
Gastralgie   271
Glaucome   112
Globe oculaire   103, 104, 105, 106, 107, 108, 110, 111, 112, 113, 115, 116, 117, 119, 120
  – manœuvres   132
Glomus carotidien   342

H
Hallucination olfactive   90
Helicobacter pylori   272
Hélix   297, 298, 307, 308
Hering, nerf de *Voir* Nerf du sinus carotidien
Hiatus   270
  – de Fallope   33
  – œsophagien   270
Hilton, loi de   51
Humeur aqueuse   108
Hunt, zone de Ramsay   214, 308
Hydrops   234
Hypertension intracrânienne   331
Hypoacousie   234, 236
Hypogueusie   247, 248
Hypophyse   90, 103, 106, 115, 120
Hypothalamus   89, 151, 214
Hypothyroïdie   90

I
Induction   58, 65
Influx   17, 18
  – modalité d'   18
Insuffisance rénale   90
Intérocepteur   263
  – vagal   264
Iridocyclite   112
Iris   108, 112, 131

J
Jacobson
  – nerf de   13
  – organe de *Voir* Organe voméronasal

K
Kernig, signe de   333

L
Labyrinthe   225, 228, 229, 230, 231, 233, 234, 235, 237, 238, 239
  – cochléaire   231
  – vestibulaire   228
Lame criblée de la sclère   105
Libération émotionnelle   96
Libido   99
Lipothymie   309
Liquide endolymphatique   232, 234, 235
Lobstein, maladie de   234
Lobule   297, 306, 308

M
Mal des transports   240
Manipulation
  – de l'encéphale   313-315
  – des nerfs crâniens   65, 67, 69
  –– effets   67
  –– indications et contre-indications   69
  –– principes   65
  – neuro-encéphalique   96
  – viscoélastique cérébrale   314
Manœuvre
  – d'Epley   233
  – orificielle plurineurale   75-81
Méat acoustique
  – externe   192, 211, 217, 218, 220, 237, 239, 258, 262, 266, 297, 301, 302, 304, 305, 306, 308, 309
  – interne   24, 35, 207, 208, 215, 225, 229
Mécanisme respiratoire primaire   75
Mécanorécepteur   264
Meckel, cavum de   Voir Cavum de Meckel
Membrane hyothyroïdienne   266
Ménière
  – maladie de   234
  – vertige de   234
Méningé, syndrome   332
Méninges   19, 20, 45, 68
Méningiome   85, 115
Méningite   333, 334
Menstruel, problème   99
Mésencéphale   15

Métencéphale   15
Microglie   355
Migraine   53, 151, 152, 337
Morsier-Kallman, syndrome de   99
Motilité gliale   356
Motricité linguale   292
Muqueuse
  – olfactive   85
  – respiratoire   96
Muscle
  – droit latéral   199, 201, 204
  – stapédien   213
  – sternocléidomastoïdien   278, 280
Mydriase   112, 113, 131
Myélencéphale   15
Myosis   112, 129

N
Nerf
  – abducens   75, 199-204
  – accessoire   77, 275-284
  – accessoire bulbaire   280
  – accessoire médullaire   280
  – alvéolaire inférieur   189
  – auriculaire postérieur   211, 218, 220
  – auriculotemporal   187, 188, 190, 192, 304
  – buccal   187
  – cardiaque   255
  – cardiaque cervical   259
  – carotidien   346
  – ciliaire   105, 112, 113, 128, 129, 155, 160
  – cochléaire   225, 228, 231, 232, 236
  – d'Arnold   157, 161
  – de l'artère sous-clavière   349
  – du sinus carotidien   248, 258, 263
  – facial   207-221, 298, 300, 301, 307, 309
  –– branche du cervicofacial   213
  –– branche du temporofacial   213, 220
  –– émergence du   218
  – frontal   75, 156, 157, 159, 161, 166, 168, 169
  – glossopharyngien   77, 176, 210, 243-252, 255, 258, 342
  – grand pétreux   209, 214
  –– profond   13
  –– superficiel   13

– hypoglosse 287-293
– infraorbitaire 32
– infratrochléaire 32, 166, 173
– intercarotidien 347
– intermédiaire de Wrisberg 207, 208 225, 239
– lacrymal 75, 157, 159, 166
– laryngé inférieur 259, 260
– laryngé récurrent 259, 260, 265
– laryngé supérieur 258, 259, 266
– lingual 189, 288, 290
– mandibulaire 145, 146, 147, 148, 150, 187-195
– massétérique 187
– maxillaire 145, 146, 147, 148, 173-183
– nasociliaire 75, 155
– oculomoteur 75, 110, 112, 113, 120, 125-134, 137, 155, 201
– olfactif 85-99
– ophtalmique 137, 142, 145, 146, 147, 152, 155-169
– optique 24, 32, 33, 85, 103-121, 368
– – lésions 115
– palatin 177
– pathétique *Voir* Nerf trochléaire
– perforant du sternocléidomastoïdien 282
– perforant du trapèze 282
– petit pétreux 190
– – profond 13
– – superficiel 13
– phrénique 288, 350
– ptérygopalatin 177
– récurrent d'Arnold 137, 142, 155
– récurrent laryngé 344
– sinuvertébral 348
– sous-occipital d'Arnold 152, 157, 161, 162, 163, 168
– sous-occipital, 2ᵉ 157
– stapédien 209, 210
– supraorbitaire 32, 156, 163
– supratrochléaire 32, 155, 156, 157, 160, 161, 166
– trijumeau 145-152, 288
– trochléaire 75, 137-138, 142
– tympanique 13, 190, 244, 248

– vague 7, 77, 218, 243, 244, 245, 248, 249, 252-272, 275, 277, 281, 284, 287, 304, 305, 308, 309, 342
– – droit 261
– – gauche 261
– vertébral 348
– vestibulaire 225, 228, 233
– vestibulocochléaire 207, 208, 225-240
– vidien 176
Nerfs
– crâniens
– – anatomie fonctionnelle 45-46
– – diagnostic et traitement 57-69
– – manipulations 65-69
– – organisation anatomique 23-27
– – pathologie fonctionnelle 49-53
– – pathologies 321-323
– – spéciaux 19
– du muscle sternocléidomastoïdien 278
– du muscle trapèze 279
– du pavillon 306
– nasopalatins 182
– palatins 182
– périphériques 321
– ptérygoïdiens 187
– temporaux profonds 187
Nervi nervorum 6
Neurinome acoustique 234
Neurocrâne 31
Neuroglie 355-357
Névralgie
 – du glossopharyngien 249
 – faciale 149
Nez 89, 94, 97, 155, 174, 178, 213, 214, 262, 306
Nomenclature 13
Noyau
 – ambigu 342, 343
 – d'Edinger-Westphal 113, 129, 131
 – dorsal 342, 344
Nystagmus 233, 235

O

Odeur 88, 89, 90, 98, 214
Odorat 88, 89, 90, 248

Œil 103, 104, 105, 107, 108, 110, 112, 113, 114, 115, 116, 117, 119, 120, 121
  – examen de l' 110
  – innervation de l' 108
  – muscles 128, 132
Olfaction, troubles de l' 89
Olfactogénital, syndrome 99
Oligodendrocyte 355
Onde cérébrale 51
Oreille 258, 262, 266, 297-310
  – externe 297, 305
  – interne 297, 305
  – moyenne 297, 305
Organe voméronasal 85, 91, 92, 94, 98, 99
Orifices
  – crâniens 45, 52, 66, 75
  – de la face 31
Os hyoïde 266, 267, 280, 282, 287, 290, 291, 293
Otoconie 229
Otolithe 233
Otospongiose 237

P

Paget, maladie de 234
Paralysie faciale 214
  – *a frigore* 215
Parkinson, maladie de 90, 315
Parosmie 90
Pavillon 297, 298, 299, 300, 302, 305, 306, 307, 308
Périnèvre 5, 6, 7
Phéromone 92, 98, 99
Phonophobie 332
Photophobie 332
Pie-mère 85, 151, 225
Placode
  – olfactive 15
  – optique 15
  – otique 15
Plexus
  – cardiaque 288
  – carotidien interne 346
  – cervical superficiel 194
  – périvertébral 348
  – solaire 258, 261
  – sympathique carotidien 245
  – vertébrobasilaire 348
Pore acoustique
  – externe 218
  – interne 225, 239
Presbyacousie 237
Pression
  – intracrânienne 49, 313, 315
  – intraneurale extrinsèque 7
  – intraneurale intrinsèque 7
Prognathisme 293
Prosencéphale 15
Psychoémotionnel, trouble 98
Psychose 90
Ptosis 131
Pupille 108, 110, 112, 113

R

Rameau
  – auriculaire 209, 211, 212
  – communicant avec le nerf petit pétreux 190, 209, 210
Réflexe
  – accommodation 130
  – carotidien 248
  – cornéen 214
  – nasopalpébral 214
  – pupillaire 113, 129
  – salivaire 247
  – tussigène 309
Regard pathétique 138
Rénitence 327
Rétine 103, 105, 106, 107, 108, 110, 113, 116, 117, 131, 230
Rétraction crânienne 58
Rhinencéphale 88, 89, 96, 98
Rhinite 98
Rhinoscopie 92, 94
Rhombencéphale 15
Rôle informationnel général 263
Rôle intéroceptif 262
Romberg, signe de 235

S

Saccule 228, 229
Schizophrénie 90
Sclérose en plaques 90, 115, 148, 149, 315

Sclérotique 105, 107, 108, 120, 160
Scotome 115, 151
Selle turcique 90
Sinus 20, 53, 68
    – rôle pneumatique des 337
Sinus carotidien 342
Sinusite 90, 115, 166, 168, 183, 195, 337-338
Somatomotrice, modalité 18
Somitomère 15, 16
Souques, signe de 215
Spasme facial 215
Sphénoïde 121, 134, 142, 194, 201
Spix, épine de *Voir* Épine de Spix
Stimulation distale préalable, principe de 75
Strabisme 116, 117, 119, 128, 131, 142, 200, 201
Stridor 265
Surdité 236, 237
Suture 20, 68
Suture lambdoïde 156, 157
Système
    – nerveux autonome 341-351
    – neurovégétatif 50, 89
    – optique 108
    – orthosympathique 341
    – parasympathique 341
    – sympathique cervicocéphalique 344
    – trigémino-cervical 151

T

Tabac 90, 115, 116
Technique neuro-encéphalique 67
Tendon de Zinn 120, 134, 142, 201
Tension distale neurale 58
Tente
    – de l'hypophyse 106
    – du cervelet 121, 132, 134, 137, 142, 151, 155, 161, 168, 201, 221, 239, 252, 272, 283, 291
Test
    – de Fukuda 236
    – exocrânien 63
    – intramusculaire 65
    – intratégumentaire 65
Tic 215
Tic douloureux du glossopharyngien 249
Torticolis congénital 278

Tragus 297, 298, 302, 306, 308
Traitement neural 58
Traumatisme craniofacial 53
Traversée diaphragmatique 256, 270
Trigone
    – carotidien 255, 266
    – olfactif 87
Tube neural 14
Tuméfaction
    – de la face 327
    – latérale du cou 327
Tympan 262, 301, 304, 305, 306, 308, 309

U

Ulcère 271
Utricule 228, 229, 234

V

Vagotonie 266, 309
Valsalva, manœuvre de 306
Vasa nervorum 6, 7
Veine jugulaire interne 77, 255, 266, 275
Vertige 233, 234, 293
Vestibulaire, syndrome 233
Vestibule 225, 228, 229, 232, 239
Vieussens, anse de *Voir* Anse de Vieussens
Viscérocrâne 31
Viscéromotrice, modalité 19
Viscéromotricité 342
Viscérosensibilité 342, 343
Viscoélasticité 7
    – cérébrale 67, 313
    – neurale 58
Vision 103, 113, 114, 115, 117, 121, 130, 131, 230, 271
Voie endonasale 90
Voie olfactive 89, 90, 91
Voie optique 108, 110, 115
    – fonctions 110

W

Whiplash 90, 237
Wrisberg, racine de 145

Z

Zinn, anneau de *Voir* Anneau de Zinn
Zinn, tendon de *Voir* Tendon de Zinn